今日からはじめる

アーユルヴェーダ 実践BOOK

ヨーガ、食事
マッサージで
毎日の
心と体を浄化

体と向き合い、
体の声を聞き、
自分の内側に
気づきましょう

上馬場和夫 著
西川眞知子 著

主婦の友社

CONTENTS

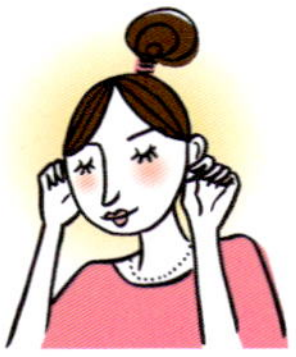

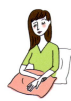

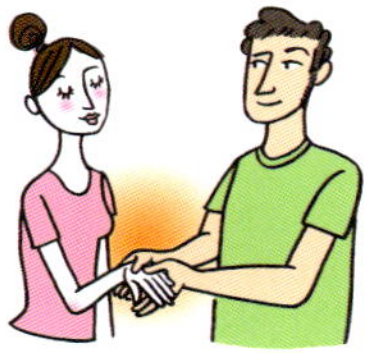

Chapter 5

実践！ アーユルヴェーダ的生活

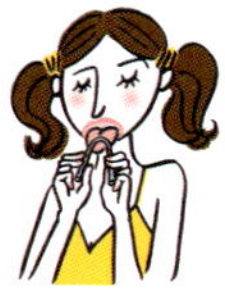

付録

完全体質・体調チェック

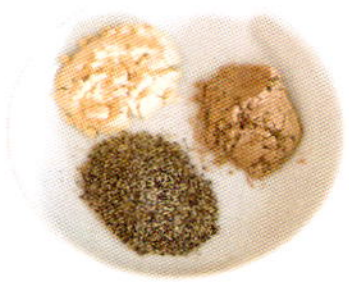

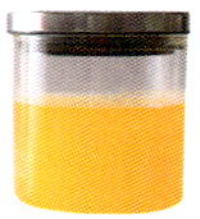

Ayur Memo

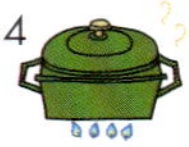

Interview

2人のアーユルヴェーダ探求者が語り合う。

古代インドの叡智に学ぶ生き方。

医師・医学博士

上馬場和夫さん

著者対談

この本の共著者、上馬場さんと西川さんは、アーユルヴェーダを通じ30年あまりのおつきあい。上馬場さんは医師として、西川さんはヨーガマスターとして、立場は違いますが、アーユルヴェーダに魅せられ、その叡智を熱心に探求されてきました。多くの共著があるお二人ですが対談は今回が初めて。少々照れくさそうな雰囲気で、お話が始まりました。

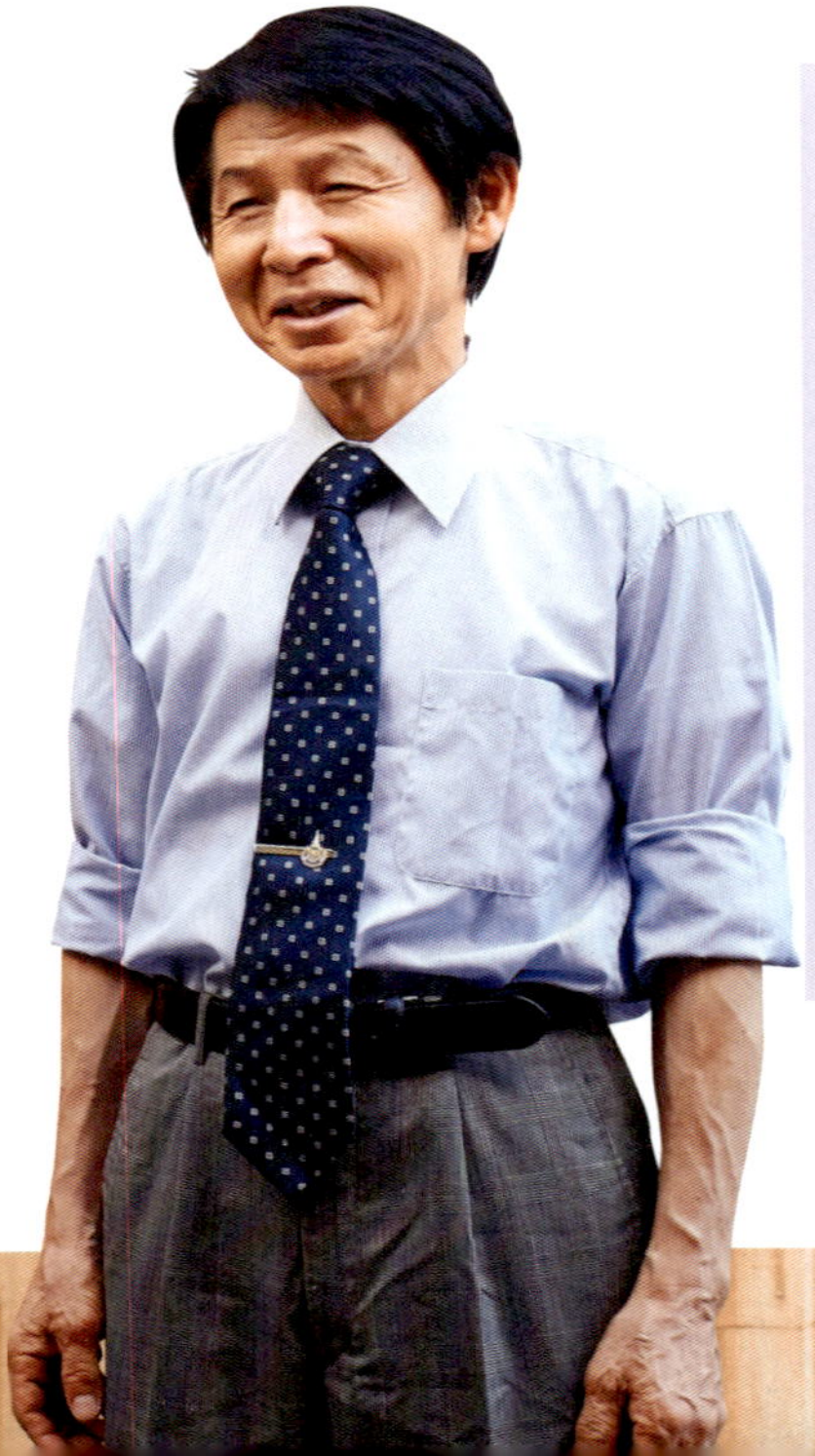

Uebaba × Nishikawa

スピリチュアルを求め始めた時代に

西川　上馬場先生と初めてお会いしたのは1989年、幡井勉（※1）先生の勉強会で、たまたま隣の席に座ってらして、『現代に生きるアーユルヴェーダ』の原書を持ってらして「この本を訳しているんです」とおっしゃいました。

上馬場　そうそう、ちょうど訳している最中でしたね。80年代後半は、科学や医学では説明できないスピリチュアルなことに興味を持ち始めた時代で、僕もマハリシ総合研究所（※2）が提供していた瞑想を学びフライングをマスターしました。

西川　フライングも、古典ヨーガのサンヤマ（※3）のひとつに記述がありますものね。

上馬場　結跏趺坐《けっかふざ》をしながら瞑想をして、飛ぶためのスートラを唱えると、ポンッと体が浮き上がるんです。2週間のセミナーに参加した100人のうち半分ぐらいが飛べていましたね。飛べたときは「こんなものか」という感じでした（笑）。アーユルヴェーダを勉強していくと、瞑想の次にすばらしいと思ったのが脈診でした。北里研究所に戻り、オーストラリアへ留学し、企業と組んで脈診機の開発を手がけたんですが、機械での脈診の限界に気づき、やはりセルフでやる脈診に意味があ

ヨーガマスター

西川眞知子さん

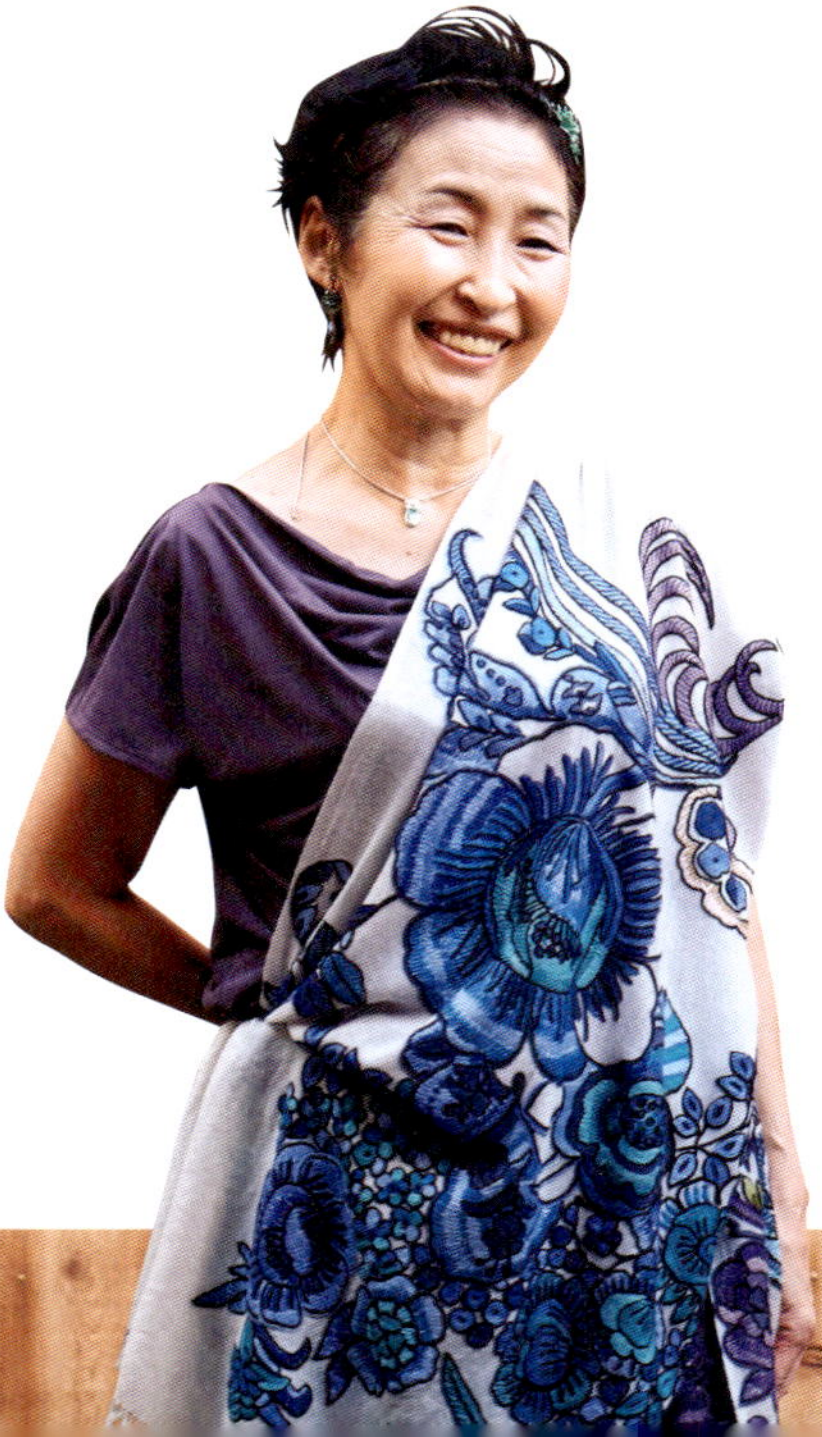

“3本の指で自分の体を観察する脈診は、まさに瞑想といえます”

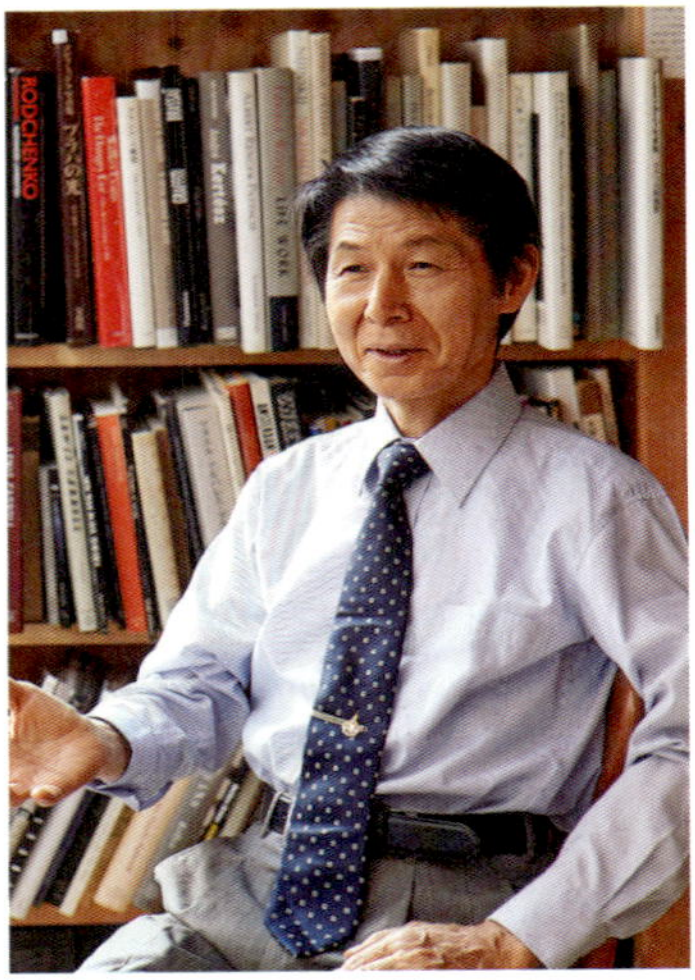

アーユルヴェーダとの出会い

上馬場和夫

北里研究所付属東洋医学総合研究所を経て開業し西洋医学と東洋医学が融合した医療を行う。東洋の宗教や哲学を学ぶ中で、アーユルヴェーダの瞑想に出会い、1987 年に、マハリシ・アーユルヴェーダの第 1 期ドクタートレーニングコース、TMシディ・プログラムを受講しフライングも体験する。1989 年、北里研究所に戻り、アーユルヴェーダの脈診の研究を行い、その間、オーストラリア・シドニーのセントヴィンセント病院に留学し、日本の大企業と脈診の共同研究も行った。

Uebaba’s favorite

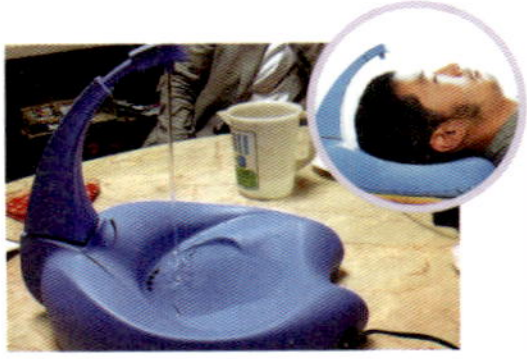

セルフケア用
シローダーラー器

滴下液の温度と流量の調節ができる。滴下液は専用美容液も販売。家庭でシローダーラーのリラックス効果が得られる。

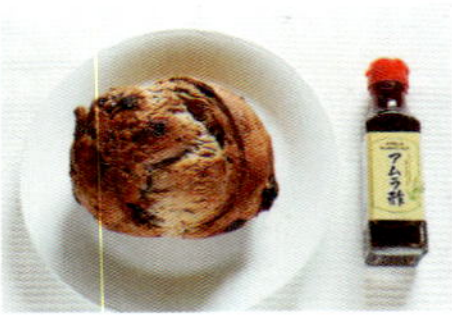

アムラのパンと酢

インド三大薬草のひとつで、強力な若返り剤として知られるアムラ入り食品。くるみと有機レーズンがたっぷり入った「大人のパン」と、さわやかな風味の「アムラ酢」。TAC21 (P.202)

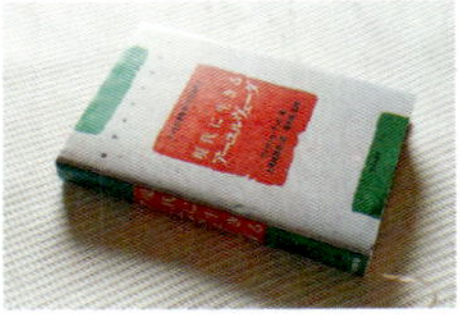

『現代に生きる
アーユルヴェーダ』

インド人アーユルヴェーダ医師、ヴァサント・ラッド博士によるアーユルヴェーダの実践法のガイド書。訳者は上馬場和夫医師。印税は日本アーユルヴェーダ学会に寄付された。(平河出版社刊)

ると考えるようになりました。以来、自分の内側を知るための方法としての脈診の研究と普及に取り組むようになりました。

西川　私は、曾おばあちゃんがかなりスピリチュアルな力がある人で、生まれた顔を見た瞬間に「この子は人生で真理を探求する生き方をする」と言って「眞知子」という名前をつけてくれたということを、幼い頃から何度も言われて育ちました。そのせいか、友達と遊ぶよりも、自分は何で生まれてきたんだろうと悩んで考える子どもで、曾おばあちゃんが残してくれた『バガヴァッド・ギーター』（※4）というインドの宗教書を読んでから、インドのヴェーダ（※5）に関心を持ちました。学校も、たまたま横浜の総持寺幼稚園、神道の中高一貫校、キリスト教系の上智大学、その後に仏教大学と、どれも根本が宗教の学校に通うことになりました。そこで、すべての宗教の根っこはひとつで、宗教を超えたところにある普遍の真理を知りたいと考えまして。それを悟ろうと、1人で、インドのガンジス川の源流にある山の中にも行きました。山頂で真理を悟った気になって日本へ戻ってみると、やはり自分は何も悟ってないと気がついて（笑）。それなら逆に、これからは、普段の生活のなかで、自分のなかに答えをみつけていく人生を歩みたいと、アーユルヴェーダを学ぶようになりました。

ヨーガとアーユルヴェーダは姉妹

上馬場　僕も、最初は、西川先生の教室に通ってヨーガのポーズを教えていただきましたね。

西川　当時、ヨーガの人たちはアーユルヴェーダとヨーガは別のものと思っていたようです。

上馬場　『現代に生きるアーユルヴェーダ』の著者・ヴァサント・ラッド博士は、ヨーガとアーユルヴェーダは姉妹の科学だと言っています。僕も、アーユルヴェーダは肉体の方が得意で、ヨーガはスピリチュアルの方が得意で、2つを一緒にすることで真の生命科学が生まれると考えています。最近は、日本のヨーガをやっている方々にも、ようやくそれが理解されてきたようですね。

西川　ヨーガフェスタ（※6）で、私は、毎年講

“自分の体と向き合っていくと、体の声が聞こえてきます”

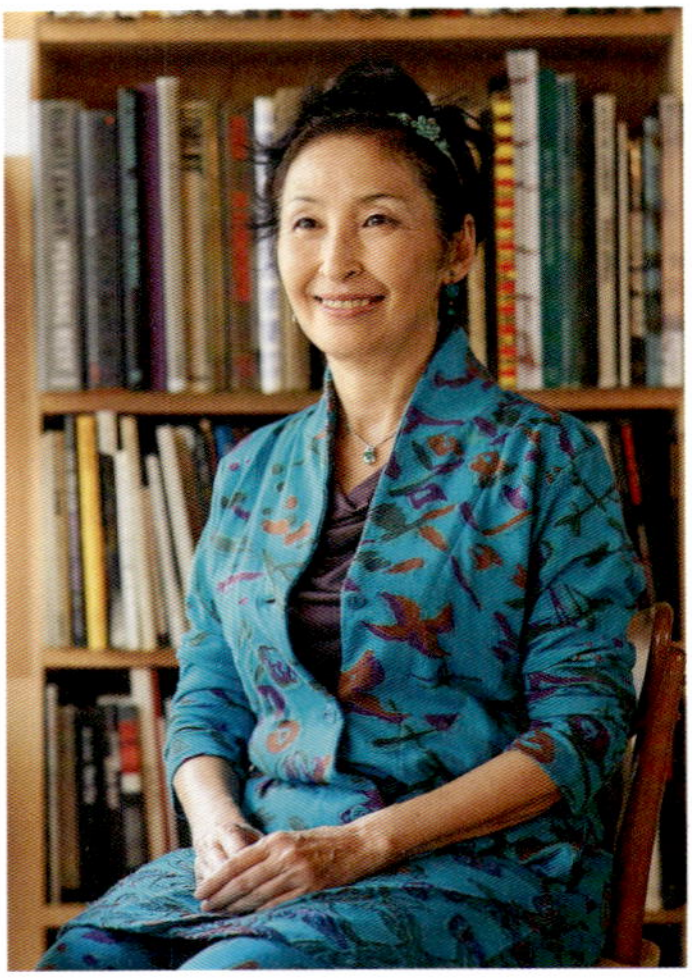

アーユルヴェーダとの出会い
西川眞知子

9歳からインドの宗教書『バガヴァッド・ギーター』を愛読する。キリスト教系の上智大学を卒業後、仏教大学でインド哲学を学び、インド・アメリカを歴訪して著名なヨーガ指導者に師事しヨーガ・マスターとなる。1990年に、日本のアーユルヴェーダの先駆者・幡井勉医師の勉強会で上馬場医師と出会い、「答えは自分のなかにある」とする考え方に共感。以来、氏と多数の共著を上梓してきた。アーユルヴェーダを、ヨーガや日本のライフスタイルに生かす研究と活動を続けている。

Nishikawa’s favorite

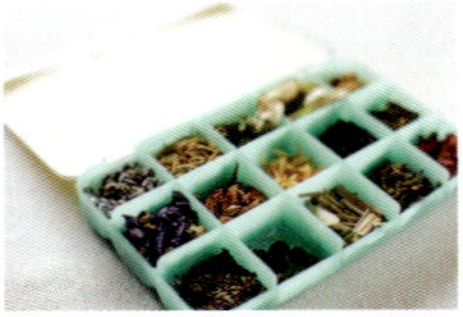

ハーブボックス

日本で購入した好きなハーブを、仕切りがついたハーブボックスに少量ずつ詰めたもの。体調や季節のドーシャの変化に応じて、ハーブを選びブレンドし、ハーブティーを楽しんでいる。

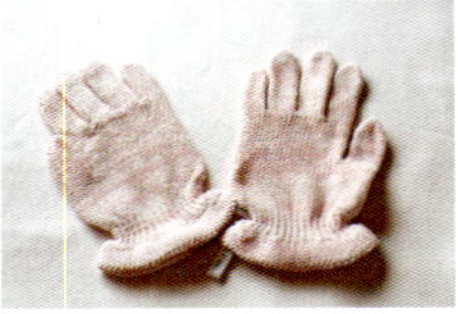

ガルシャナの手袋

朝起きて、体が重く、むくむ日には、この絹手袋で強めに全身をガルシャナマッサージしてカパを鎮めるのが習慣。絹手袋は西川眞知子ライフデザイン研究所で販売している。

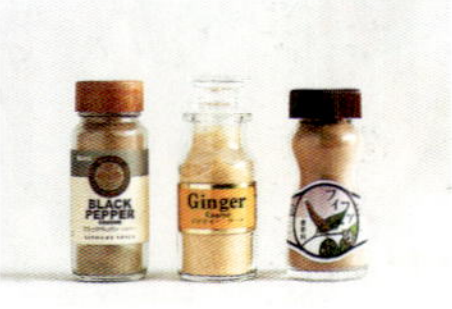

トリカトゥのスパイス

左から、黒こしょう、しょうが、長こしょうのスパイスボトル。これらを等量混合したトリカトゥは、西川さんの万能薬。風邪をひいたり、消化が悪いときなどに、少量ずつ飲んでいる。

師をしていまして、アーユルヴェーダとヨーガのお話をしているんです。そこで感じるのは、皆さんがヨーガのポーズを習うだけではなく、日常の生活でのヨーガを実践したいと考えていることです。特に食事に関心を持つ人は多いですね。その場合は、やはりアーユルヴェーダの知恵に答えがあると思います。この本には、ヨーガの人たちが求めている次のステップが紹介されているといえるかもしれません（笑）。

すべてを統合する生命科学（生死の知恵）

上馬場　アーユルヴェーダのすばらしい点は、非常にシンプルな理論で、大宇宙と自分の小宇宙を総合的に理解できるというところです。たとえば、ヴァータ・ピッタ・カパのドーシャ理論も、ヴァータは風、ピッタは火、カパは水だから、飯ごう炊飯にたとえて語られ、その状況に照らして自分の体も理解できます。また、体内では風のエネルギーのヴァータが循環と細胞の分解を行い、細胞のなかでは火のエネルギーのピッタが代謝をつかさどり、水のエネルギーのカパが細胞の形を維持するというように細胞レベルの説明もできるので、現代医学的にも受け入れられるんです。

西川　私も、シンプルでわかりやすいところがいちばんの魅力だと思います。たとえばアロマテラピー、カラーセラピーなどいろいろなセラピーがありますが、アーユルヴェーダは、すべてのセラピーに糸を通してつなげられるものだと思うのです。生命の科学の知恵を全部つなげていけるから面白くて使いやすいんじゃないでしょうか。

上馬場　すべてがアーユルヴェーダにインテグレートされるんですね。僕たちは、アーユルヴェーダの知恵を説明するときに、アーユルヴェーダという幹から、さまざまな方法論やテクノロジーの枝葉が伸びて広がっているという絵を使います。

2人のアーユルヴェーダ的生活

上馬場　西川先生は、ヴァータ・ピッタ・カパが全部同程度のバランスを保っているトリドーシックという理想的な体質ですね。

西川　でもバランスが崩れると、すべてのドーシャの悪い面が出る体質です（笑）。生活自体はヴァータ的ですので、夜は、ヴァータを鎮めるために、ぬるめのお風呂に30分以上入ります。一日でいちばんリッチな時間なので、照明は消してろうそくを浮かべたり、好きな香りをたいたり、好きな音楽を聴いたり。そして必ずやるのが「ソーダ水の泡瞑想」。一日にあったいろんなことを思い浮かべ、1つ浮かぶごとに泡が消えるように「ぽっ」と言って消すんです。そうやってお風呂から出たら軽く瞑想し、ベッドに入るとぐっすり眠れます。また朝起きて、むくんで重い日は、温冷浴とガルシャナマッサージをやって体調を整えます。

上馬場　僕の場合は、朝、体調が悪いときは、20、30分ぐらいかけてヨーガをします。ポーズの最初は太陽礼拝を3回入れて。呼吸法はカパラバーディを50回、次にナーディショーダナを5回。そしてマントラ瞑想とスートラ瞑想をやります。最近は、アーユルヴェーダ医療の普及のために1週間のなかで東京から富山、御殿場、福岡に移動するチャラカ（※7）のような生活をしているので、非常にヴァータが乱れています。ですから早寝早起きを心がけています。11時過ぎには寝て4時半には起きますね。起きたら歯磨き、舌掃除の後、白湯を飲みます。

浄化療法は王様の治療だった

西川　ここ数年、スリランカにパンチャカルマ（浄化療法）の施設が増えていますね。日本の会社が経営している施設も増えてきています。

上馬場　現在は、インドよりスリランカの方が施設の質が高くなっています。それ以外ではアメリカのロサンゼルス、ワシントン、ボストン、ドイツのバッドエムスやトラーベントラーバッハ、イギリス、オーストラリアにも浄化療法の専門施設があります。日本にもアーユルヴェーダを取り入れているクリニックが数軒ありますが、インドの薬草やハーブ製剤の入手ができないため、完全な浄化療法を行うことは困難です。

西川　現在、日本人のアーユルヴェーダ医師が、すでに14人もいら

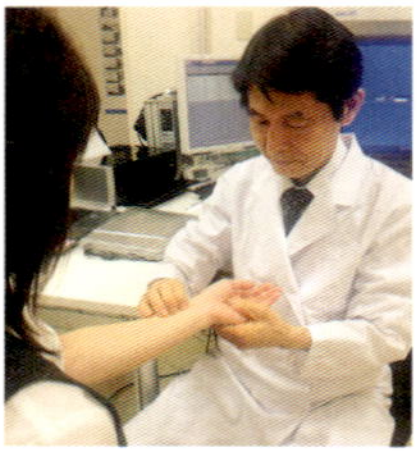

脈診を行う上馬場さん

（※1）1918～2010年。東邦大学医学部教授を退官後、アーユルヴェーダハタイ診療のハタイクリニックを設立。アーユルヴェーダの研究・教育・普及活動を行った日本のアーユルヴェーダの先駆者。
（※2）オランダに国際本部を置き、全世界100カ国以上で活動しているインターナショナル・マハリシ・グループにおける日本の拠点。
（※3）綜制。アシュタンヨーガの総称。「綿毛に意識を向ければそのものとなる」の一節がある。
（※4）ヒンドゥー教の重要な聖典のひとつ。クリシュナと主人公のアルジュナ王子の対話形式で書かれた詩編。
（※5）知識の意。紀元前1000年から500年頃にインドで編纂された一連の宗教文書の総称。
（※6）日本最大のヨーガの祭典。世界のトップヨガ指導者のレッスンや、グッズやウエアの展示も開催。
（※7）古代インドの医師。アーユルヴェーダの三大古典『チャラカ・サンヒター』を著した。

っしゃるそうですね。

上馬場　インドのアーユルヴェーダ大学で6年半の教育を受け、インドの試験に通って政府に正式に認定されたアーユルヴェーダ医師で、ＢＡＭＳと言います。彼らに日本で活躍していただくためにも、今後は、浄化療法の施設造りとともに、インドの薬草に代用して日本の薬草を使う研究を急がなければならないと思います。

西川　ただ、浄化療法は10日間以上は滞在が必要で、日本人は長期休暇が取りづらいですよね。

上馬場　そうなんですね。だから海外の施設を利用しているのはほとんど欧米人です。アーユルヴェーダの浄化療法はそもそも王様の治療でしたからね。インドの庶民も、アーユルヴェーダの病院へ行っても、ハーブ製剤をもらうだけです。

西川　受けられる人が限定されるなら、やはり、家庭で日々できるアーユルヴェーダの鎮静流法や浄化療法を実践することが重要ですね。ヨーガ、食事、マッサージで体と向き合っていくことは、とても身近で始めやすいことだと思います。

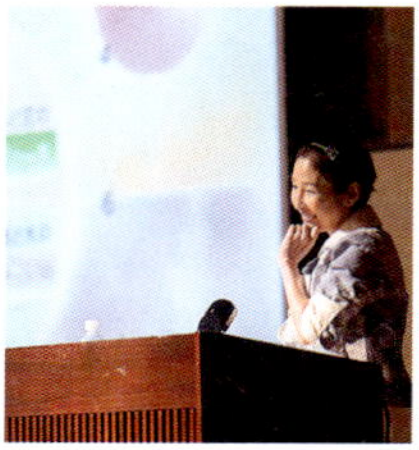
講演会での西川さん

上馬場　脈診や舌掃除などアーユルヴェーダ的生活は身一つでできてお金がかかりません（笑）。

西川　毎日、体と向き合っていると、体からこれまで聞こえなかった声が聞こえてくるようになります。体の声を確かめながら、体に感謝をしながらこの3つの実践を行っていくと、これまでの悪い記憶や誤った理性が徐々に消えていくように思います。アーユルヴェーダの実践には、ヨーガと食事とマッサージは、まさに自分の深いところに気づくために、とても効果的です。

上馬場　自分に気づけるという意味では、ヨーガはもちろん、食事もマッサージも、また脈診も、静寂のなかで自分にアクセスする「瞑想」だとも言えます。アーマパーチャナなど、体のなかに毒素を作らないようにするアーユルヴェーダの生活を、多くの皆さんに実践していただきたいですね。そのために西川先生とこの本を書きました。

これだけは理解しておきましょう
アーユルヴェーダの重要キーワード

五元素

中国もインドも、その伝統医学では、宇宙は5つの要素からなっているとしています。インドでは、五元素と呼ばれる空・風・火・水・地の元素が、小宇宙である人体内でも働いていると考えています。

ヴァータを構成する元素

風

運動をつかさどる元素として、ヴァータドーシャの主構成要素となっています。

空

空間をつくる元素で、人体内では、腔と呼ばれる部分に主に存在しています。

ピッタを構成する元素

火

消化や代謝をつかさどる火のエネルギーのものです。ピッタドーシャの主構成要素です。

水

結合をつかさどる水のエネルギーのものです。カパドーシャとピッタドーシャの構成要素です。

地

固形物の中に多く含まれ、結合させるエネルギーをもちます。カパドーシャの構成要素です。

カパを構成する元素

トリドーシャ

トリ（3つの）ドーシャ（要素、体液、生体エネルギー）に関する法則で、最も重要なアーユルヴェーダの基礎理論。ドーシャとは、増えやすいもの、乱れやすいものという原義。生体内で、それぞれの働きをつかさどり、影響し合います。

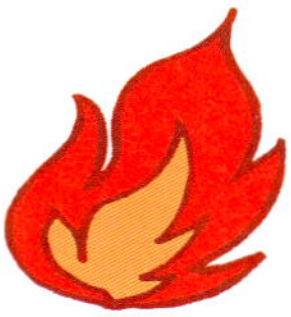

ピッタ

火と水の元素からなっていますが、主に火のエネルギーとして物を燃やして変換させる作用があります。体内では胃腸での消化、燃焼、代謝を担っています。

ヴァータ

空と風の元素からなっていますが、風のエネルギーとして運動をつかさどっています。風は物を動かすので、体内では、運動や運搬、伝達、異化作用などを担っています。

カパ

水と地の元素からなりますが、主に水のエネルギーとして物をくっつける働きがあります。体内では構造の維持、免疫機能、水分代謝、同化作用などを担っています。

オージャス

アグニが十分に作用して、体内の消化や代謝がきちんと進むと、体に精気ともいえる生体エネルギーが生成されます。これがオージャスです。心身の健康を増進させるのに必須のエネルギーです。

アグニ

火のことを、サンスクリット語でアグニと呼びます。ですからアグニはピッタの一部です。体内で、火の働きは、消化と代謝のための酵素の機能を担っており、十分に働かないでいると代謝されない燃え残り（アーマ）のようなものができます。トリドーシャのバランスによって、アグニの状態が異なり、ヴァータが増大すると変動しやすいアグニに、ピッタが増大すると強すぎるアグニに、カパが増大すると遅いアグニになり、それぞれに燃え残りが生成されることになります。

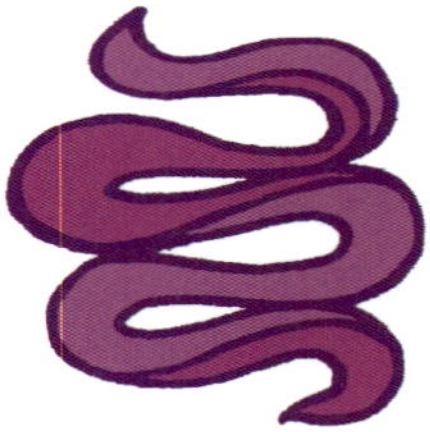

アーマ

未消化物という意味。消化や代謝が十分に進まずに発生する毒素のようなものです。アーマが多いということは、トリドーシャやトリグナがバランスをくずした結果でもあります。病気を引き起こす病的な老廃物です。また、アーマに対してマラとは生理的老廃物のことで、尿、便、汗、分泌物などのことです。心のアーマもあります。

トリグナ

心の３つの性質がトリグナです。アーユルヴェーダとヨーガの両方を理解し実践していくと、トリグナが、トリドーシャの体の状態に影響を与えることが理解できます。トリドーシャとトリグナはまさに心身一如。密接に関係し合っています。

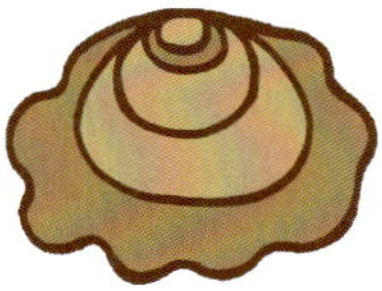

タマス

トリグナのひとつで、メンタルドーシャ。惰性の意味をもち、心が動かない状態。増えると、気力や意欲がうせ、場合によっては鬱状態になり、体ではカパを増やします。

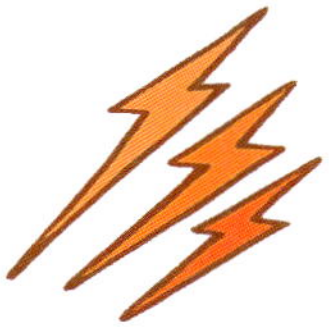

ラジャス

トリグナのひとつで、メンタルドーシャ。動性、劇性の意味をもち、心が動きすぎている状態。増えると、願望や欲求が起こり、注意力散漫、躁状態にもなり、ピッタとヴァータを増やします。

サットヴァ

トリグナのひとつ。純粋性の意味をもち、心が純粋な状態。サットヴァが増えるとオージャスも増え、至福を体験できますし、ドーシャのバランスもとれてきます。

ドーシャバランス

トリドーシャとトリグナのバランス状態を意味します。アーユルヴェーダの目指す健康とは、心がサットヴァに富み、トリドーシャのヴァータ、ピッタ、カパと、メンタルドーシャのラジャス、タマスがバランスよく整った状態です。

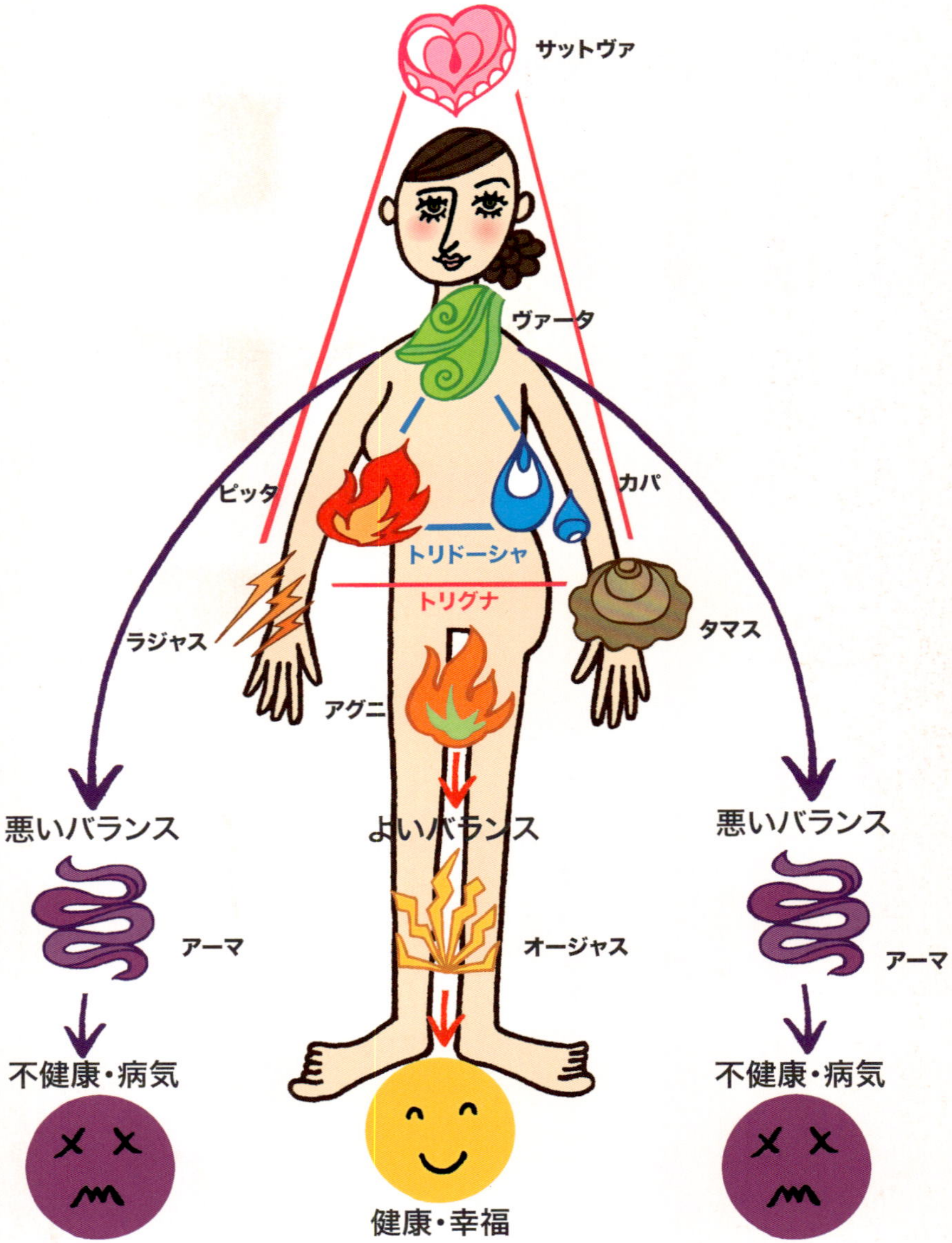

— *Chapter.*1 —

体質と体調を知る

トリドーシャ理論によって、病気へのかかりやすさ（体質）と
今現在の病的状態（体調、体調異常）がわかってきます。
それに従ってアーユルヴェーダの対処法（ケア）を行うのです。

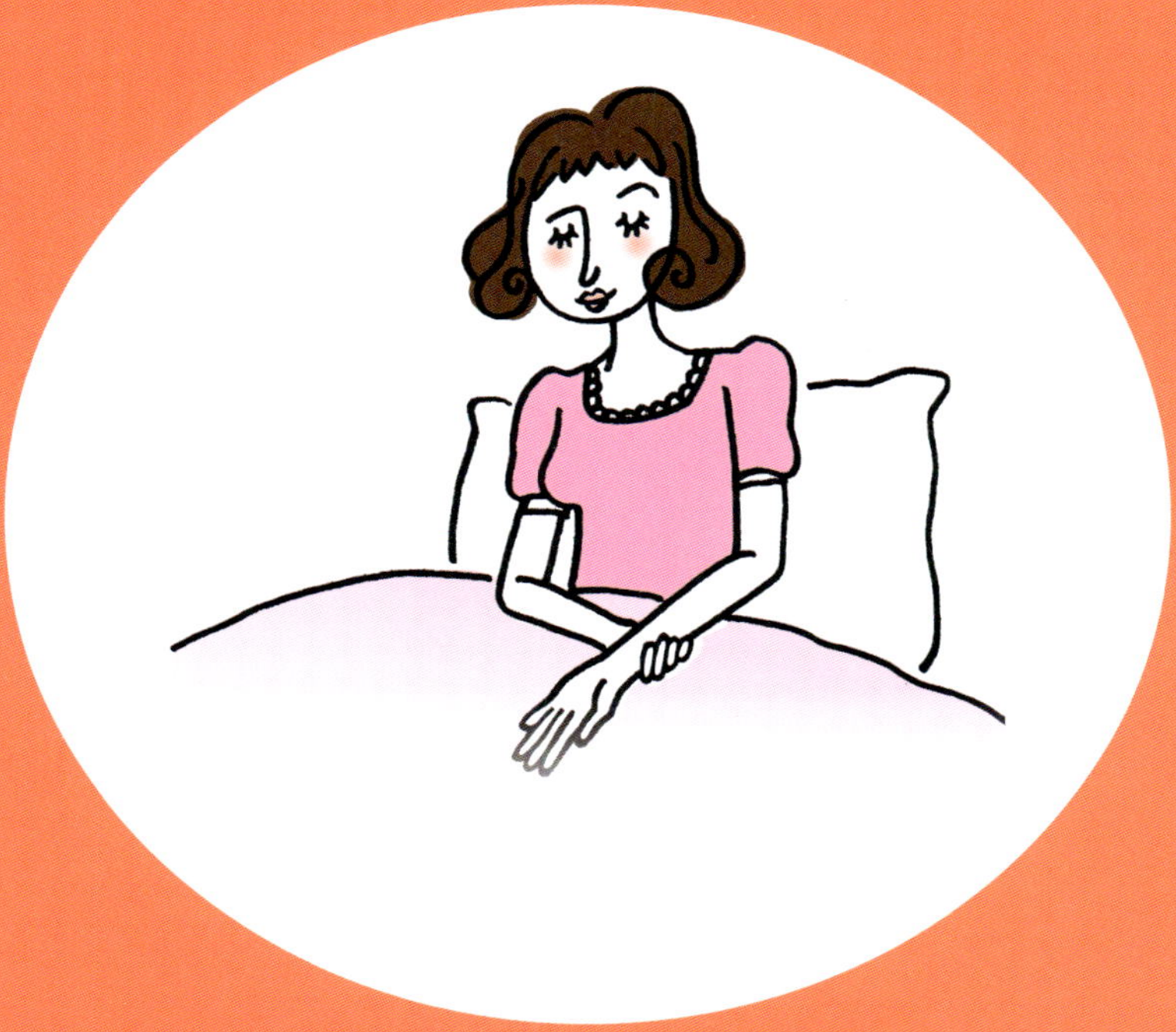

自分の体と心の特徴を眺めてみましょう

自分の主治医は自分自身。自分で自分を診断する

古来から医療者と患者の関係は絶対で、医師から自分の体質や体調を診断、評価してもらうことが続いてきました。しかし医師という専門家ではあっても他の人によって、自分の体質や体調が決められるという形態は、今後の人類の進歩にはなりません。この章では、皆さん自身が自分で自分の体質や体調を決める術を身につけることを目指しています。他の人に教えてもらうのではなく、自身の気づきを高めることこそが、人間的成長であり、人類の進歩といえるのです。

まず、自分のことを、第三者になって客観的に眺めてみましょう。自分の体の特徴を体質チェック表などに従って眺めてみることで、自身の特徴が理解できるようになります。アーユルヴェーダの体質は、主に肉体的な特徴を示すものですが、精神的な面にも反映されるといわれています。心の特徴も同様に眺めてみましょう。

それによって皆さんは、仮に、アーユルヴェーダの体質を決めることができます。ただし、これは、そのときの皆さんの自身に対する理解です。その後、皆さんは、アーユルヴェーダとヨーガを実践する生活のなかで、それまでの自己認識が変化することがあります。それは気づきが高まったためなのです。ですから、一度の眺めで、自分はこういう体質だ！と思い込まないことが大切です。この章では、そのときなりの自己認識をしていただく方法を説いていきます。

体質を知る

プラクリティをチェック！

アーユルヴェーダでは、体質はプラクリティ（本性、Nature）と呼ばれ、生まれてから変化しないものとみなします。プラクリティは、何かの疾病になりやすい体質傾向で、現在すでに何かの病気になっているという意味ではありません。たとえば、遺伝子検査で、特定のがんになりやすい遺伝子をもっているとわかっても、１００パーセントそのがんになるということではなく、50～60パーセントの確率でなりやすいというだけで、生活に注意していけばがんにならないこともあります。アーユルヴェーダの体質チェックも同様で、自身の体質傾向を知って、なりやすい疾病や不幸な状態を防ごう！という意味なのです。

体質を決めるトリドーシャの性質と作用

体のドーシャ		構成五大元素	性質	作用
ヴァータ	風のエネルギー 運動エネルギー	風、空	軽、動、速、 冷、乾燥性	異化作用 運動、運搬、伝達
ピッタ	火のエネルギー 変換エネルギー	火、水	熱、鋭、軽、 液、微油性	代謝、変換、 消化作用
カパ	水のエネルギー 結合エネルギー	水、地	重、油、遅、 冷、安定性	構造の維持 体力・免疫力、 同化作用

3体質の傾向をチェック！

この体質チェックでは、体質を仮に知るだけで大丈夫です。「自分はこの体質で決まり！」というものではなく、自身の気づきが高まれば、体質はまた異なってきます。現代医学的にもゲノムの表現型は、後天的影響で変化することが知られています。アーユルヴェーダでも体質（プラクリティ）には、先天的な体質ジャンマ・プラクリティと、生活様式が加わることでできる後天的な体質デハ・プラクリティがあると教えています。自分がどちらのプラクリティを見ているのかきちんと区別するのは困難ですので、とりあえず自画像を描いてチェックしてみてください。

チェック数が最も多かったドーシャが、あなたの体質傾向です。同じ個数のドーシャがある場合は混合体質です。

ヴァータ度 Check!

チェック項目	当てはまる項目は、Yes 欄にチェックをいれましょう→	Yes
①体型	ほっそりした痩せ型。	
②肉づき・身長	背は低いか高くほっそり。	
③皮膚	乾燥気味・シミが多い。	
④毛髪	乾燥している。白髪になりやすい。	
⑤顔つき	のっぺり顔。とがった細長い鼻。	
⑥性格	不安定になりやすい。気分が変動しやすい。	
⑦体温	低い。冷え症気味。	
⑧便通	便秘気味。	
⑨話し方	早口。	
⑩睡眠	不眠傾向。浅い睡眠。	
	Yes 個数	個

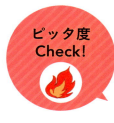

ピッタ度 Check!

チェック項目	当てはまる項目は、Yes 欄にチェックをいれましょう→	Yes
①体型	中肉。	
②肉づき・身長	中背。	
③皮膚	発疹しやすい。ほくろが多い。	
④毛髪	細くて薄い。毛髪が少ない。	
⑤顔つき	知的で鋭い目つきをしている。	
⑥性格	怒りっぽい。細かい。	
⑦体温	高い。汗っかき。	
⑧便通	便通がよい。下痢をすることがある。	
⑨話し方	批判的な言い方。	
⑩睡眠	長くはないが健やか。	
	Yes 個数	個

カパ度 Check!

チェック項目	当てはまる項目は、Yes 欄にチェックをいれましょう→	Yes
①体型	太り気味。	
②肉づき・身長	がっちりしている。肥満しやすい。	
③皮膚	しっとり白い。きめが細かい。	
④毛髪	つややかで豊富。	
⑤顔つき	顎が発達している。丸顔。	
⑥性格	安定している。慈悲深い。	
⑦体温	低い。	
⑧便通	普通の便通。	
⑨話し方	おっとりした口調。	
⑩睡眠	どこでも長く眠れる。	
	Yes 個数	個

体質❶

ヴァータ体質

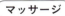

軽くて冷たく動性のヴァータ（風）の性質がこの体質の心身の特徴です。生まれつきヴァータが優性であるため、ヴァータ異常になりやすい人です。ですから肉体的には、体格はきゃしゃで、身長は低いか、高くてほっそりです。皮膚は冷たく乾燥気味で、髪も乾燥しています。歯並びは悪く大小ふぞろい。筋肉質でないので血管や靭帯が浮きでて見えます。ヴァータのバランスがとれているときは、機敏で体が軽く、がんばりもききますが、ヴァータがバランスをくずして過剰になると、寒がりで手足が冷たくなったり、ガスがたまりやすくなります。病気としては、不眠、緊張型頭痛、腰痛、便秘、座骨神経痛、循環器疾患や脳・血管疾患、神経系疾患になりやすい人です。心理的には、ヴァータのバランスがとれているときには行動がすばやく敏感で、快活で想像力が豊かな人です。新しいものや変化を好み、順応性が高く、理解力や記憶力もよいのですが、ヴァータのバランスがくずれると、衝動的、集中力の減弱、緊張しやすいなどになります。行動面の特徴は早口、睡眠時間も少なくてすむなど。お金は、もうけるのも早いのですが、使うのも早い人です。

ヴァータ体質の生活処方箋

マッサージ

できるだけ規則正しく生活し、暖かくし、しっかり休息をとります。オイルマッサージがおすすめで、施術も受けてみましょう。ごまサラダ油やホホバ油などを温めて使うとよいでしょう。シャワーですませるのでなく、入浴も励行してください。

食　事

規則正しく食事をしましょう。温かい食事をとりましょう。適度に、オメガ３系のオイルや食物繊維を取り入れましょう。消化を促すために、刺激がマイルドなしょうがやフェンネルなどのスパイスがおすすめです。白湯は、温かいものを、すするように飲みましょう。

ヨーガ

毎日規則正しく、香りや音楽を聞きながら、ゆったりとした雰囲気のなかで、焦らずゆっくりとヨーガのポーズと呼吸法、瞑想法を行いましょう。風が強い場所や寒い場所は避け、暖かい場所で行いましょう。前屈系のポーズがおすすめです。

ヴァータ体質の特徴

性格

機敏で快活。順応性があり理解が速い。想像力豊か。気分が変わる。ストレスを受けやすい。緊張しやすい。

体

便秘がち。寒がりで冷え性。腹部膨満、不眠。乾燥肌、頭痛、脳卒中、高血圧などにかかりやすい。

時間・季節・年齢

1日では14時〜18時と2時〜6時、季節では晩秋〜冬、年齢では老年期（60歳以上）に、増悪しやすい。

適している仕事

ダンサー。
デザイナー。
教育者。
ライター。
写真家。

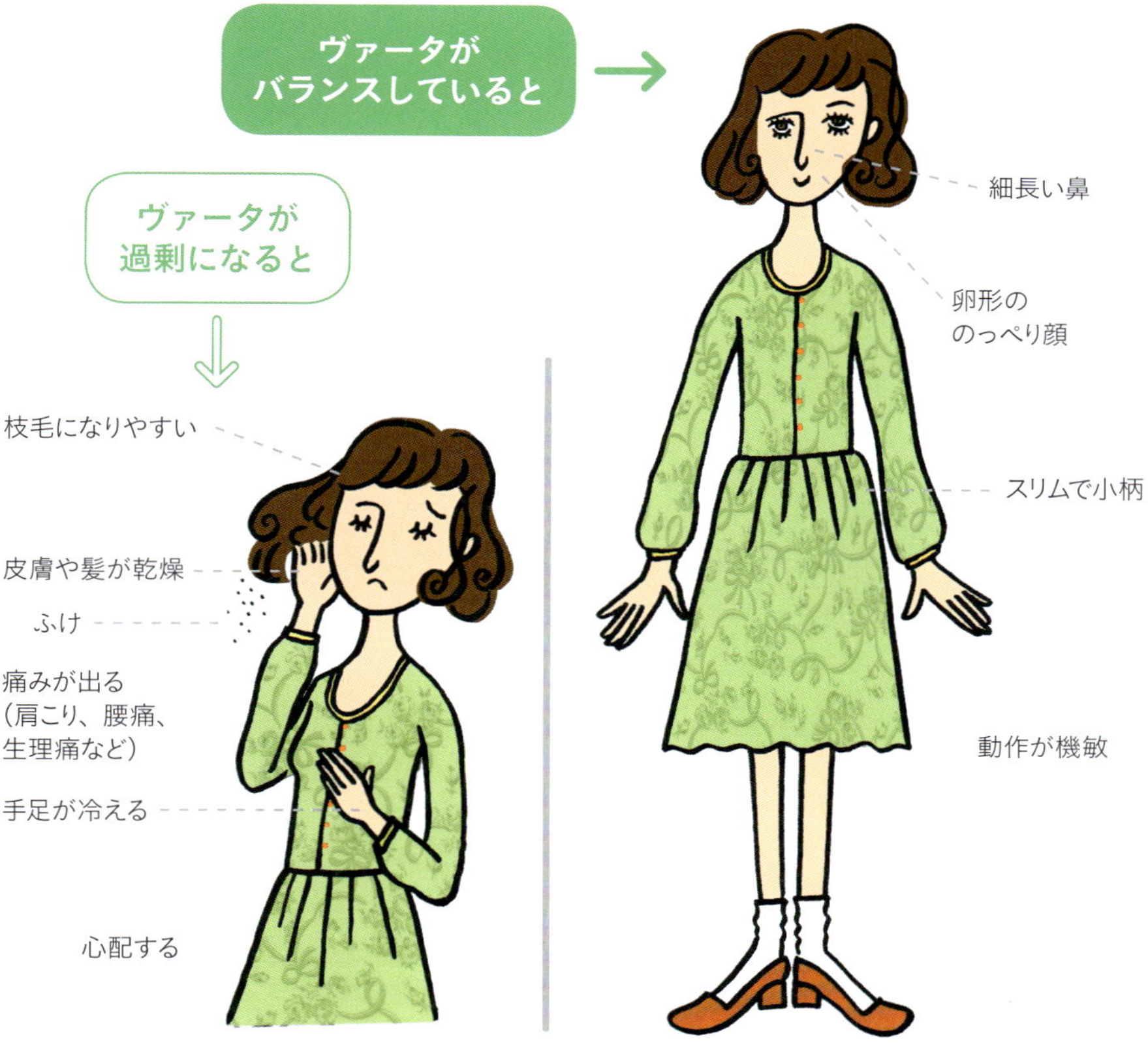
ヴァータが
バランスしていると
細長い鼻
卵形の
のっぺり顔
スリムで小柄
動作が機敏
ヴァータが
過剰になると
枝毛になりやすい
皮膚や髪が乾燥
ふけ
痛みが出る
（肩こり、腰痛、
生理痛など）
手足が冷える
心配する

体質❷

ピッタ体質

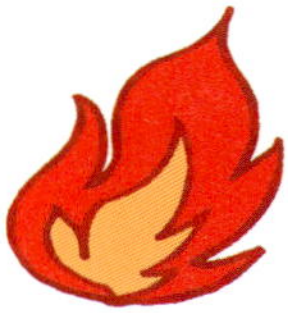

ピッタ体質の人の心身の特徴は、熱性と鋭さ、強烈さです。体格は、中肉中背でスタイルがよく、皮膚は温かくて柔らかく、色黒。髪も細く柔らかで、関節も手指が反り返るくらい柔軟です。元来、熱が体内に多いため、寒さには強いのですが暑さには弱い人。だから汗っかきです。目つきは知性を象徴して鋭く、闘志や敵対心にあふれています。ピッタがバランスしていると、食欲が旺盛です。バランスがくずれピッタが過剰になると、肝臓や胆のう、胃腸の病気になったり、皮膚が弱くて赤い湿疹やじんましんなどができたりします。また口臭や体臭、若はげ、白髪が目立つようになります。病気では肝疾患や胃・十二指腸潰瘍、心疾患、アルコール依存症、皮膚病などにかかりやすくなります。心理的には勇敢で機転がきき、集中力や知性に富みます。行動や話に無駄がなくリーダーに最適です。知性の働きは火の作用によるため、ピッタの人は頭がよいのです。しかし、ピッタのバランスをくずすと、短気で怒りっぽくなり、何かと批判的でけんかっ早くなったり、あるいは完璧主義に走ったり、白黒をつけて敵をつくります。見えっ張りで高級品を好みます。

ピッタ体質の生活処方箋

マッサージ

十分に休息をとらないと人にあたるので、常にリラックスする習慣を。特に皮膚が熱い方が多いので、体をクールにしてくれるオイル、白檀やペパーミントの入ったオリーブオイルやココナッツオイルなどを使います。

食 事

辛くて刺激のある食品や塩辛い食品は避けます。朝は、夏ならばすいか、メロン、冬ならばりんごなどの果物がおすすめ。食事の後は、満月をめでるとか、野山の自然に触れるような散歩をしましょう。白湯は温めに。

ヨーガ

人と競争しないで、ゆったりとヨーガをしましょう。ポーズは、あまり形を整えることにこだわらず、柔らかい動きがおすすめです。呼吸法も冷たい空気を体内に取り入れられるシータリー呼吸法を行いましょう。

ピッタ体質の特徴

性格	体	時間・季節・年齢	適している仕事
情熱的で知的。勇気がある。リーダーに適する。白黒をつける。怒りっぽい。完璧主義で見えっ張り。	快食、快便。体が柔らかい。皮膚が輝く。髪にこしがない。皮膚発疹や出血、目の充血、下痢、消化器疾患を起こしやすい。	1日では10時～14時と22時～2時、季節では夏～初秋、年齢では壮年期（30～60歳）に、増悪しやすい。	経営者。政治家。外科医。法律家。会計士。

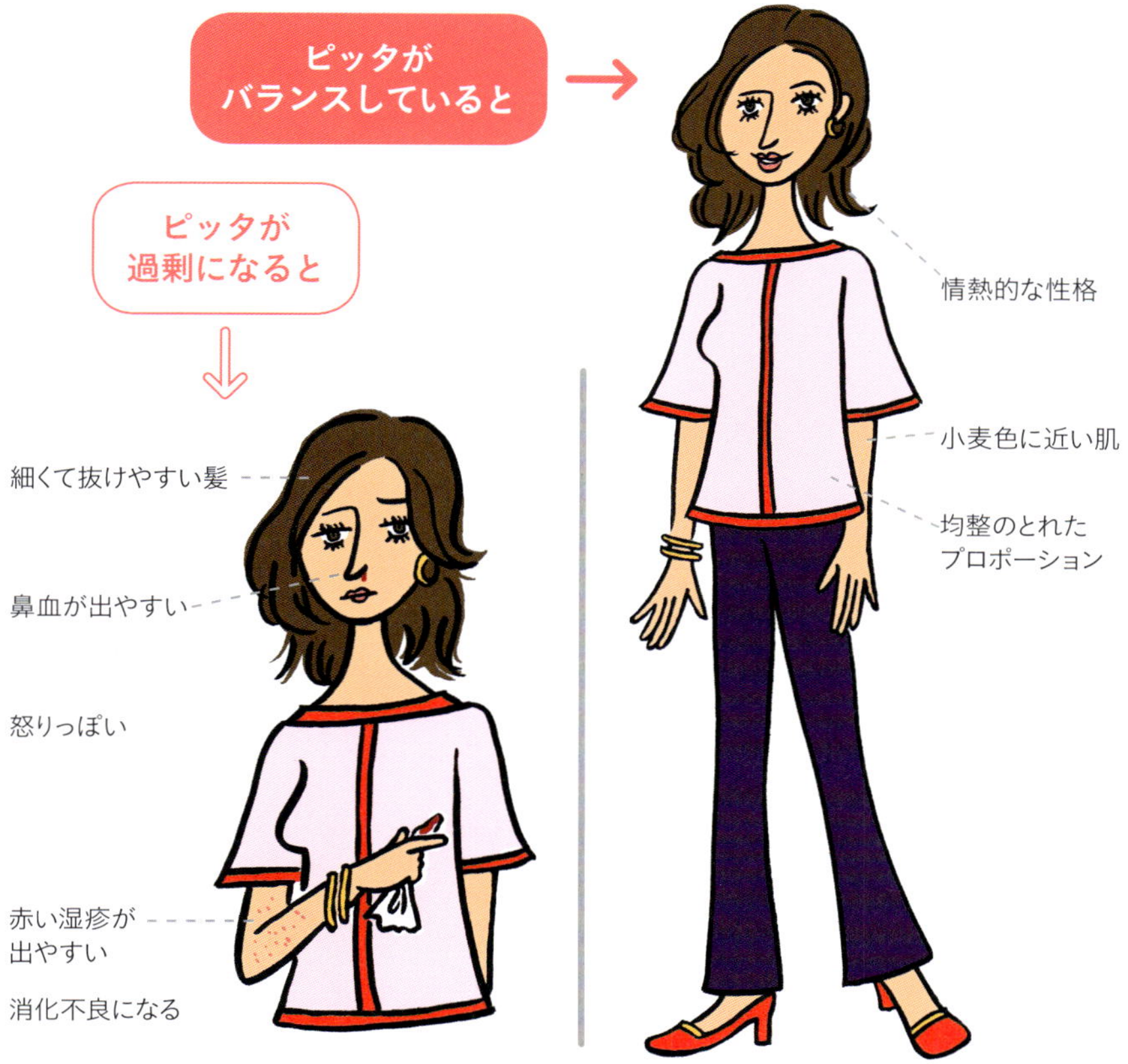
ピッタが
バランスしていると
情熱的な性格
小麦色に近い肌
均整のとれた
プロポーション
ピッタが
過剰になると
細くて抜けやすい髪
鼻血が出やすい
怒りっぽい
赤い湿疹が
出やすい
消化不良になる

体質❸

カパ体質

カパ体質の人は生まれつきカパが優勢であるため、その心身の特徴は、安定と重さ、滑らかさです。カパは体格や構造をつくるドーシャなので、体格がよく体力もあり肉体労働や運動によく耐えます。髪も黒くて艶があり白髪が少なく、皮膚は色白で冷たく湿っていますが滑らかです。そのため皮膚の血管は埋もれてはっきり見えません。カパが過剰になると、すぐ肥満になり、アレルギー性鼻炎、気管支炎やぜんそくを含めた気管支疾患全般にかかりやすく、湿気に弱いため関節の異常も起こしやすくなります。

心理的にはカパの安定の質をもっていますので、穏やかで寛大、情にもろく波風が立たないことを好みます。しかし思考が鈍くなったり抑うつ状態になりがちです。また物事に執着しがちでいつまでも根にもったり、異性に執着して愛欲に溺れてしまうこともあります。行動面の特徴は、動作や話し方は遅く落ち着いています。また物覚えは速くはありませんが、いったん覚えたことは忘れません。辛抱強く着実にこなしていくタイプの人です。何事も蓄積する性格なのでお金などをためるのが上手です。放っておくといつまでも寝てしまい、怠惰と運動不足から肥満になりがちです。

カパ体質の生活処方箋

マッサージ

マッサージは、オイルなしで行うのがおすすめです。セルフでは絹の手袋で体をこするガルシャナ（160ページ参照）がおすすめです。施術を受けるなら、ハードマッサージや指圧もおすすめです。

食　事

特に冷たいものや脂っぽいものは避け、食事量を少なくして温かいものをとるように心がけます。また、夕食はできるだけ早くすませて、その後は白湯しか口に入れないようにしてください。

ヨーガ

太陽礼拝を必ず入れて、少しハードなポーズも行いましょう。呼吸法は、体を温めるカパラバーディがよいでしょう。肥満しやすいので、日常的に運動をする習慣を身につけましょう。

カパ体質の特徴

性　格

心が落ち着いている。辛抱強く着実。慈愛に満ちて献身的。鈍感でおおざっぱ。頑固で保守的。

体

体力、持久力がある。体格がよい。肥満しやすい。痰、鼻水、鼻づまり、糖尿病、気管支炎などにかかりやすい。

時間・季節・年齢

1日では6時～10時と18時～22時、季節では春、年齢では若年期(0～30歳)に、増悪しやすい。

適している仕事

看護師。
管理者。
調理師。
建築家。
カウンセラー。
肉体労働者。

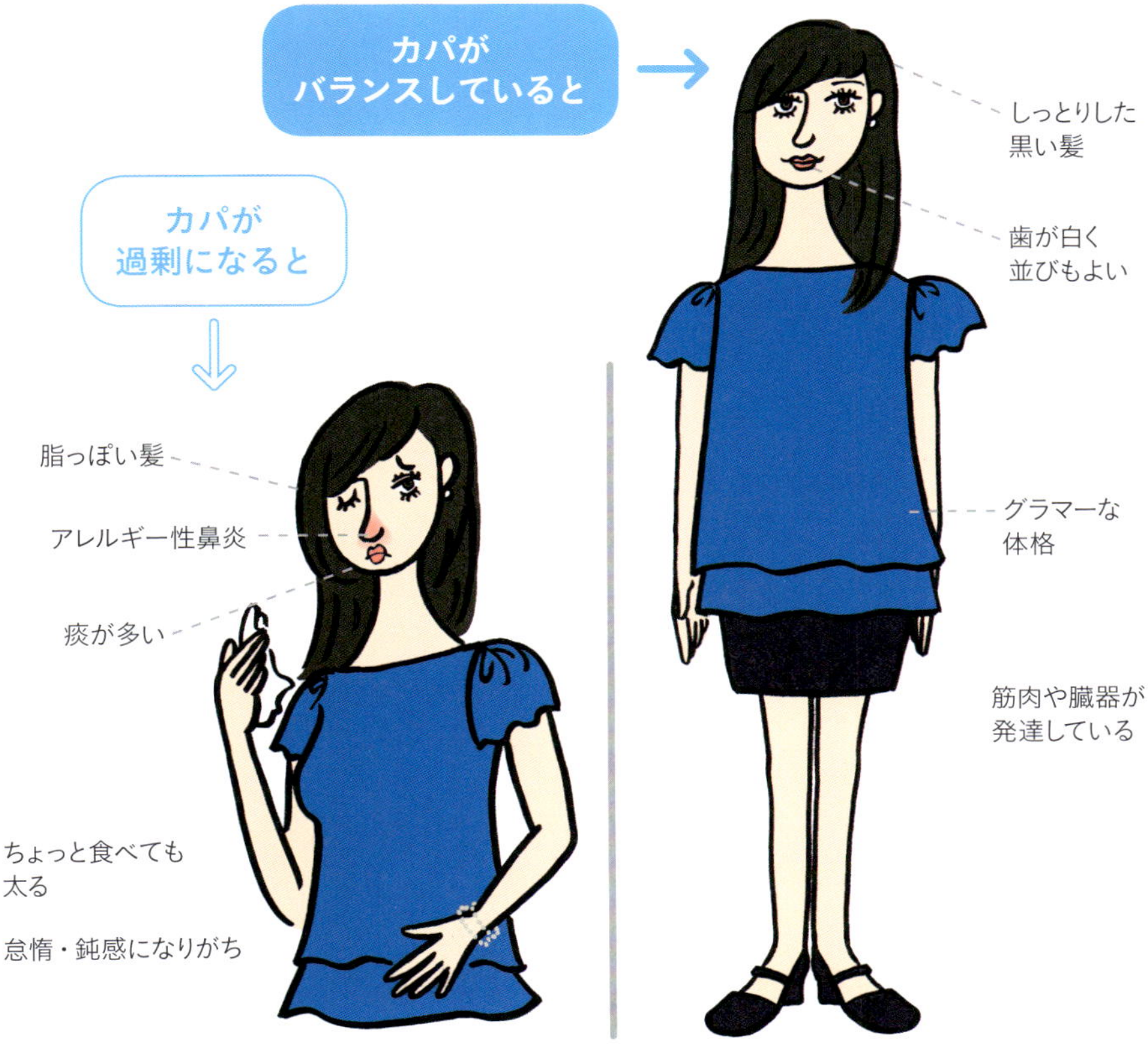
カパが
バランスしていると
しっとりした
黒い髪
歯が白く
並びもよい
グラマーな
体格
筋肉や臓器が
発達している
カパが
過剰になると
脂っぽい髪
アレルギー性鼻炎
痰が多い
ちょっと食べても
太る
怠惰・鈍感になりがち

体質❹

混合体質　2つまたは3つの体質が複合している

ヴァータ・ピッタ体質

冷え性ですが、暑いのにもあまり耐えられません。食欲は旺盛で、大食をする傾向にありますが、すぐに胃腸の病気を起こします。想像力と実践力に富んでいますが、ストレスに対して交互に不安と怒りがやってきます。ヴァータとピッタの両方がもつ「軽さ」や「動き」という質が強調されますので何事においても変化が激しい人です。

ピッタ・カパ体質

カパの安定とピッタのもつそつのなさにより、どんな方面でも成功しやすい人です。肉体的にもカパのもつ頑強さとピッタのもつ代謝の活発さにより、寒さにも暑さにも耐えられます。精神的にもカパのもつ注意深さとピッタの怒りっぽさが中和されてよいバランスを保ちますが、自信過剰と自己満足に陥ることも。社長に多いタイプ。

カパ・ヴァータ体質

この体質では、背が高いか逆に低身長の場合もあります。冷性が強いため、体も心も冷たさに弱い人です。カパの頑強さや慈愛深さによって救われてはいますが、便秘や気管支炎、鼻炎などにかかりやすくなります。カパとヴァータの質は、相反していますので、性格は分裂した状態になりやすく、いきなり結論を出すこともあります。

ヴァータ・ピッタ・カパ体質

3つのドーシャが同じ割合になっているヴァータ・ピッタ・カパ体質の人は、まれですが、3つのドーシャのもつよさを表現できる人です。あるときはヴァータのもつ軽やかさと発想の豊かさを、あるときはピッタのもつ柔軟性と知性の鋭さを、あるときはカパのもつ持久力と慈愛深さを表します。一方では、どのドーシャも乱れやすい人です。

目で見る体質別処方箋。バランスアートで癒やされる

ドーシャを鎮静する色やイメージを使ったバランスアートをご紹介しましょう。

バランスアート：作成／江村信一
発案／日本パステルシャインアート協会

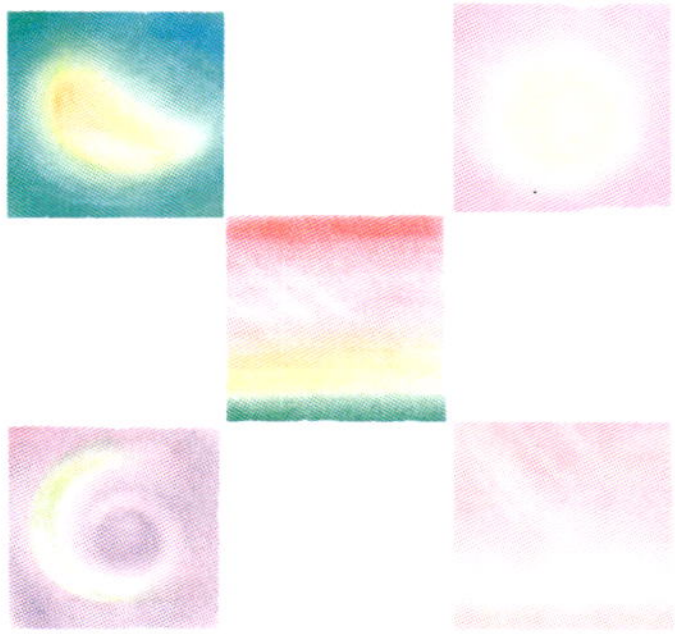

ヴァータのバランスアート

優しいパステル調の温かみのある色が過剰になったヴァータをバランス。見るだけで呼吸が深くなり、リラックスします。ピンクは特にアンチエイジングにも効果的です。

キーワード
リラックス、安定、落ち着き、地に足をつける。

色：暖色系、特にピンクなど。

模様：横のストロークなど地面を表現するものなど。

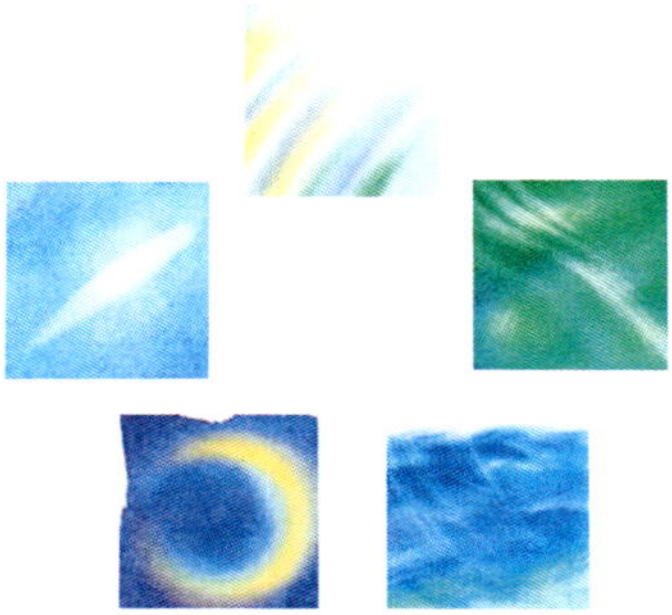

ピッタのバランスアート

本来情熱的なピッタ。過剰になったときは、熱と鋭さでいらいら感や腹立ちが増しやすくなります。そのようなとき、ブルーは熱を冷まし穏やかにしていきます。さらにピッタのよい面である合理的で分析的な面が引き出されていきます。

キーワード
鎮静、穏やか、静けさ、月、水。

色：寒色系、ブルー、白など。

模様：水、波、月など。

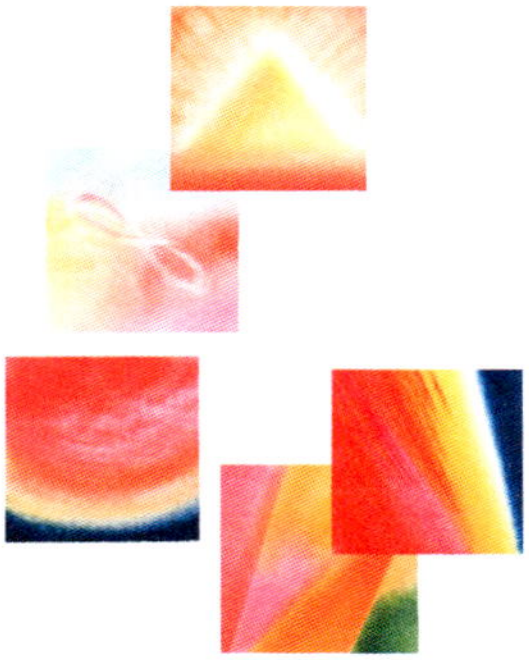

カパのバランスアート

重さ、湿り気の多いカパにはオレンジ色や赤などの暖色がバランス色です。特にビビッドではっきりした色やデザインで歯切れよく重さの質を減らしカパをバランスします。ただ見るだけで動きと活性が生まれるような色とデザインです。

キーワード
活性、リズミカル、動き、元気。

色：オレンジ、赤など。

模様：幾何学模様など。

【体調を知る】

ヴィクリティをチェック！

ドーシャが増えることで起きる体調の異常をビクリティと呼びます。ヴァータ体質ではヴァータ異常に、ピッタ体質ではピッタ異常に、カパ体質ではカパ異常になりやすいのは確かです。しかし生活次第で、ヴァータ体質でもカパ異常になったり、ピッタ体質でもヴァータ異常になり得ます。大切なのは、体調異常にならないように生活様式に注意することです。ヴィクリティ（体調異常）を迅速にキャッチするには、自分の体調を知る方法を身につけ実践していくことが必要です。体質・体調チェック（189ページ参照）、セルフの脈診、心拍数、1週間の食事記録、手軽な検査により、自分自身に気づくことを紹介します。

体質（プラクリティ：本性）と体調（ヴィクリティ：異常）の関係

体質：生来的なもので変わらない。
体調：ライフスタイルによって変化する。悪化も改善もできる。

ピッタ体質なのに、ヴァータ異常を起こしたBさんは治りやすい。

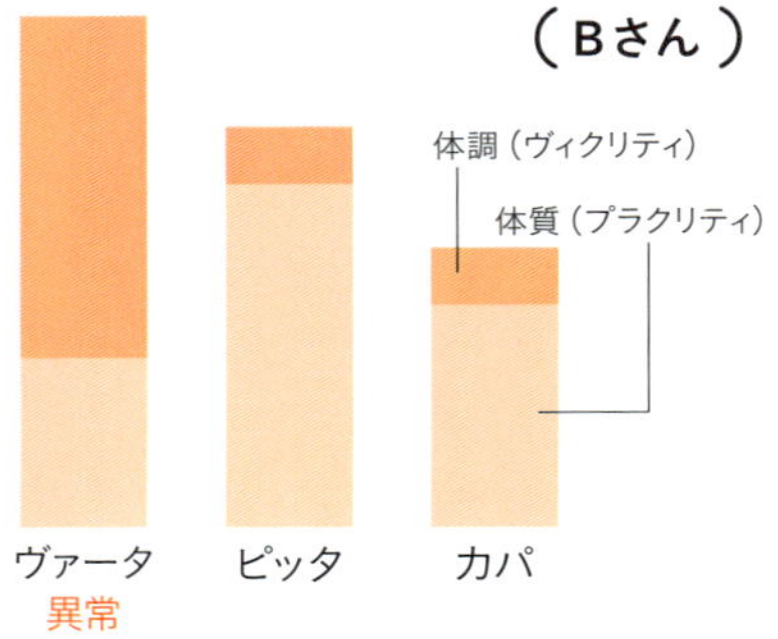

（Bさん）
体調（ヴィクリティ）
体質（プラクリティ）
ヴァータ
異常
ピッタ
カパ

ピッタ体質なのに、ピッタ異常を起こしたAさんは再発しやすい。

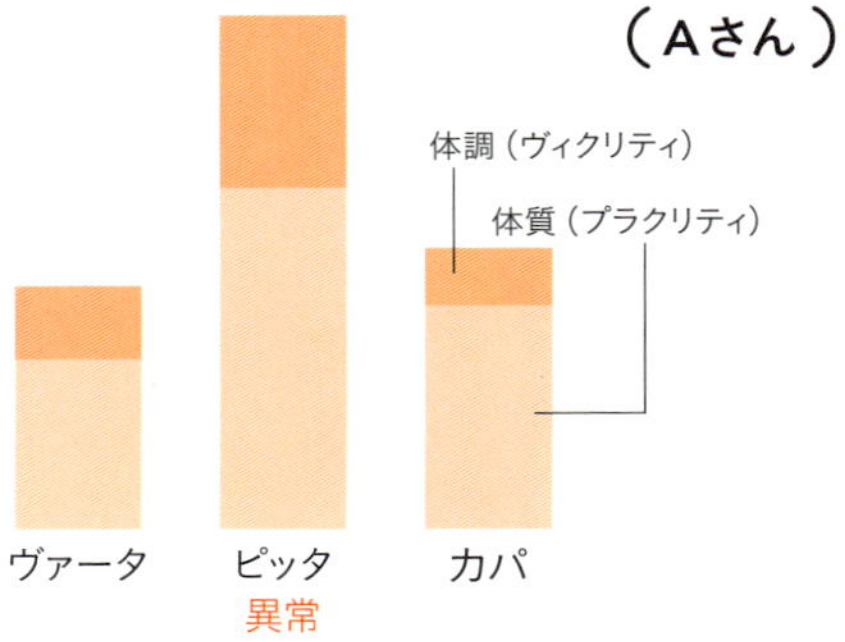

（Aさん）
体調（ヴィクリティ）
体質（プラクリティ）
ヴァータ
ピッタ
異常
カパ

体調異常(ヴィクリティ)を起こす要因

1	**体質**	生来的なアンバランスになりやすさ
2	**時**	一日、一年、一生
3	**日常生活**	食事、行動、心、五感刺激（視覚、聴覚、嗅覚、味覚、触覚）
4	**場所**	環境条件（例：暑い環境では、火が増悪する）
5	**天体**	太陽や月の位置

ドーシャバランスの法則

似たものが似たものを増やし、
異なるものが、異なるものを減らす

各ドーシャが増えやすい時間、季節、年代

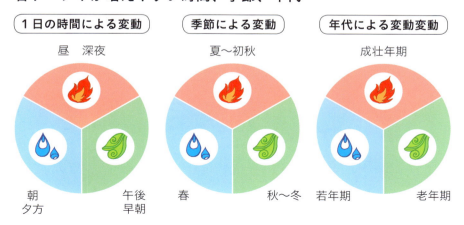

1日の時間による変動

昼　深夜

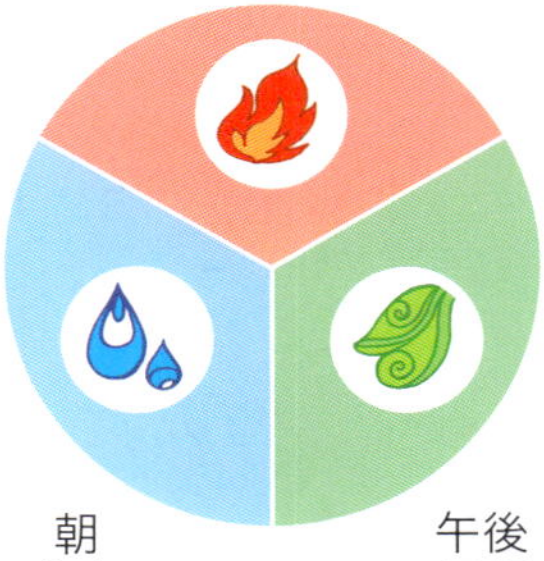

朝
夕方

午後
早朝

季節による変動

夏〜初秋

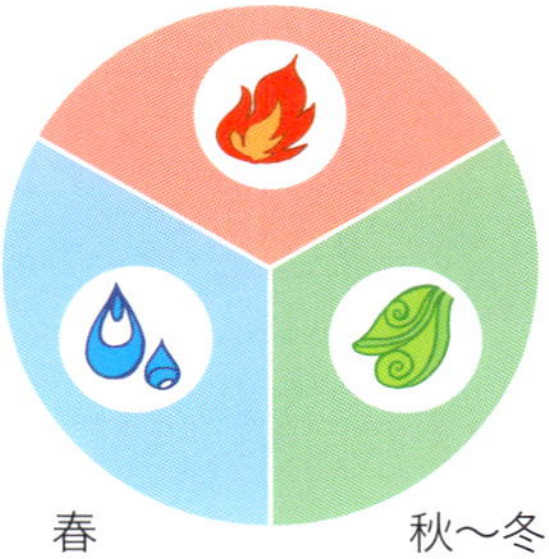

春

秋〜冬

年代による変動変動

成壮年期

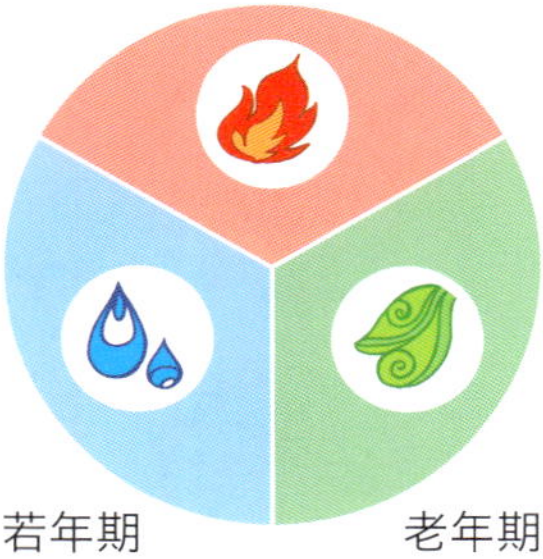

若年期

老年期

体調を知る❶

セルフの脈診

初期の体調異常も発見できる

伝統医学の脈診といえば、偉い超能力をもった先生に15分程度で脈を診てもらい、数万円を出して診断と対処法を教えてもらうもの、とイメージされる人は多いことでしょう。確かに伝統医学の脈診は占いのように当たることがありますので、それが皆さんの役に立てば問題はありません。しかし、このような旧態然とした医師→患者の上下関係に成り立つ脈診を普及させることは、本当の人類の進歩になるとは思えません。

私たちの体には、いつ何時、病的な変化が起こるかわかりませんから、初期からその変化を発見できるアーユルヴェーダの脈診を、私たち自身が身につけておくことが大切です。初めてアーユルヴェーダを学ぶ人たちにセルフの脈診を教えると、7割程度の人は、初回の脈診体験で、アーユルヴェーダのドーシャ理論が自身の体に現れていることを理解されています。

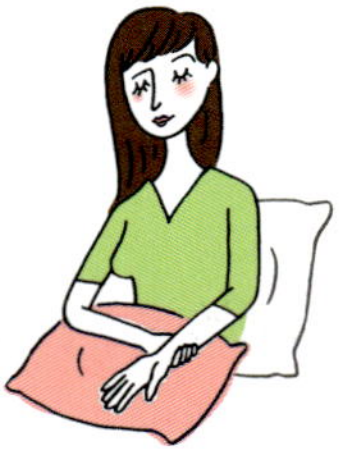

アーユルヴェーダの脈診で指を置く位置

男性は右手首の、
女性は左手首の脈を診ます。

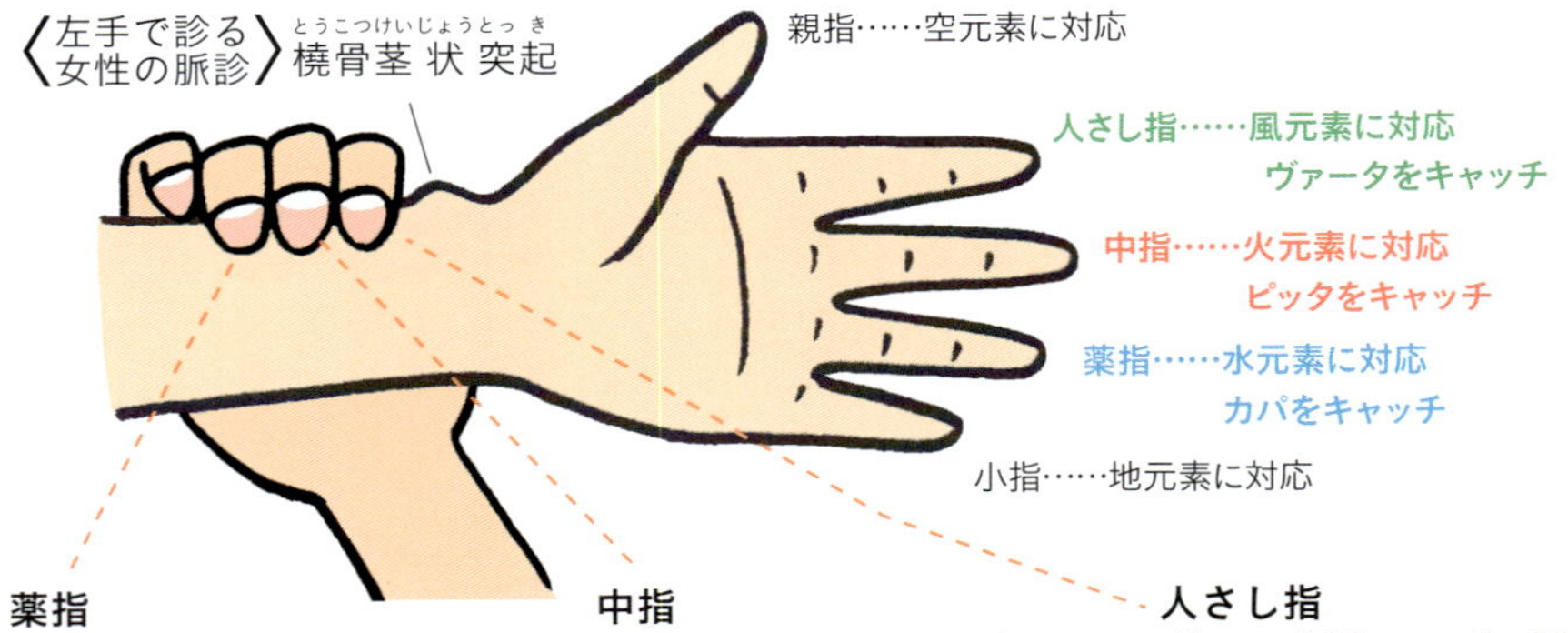
〈左手で診る
女性の脈診〉
橈《とう》骨《こつ》茎《けい》状《じょう》突《とっ》起《き》
親指……空元素に対応
人さし指……風元素に対応
ヴァータをキャッチ
中指……火元素に対応
ピッタをキャッチ
薬指……水元素に対応
カパをキャッチ
小指……地元素に対応

薬指
カパ脈、白鳥の脈

白鳥が水から頭をゆっくりと持ち上げるようなカパ脈が触れます。

中指
ピッタ脈、かえるの脈

かえるがぴょんぴょん上下に跳ねているようなピッタ脈が触れます。

人さし指
ヴァータ脈、へびの脈

へびが水平に移動しながら動いているようなヴァータ脈が触れます。

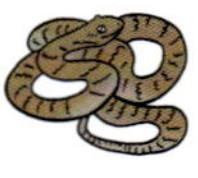

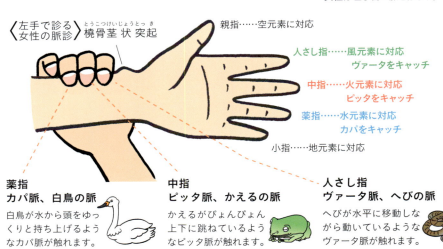

脈診でトリドーシャを感じよう

橈骨茎状突起《とうこつけいじょうとっき》を下りたところから、指先に向かって、第2、第3、第4指を、最表層にそっと置いてみましょう。そのときに、脈がうまく触れない、触れにくくて不明瞭と感じた方は、アーマが蓄積していると思われます。反対に、脈が明瞭に触れて元気であれば、オージャスが旺盛だと推定できます。

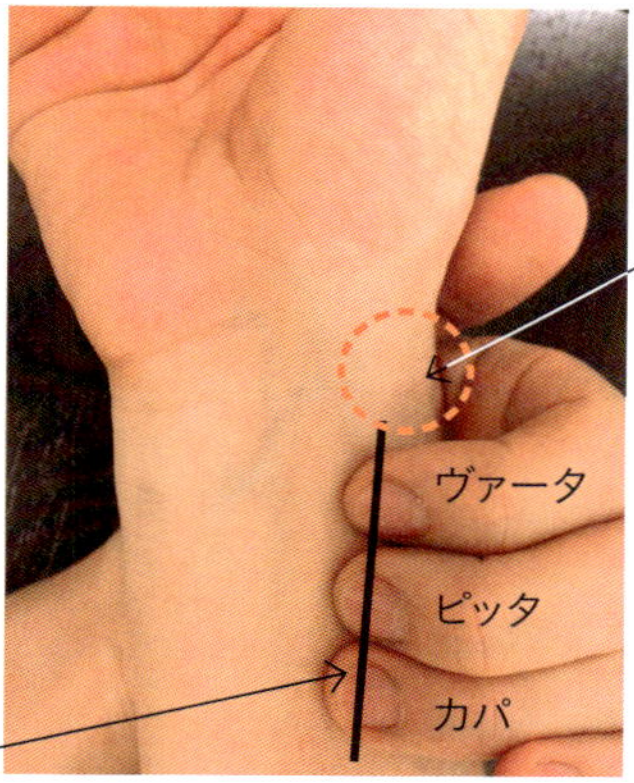

〈右手で診る男性の脈診〉

脈診記録シート

3本の指を、表層からほんの少し押さえてみてください。この表層下の第2層で、3指に感じる強さの関係が、皆さんの体内で現在働いているトリドーシャのバランスです。触れる程度を下記の記録シートに書き込んでみましょう。座位だけでなく、立位や臥位でも脈診し、脈の変化を感じ取ってみてください。

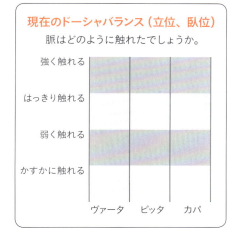

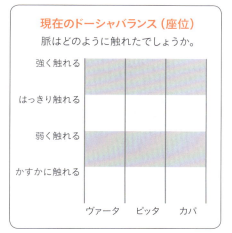

現在のドーシャバランス（立位、臥位）

脈はどのように触れたでしょうか。

	ヴァータ	ピッタ	カパ
強く触れる			
はっきり触れる			
弱く触れる			
かすかに触れる			

現在のドーシャバランス（座位）

脈はどのように触れたでしょうか。

	ヴァータ	ピッタ	カパ
強く触れる			
はっきり触れる			
弱く触れる			
かすかに触れる			

※立位ではヴァータが、臥位ではカパが強くなります。

セルフの脈診記録別　生活処方箋

このタイプの脈の人は、ヴァータが増大しているヴァータ過剰です

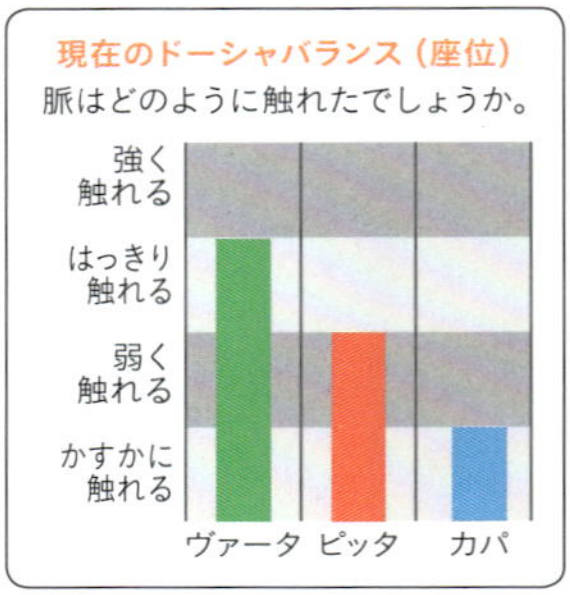

ヴァータ体質の生活処方箋を実践しましょう。
→ヴァータと反対の性質の生活

1. 心身の休息を十分にとり、規則的な生活をする。
2. 香りや音楽でリラックスする。
3. クヨクヨ悩まず、楽しいことをする。
4. 食事は温かいものや油を含んだ消化のよい食物をとる。
5. 入浴などで、体を温かく保つ。
6. ごまサラダ油でセルフマッサージをする。

このタイプの脈の人は、ピッタが増大しているピッタ過剰です

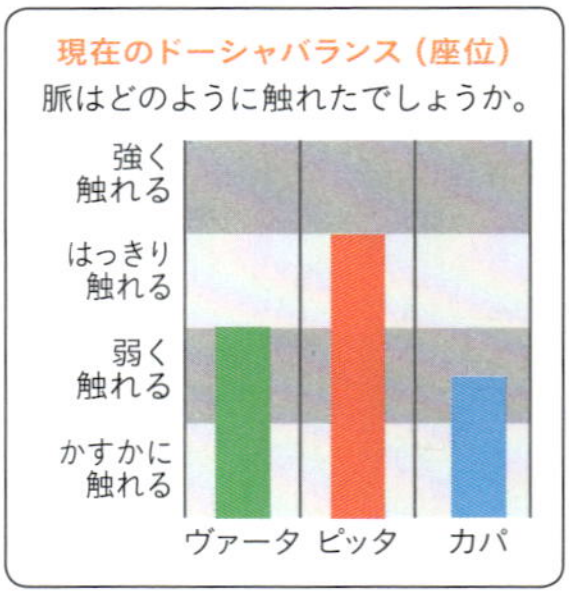

ピッタ体質の生活処方箋を実践しましょう。
→ピッタと反対の性質の生活

1. 休息を十分にとり、日中の活動は特に暑い時間には控える。
2. 冷性で、消化のよい、すいかやメロンなどの甘くて水分の多い果物を食べる。
3. 辛くて刺激のある食物を避ける。
4. 競争を避ける。
5. 満月を鑑賞したり、野山の自然に触れる。
6. 水泳などで体を冷ます。

このタイプの脈の人は、カパが増大しているか（左）、カパの増大によってヴァータも増大している（右）カパ過剰です

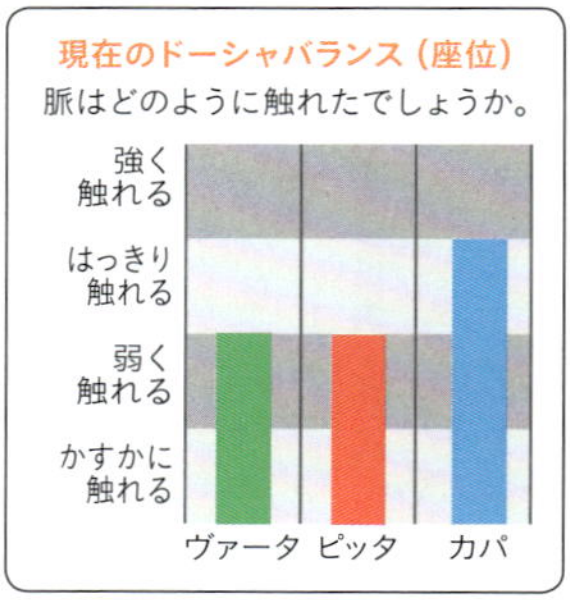

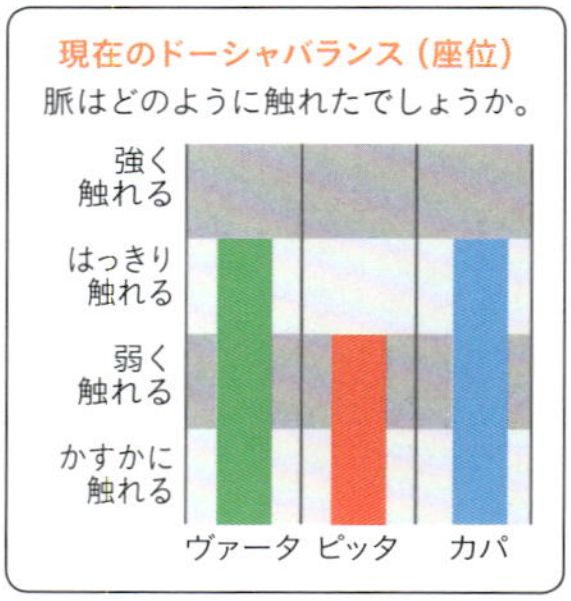

カパ体質の生活処方箋を実践しましょう。
→カパと反対の性質の生活

1. 寝すぎや昼寝をしないで日中は活動的になる。
2. 運動をする習慣を身につける。
3. 冷たい物や脂っぽい物は避け、食べすぎない。
4. スパイシーで温かい食物をとる。
5. 夕食を軽くして早々に終える。
6. 入浴を心がけて体を冷やさないようにする。

3本の指で全身を診る脈診の世界

5層の診方

アーユルヴェーダの脈診では3本の指の深さを5層に分け、各層で診れる要素が異なります。セルフの脈診では、主に最表層と第2層を診ます。

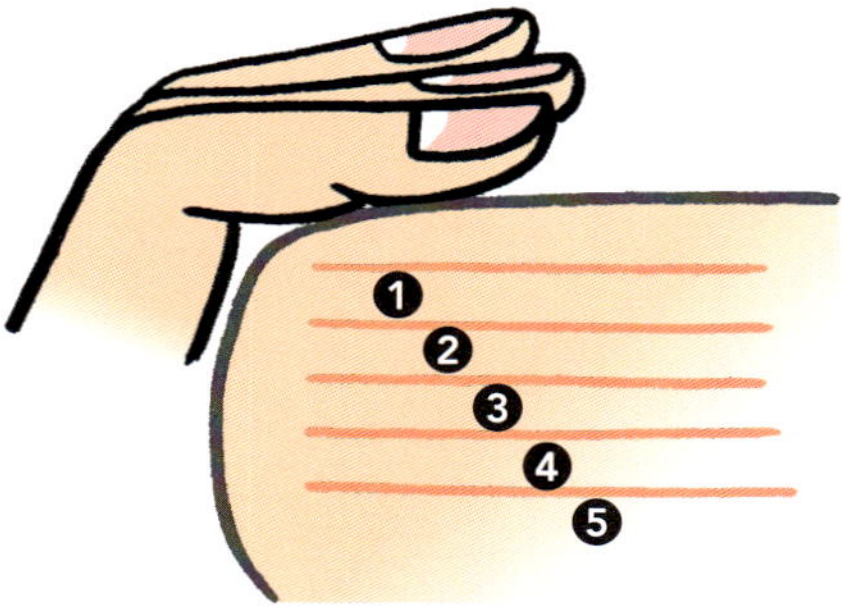

❶ **最表層**
未消化物の有無、オージャスの強さを診る。

❷ **第2層**
現在のドーシャバランスを診る。

❸ **第3層**
サブドーシャの状態。各指先を5分画して診る（下図参照）。

❹ **第4層**
ダートウ（組織）の状態を診る。この脈はセルフケアの脈診では難しいので省略してもよい。

❺ **最深層**
体質（プラクリティ）を診る。

指の5分画（サブ・ドーシャ）の診方

3本の指に全身が反映されるという診方もあります。サブドーシャという各ドーシャの5区分が、各ドーシャの指に反映されるというのです。アーユルヴェーダの名医は、3本の指を押さえる深さを加減して、現在、過去、未来を見通そうとしています。

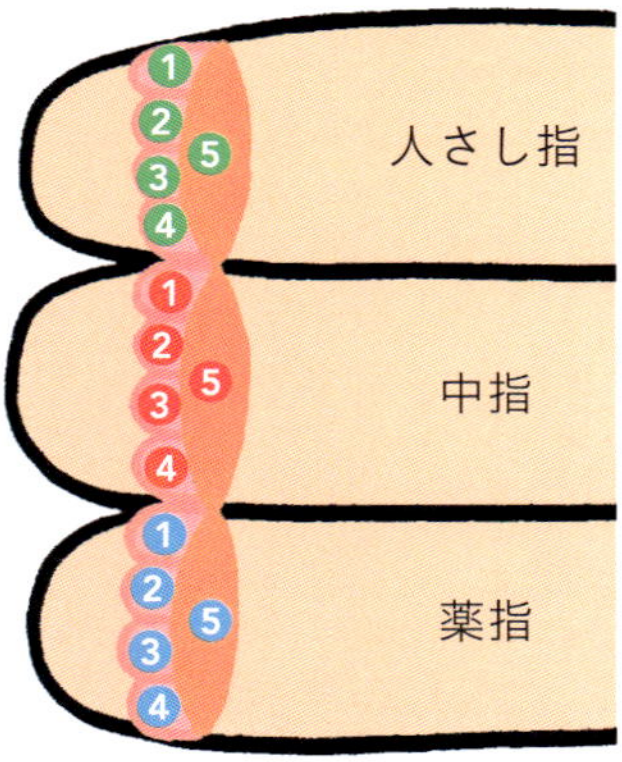

人さし指　ヴァータ

❶ プラーナ・ヴァータ（頭頸部）
❷ ウダーナ・ヴァータ（喉と鼻）
❸ サマーナ・ヴァータ（胃腸）
❹ アパーナ・ヴァータ（大腸・下腹部）
❺ ヴィヤーナ・ヴァータ（全身の血管）

中指　ピッタ

❶ パーチャカ・ピッタ（胃腸）
❷ ランジャカ・ピッタ（肝胆膵）
❸ サーダカ・ピッタ（心臓、精神）
❹ アーローチャカ・ピッタ（目）
❺ ブラージャカ・ピッタ（全身の皮膚）

薬指　カパ

❶ クレーダカ・カパ（胃腸）
❷ アヴァランバカ・カパ（腰から心臓）
❸ ボーダカ・カパ（舌）
❹ タルパカ・カパ（脳脊髄液）
❺ シュレーシャカ・カパ（全身の関節）

体調を知る❷

心拍数

午前の空腹時に座位で測定

何度脈診の練習をしても、脈診が身につかないといわれる人も1～2割程度いらっしゃいます。そのような人に特におすすめしたいのが心拍数の計測です。心拍数からも、ドーシャバランスの変化を推定することができます。

実際、日本人のデータでも、安静時心拍数が高い人ほど18年後の死亡率が高いことが報告されています。有名な米国の研究「フラミンガムスタディ」でも、心拍数が高い人ほど、死亡率が高いことが知られています。また心房細動が起こると絶対性不整脈（ヴァータの極み）となり心原性脳梗塞を起こすことになります。

心拍数は、血圧よりも簡単に測定できる危険因子です。特に午前中の空腹安静座位で、毎日測定することで、体調を知ることができます。ある朝、心拍数がいつもより高いときは、ヴァータが増えていることを示しています。そのときは、ヴァータを鎮静化する生活に注意しましょう。

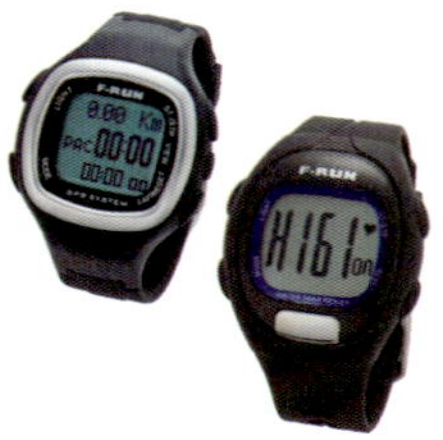

写真左は、ランニング時の走行情報を表示し、心拍数も計測できる「GPS ウォッチ FGPSFT」（ファースト・ランニング）。写真右は、指タッチで手軽に心拍数を計測できる「ハートメーター HM06」（ファースト・ランニング）。

男性高血圧患者における
心拍数と2年死亡率（年齢調整後）ーFramingham研究より

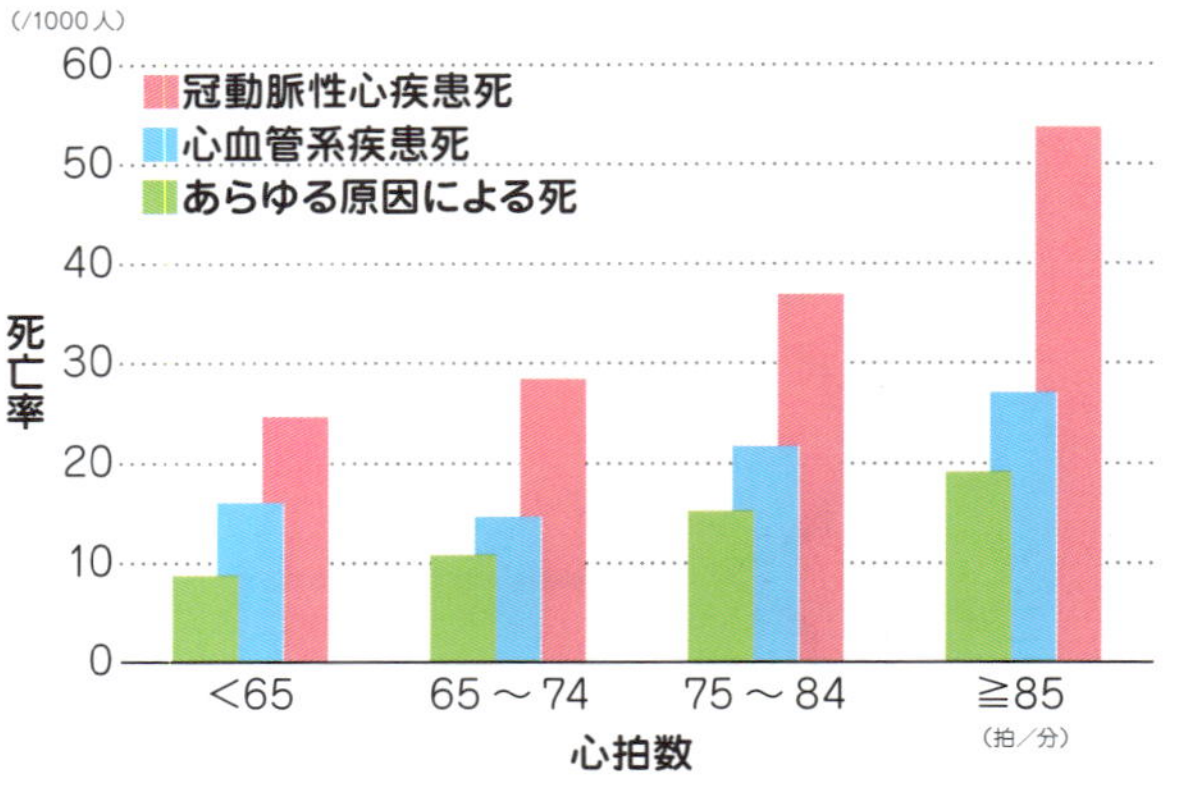

[Gillma M.W. et al:American Heart Journal 125(4).1148-1154（1993）より改変]

体調を知る③

1週間の食事記録

自分自身に気づくためのレコーディング

私たち医師が食事指導をしているとき、よく患者さんは、「先生に言われたことは守ってますよ！」と自信をもっておっしゃいます。しかし、実際に毎食何を食べたかを記録して持ってきてもらうと、「えっ！　この食事は、そんなに糖質が多いんですか！」などと気づかれます。そこで「自分自身に気づくための記録法」として、1週間分の食事記録をおすすめしています。記録することで食事の傾向や問題点に気づけます。できればこの記録を、主治医や管理栄養士に見せてください。最近は、食材や料理名だけで、カロリーや糖質、脂質、たんぱく質、ビタミン・ミネラルなどの栄養素量を算出できますので、栄養状態もわかります。

アーユルヴェーダ的にも、食事記録があれば、その人が一日のドーシャの増減に応じた食事のとり方をしているか、体質や体調に応じた食事量をとっているかなどを知ることができます。

column　体重、血圧、血糖値の計測も習慣に

人間は自身の体の状態を知るだけで、自然に健康的な状態に向かうもの。体重や血圧を計測して、重いかどうか高いかどうか、気づくだけで体重や血圧が下がるというデータは多くの研究で明らかになっています。血糖値が気になる人はセルフの血糖値測定器で、定期的に測定してもよいでしょう。

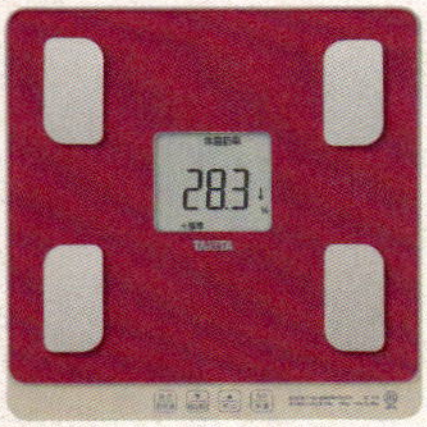

体組成計（タニタ）。計測の頻度に合わせて表示が変化。急激な体重の増減も通知してくれる。

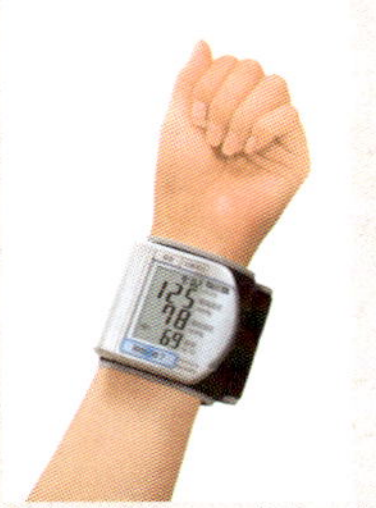

手首式デジタル血圧計（タニタ）。脈の乱れが検知できる機能も搭載。小型で持ち運びに便利（ただし、正確さでは上腕計測のものの方が上回る）。

体調を知る④

お手軽検査で、より詳しく体を知る

最先端の技術を駆使して簡単に自身の体調や未病状態を知ることも、これからの社会において主流になってくることでしょう。手軽にできる幾つかの検査法をご紹介してみましょう。

自宅血液検査

自宅採血で人間ドックの検査ができる

通常の健康診断で行われている肝機能、腎機能、尿酸、脂質関連検査を、自宅採血→郵送によって廉価で受けられるシステムを、各社がこぞってつくっています。血液を紙にしみこませる方法や、血液を溶液に滴下する希釈法などで、自宅で簡単に検査ができます。血糖や乳酸も、最近は、自宅ですぐに検査できるようになりました。

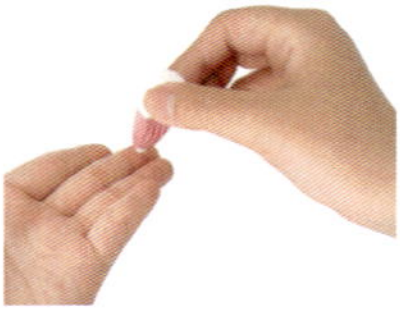

デメカル血液検査キット（リージャー）。採取した血液をボトルに滴下するだけ。生活習慣病や感染症の検査ができる。

AGEs検査

皮膚のAGEsを紫外線で光らせて測る

ＡＧＥｓは糖化最終産物として80年以上前から知られていましたが、近年、動脈硬化から皮膚や目、神経の老化や糖尿病性合併症、発がんにまで関与することが知られてきました。ＡＧＥｓ値は、蛍光の特性を利用した機器で概略を測定。ＡＧＥｓ蛍光値から、皮膚の老化度などがわかります。測定器を置くクリニックで測定しましょう。

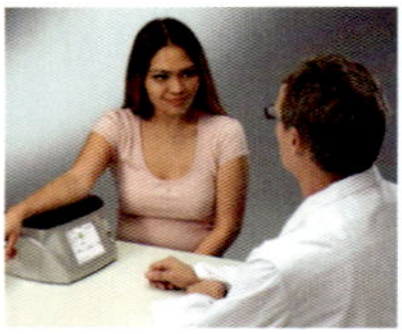

AGE ReaderCU（セリスタ）。糖化最終産物を短時間で体に負担なく測定できる。

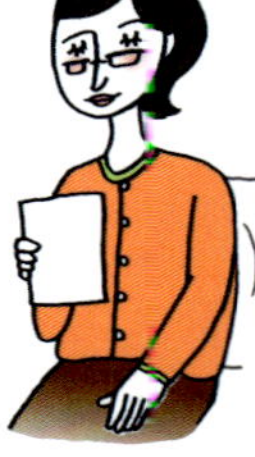

column
中国医学で体調チェック

中国にはアーユルヴェーダの体質論に似た未病体質論があります。中国の朱燕波氏や王琦氏らは、9つの未病体質を診断する問診票を作成（許氏、上馬場も共著）。中国政府では国をあげ、この問診票による疾病予防と健康増進を推進しています。問い合わせ／未病体質研究会☎ 076-222-8862

毛髪&尿中重金属検査

体内に長期蓄積した重金属や毒素を測定

体内では、食事から混入した重金属の沈着が、種々の悪影響を起こします。特に日本人は、海産物による水銀の体内蓄積や、有害なミネラルが腸内細菌叢に取り込まれて毒性を示す可能性もいわれています。そのような体内への重金属の蓄積を、毛髪や尿の検査で、測定できます。検査により蓄積がわかれば、重金属をデトックスする必要があります。アーユルヴェーダのパンチャカルマの発汗法を行えば、体内から出される汗のなかに、過剰な重金属が排出されるといわれています。

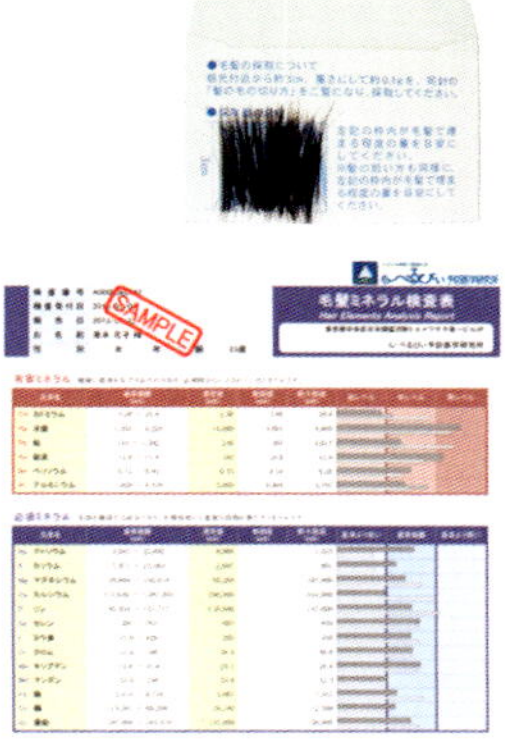

毛髪ミネラル検査（ら・べるびぃ予防医学研究所）。必須・有害ミネラルの濃度レベルやバランスを総合的に提供してくれる。

遺伝子検査

自分の適性や一部性格までわかる

ゲノム生物学の発展により、安価に遺伝子の状態を検査することができるようになりました。数万円で２００種類以上の項目について遺伝子の状態を検査できるようになり、それを商品化している会社も多くあります。体質遺伝子の後天的な変化を説く遺伝学と、体質は後天的に変化するとするアーユルヴェーダの体質論は、極めて似ています。後天的な生活の仕方次第で、どのような体質の人でも、幸福で有益な長寿を享受できるように指導するのがアーユルヴェーダです。

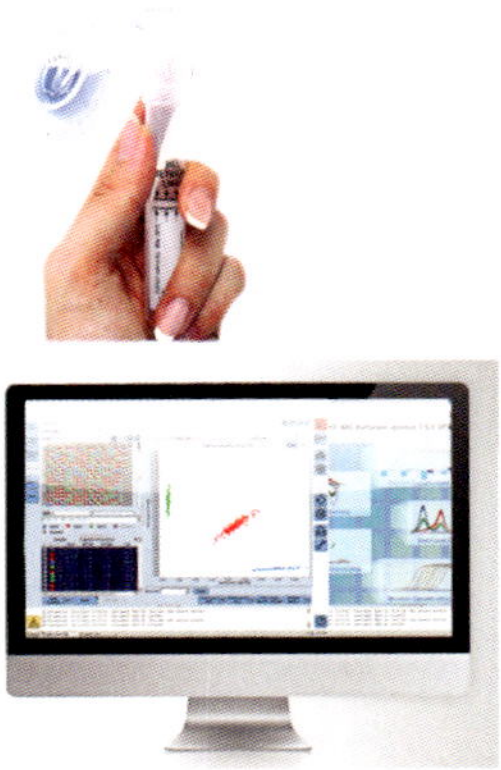

遺伝子検査「GeneLife」（ジェネシスヘルスケア）。少量の唾液を摂取し郵送するだけで遺伝子検査が可能。検査結果はWeb上で確認できる。

【アーユルヴェーダでドーシャのバランスと心身の浄化を！】

アーマを浄化し、オージャスを増やす

病気の直接的な原因は、ドーシャの乱れや蓄積と考えがちですが、ドーシャはエネルギー形態のものであり、蓄積するという概念では理解しにくいものです。アーユルヴェーダでは、トリドーシャがアンバランスになると消化や代謝がうまく進行しないため、老廃物や未消化物（アーマ）がたまり、それが具体的な毒素として病気が悪化すると考えています。これは漢方医学でいう万病一毒説（吉益東洞〈江戸時代の漢方医〉による）と類似しています。

アーマにも種類があり、場所によって異なるアーマが蓄積していると説くアーユルヴェーダの教科書もあります。いずれにしてもアーユルヴェーダでは、このアーマ（未消化物）を消化しきり排泄、解毒することを目指します。これは最近のデトックス理論とも相応します。

アーユルヴェーダの浄化療法では、デトックスのために、まずはアーマパーチャナとして半断食を行います。日本でも古来から断食は健康法としてとりあげられてきています。アーユルヴェーダでは、アーマや過剰なドーシャの排泄と、オージャスを増やすためにアーマパーチャナを行った後に、オイルマッサージやスチームサウナなどで浄化を促進させます。

この本では、アーユルヴェーダのケアを、自宅で実践する方法を紹介しています。

アーマを浄化しオージャスを増やす3大ケア

ヨーガ

調身・調息・調心からなるヨーガを実践し心身の機能を向上させましょう。

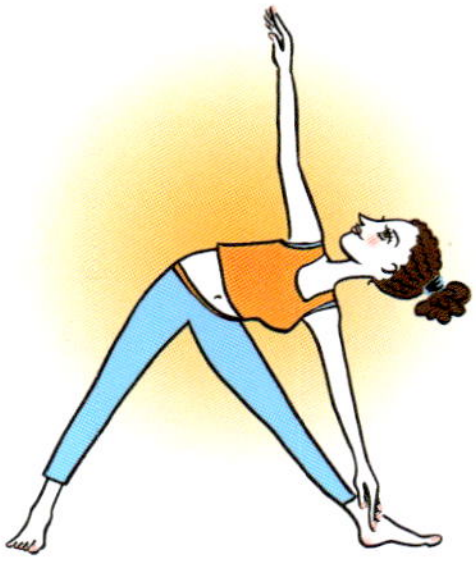

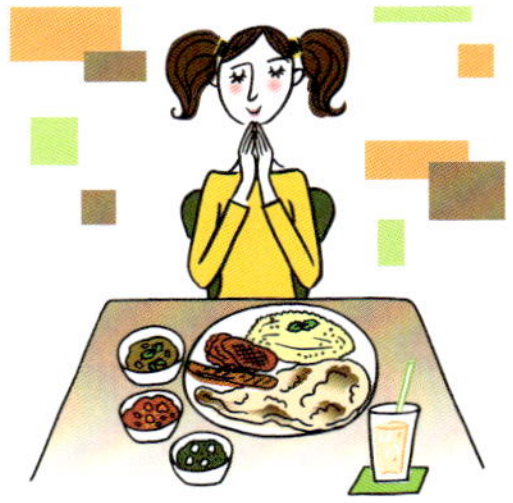

内治
＝
半断食（アーマパーチャナ）、食事やスパイス＆ハーブ

人は食べるものになります。ドーシャをバランスする食事を実践しましょう。

外治
＝
マッサージ、鍼灸

ハンドやオイルのマッサージでマルマ（134ページ参照）を刺激して、循環を促進し、心身をバランスしましょう。

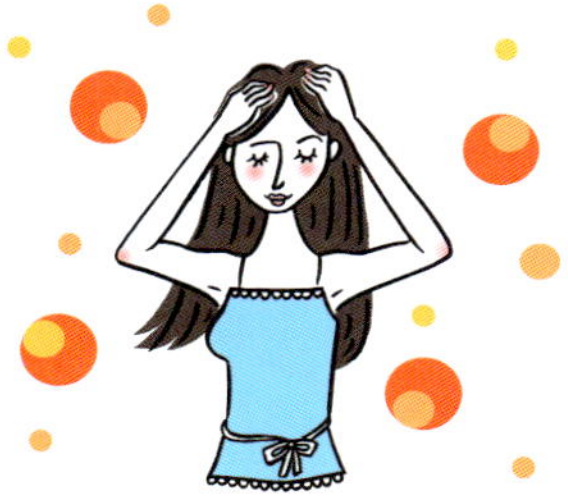

内治、外治、ヨーガの3方向からセルフケア

自身の体調異常に気づいたら、それらへ対処しますが、よくハーブ医学や漢方医学などで行われているように、ハーブ製剤だけを飲むというのは、アーユルヴェーダの身体観からすると不十分です。

アーユルヴェーダでは、ちくわのような身体を考えますので、消化管などからのアプローチの内治と、皮膚などからのアプローチの外治、さらにそれらに含まれない運動やヨーガなどの不内外治の、3方向からのケアで総合的にアプローチします。このようなアプローチがとても合理的であることは、今や現代医学的にも理解できるでしょう。

この本では、不内外治の代表のヨーガ、内治の代表の食事やスパイス&ハーブ、外治の代表のマッサージ、この3つの具体的な実践法を紹介し、実践することをすすめています。

浄化療法で過剰なドーシャとアーマを掃除しよう

体内にドーシャが増大すると消化や代謝の火アグニが不順になり、未消化物アーマが蓄積します。特にヴァータの異常は、生理的な老廃物であるマラの排泄をさまたげるため、病的老廃物アーマも蓄積して老化や慢性疾患がますます進行してしまいます。この状態を改善するには、ドーシャをバランスさせて、アーマを消化し解毒することが必要です。その手段が、この本で紹介する日常の養生法の実践と、アーユルヴェーダの専門施設で受ける浄化療法パンチャカルマです。パンチャカルマでは、前処置でアーマパーチャナ（消化剤法）とオイルマッサージ（油剤法）、ハーブサウナ（全身発汗法）などの後、5種類の浄化療法（経鼻法、催吐法、瀉下法、浣腸法、瀉血法）を行い、後処置としてラサーヤナ薬をとります。

パンチャカルマの原理

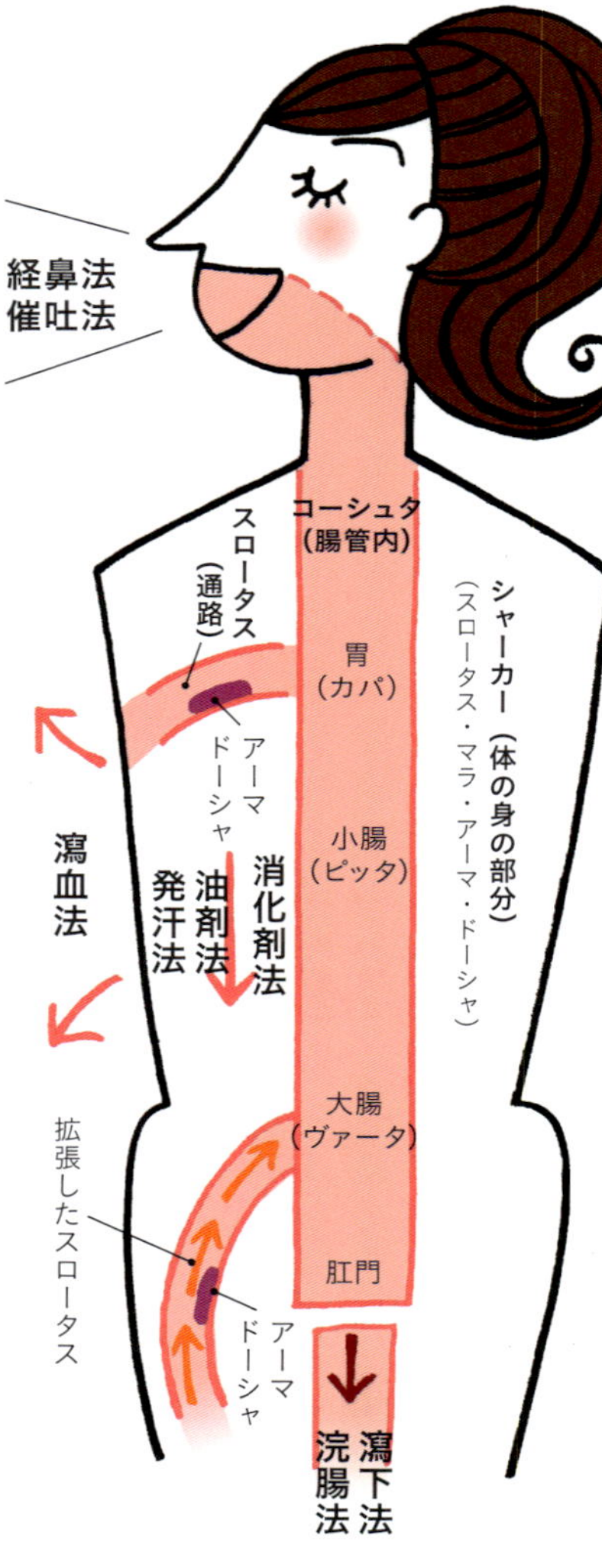
経鼻法
催吐法
コーシュタ（腸管内）
スロータス（通路）
胃（カパ）
シャーカー（体の身の部分）
（スロータス・マラ・アーマ・ドーシャ）
アーマ
ドーシャ
小腸（ピッタ）
消化剤法
油剤法
発汗法
瀉血法
大腸（ヴァータ）
拡張したスロータス
肛門
アーマ
ドーシャ
瀉下法
浣腸法

パンチャカルマの方法

前処置

前処置は3つ。アーマパーチャナあるいは消化剤法、オイルマッサージ、オイルケア、最後に、発汗法つまりハーブサウナです。ここで、まずは最初に行うべきは、オイルマッサージではなくアーマパーチャナです。

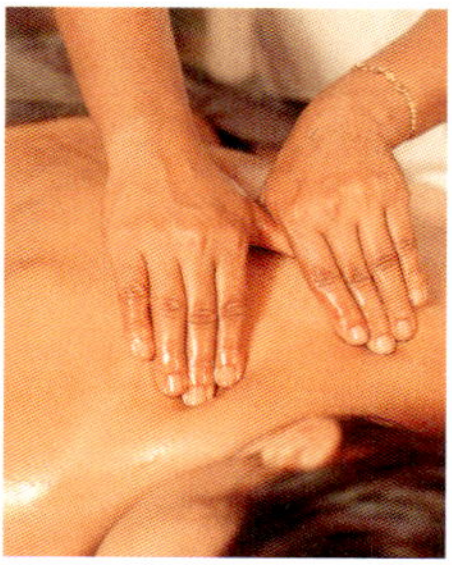

1人から3人の手で行うオイルマッサージ、アビヤンガ。

中心処置

前処置で、過剰なドーシャやアーマを消化して発生した毒素を出しやすくした後、鼻、胃、小腸、大腸、皮膚からそれぞれ排泄させます。その排泄方法が5つ（パンチャ）あるので、パンチャカルマと呼ばれます。

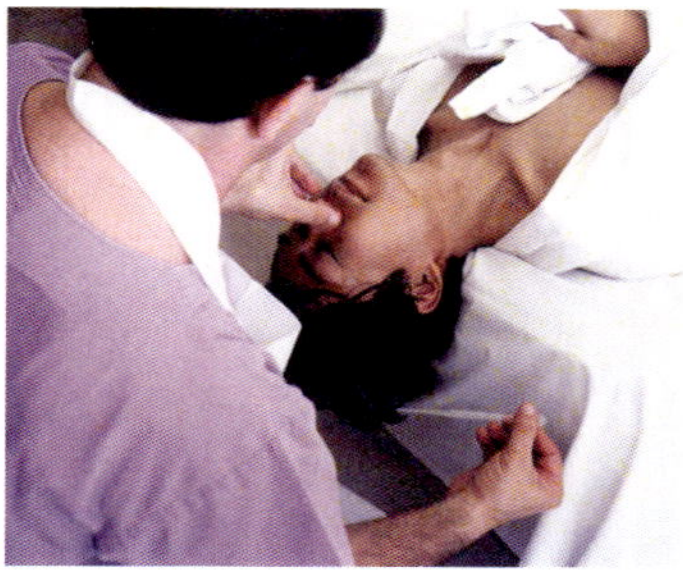

鼻からデトックスする経鼻法（ナスヤ）。

後処置

浄化法で疲れた体の回復を待つことと、浄化された後に再び過剰なドーシャやアーマをためないように生活指導したり、ダートゥ（組織）の生成を促すハーブやミネラル製剤を摂取することを行います。

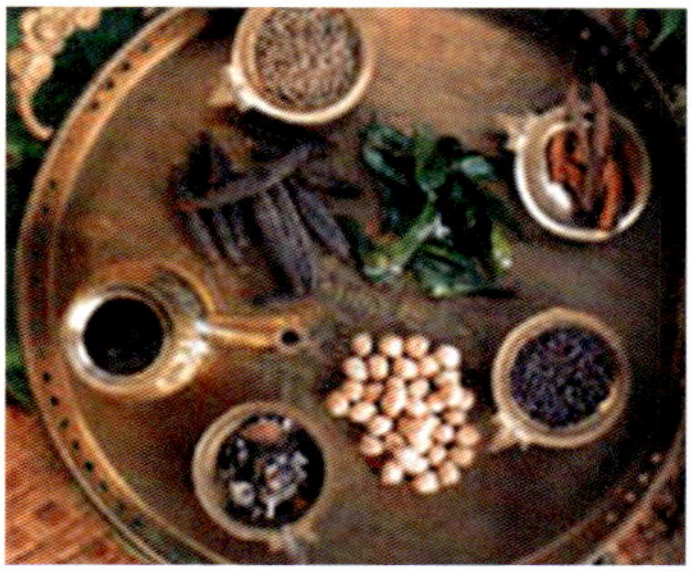

ラサーヤナと呼ばれる強壮長寿薬が処方される。

海外ステイでトリートメント
スリランカ「アーユピヤサ」体験談

横浜市在住　名越さん

本場のパンチャカルマ（浄化療法）を行うスリランカのアーユルヴェーダリゾート「アーユピヤサ」。浄化療法のトリートメントを体験した名越さんに伺いました。

——日数と施術内容は？

滞在は4日間。午前のトリートメントは1時間半から2時間、午後は1時間ほど。特にシローダーラー、サルヴァンガダーラー、スチームバスは気持ちよかったです。

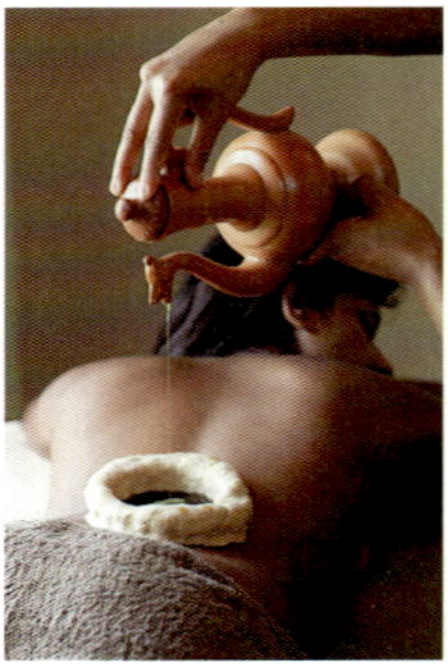

ドクターの診断によって療法が決まる。

——体験による心身の変化は？

もともと胃腸が弱いのですが、滞在3日目からおなかの調子がよくなり、百点満点のお通じが1日3回も。驚きました（笑）。食事で朝から豆や野菜をたっぷりとった影響もあるでしょう。ヘッドマッサージの効果か、いつも重かったまぶたが軽くなり、視界は広くなった感じ。滞在中は化粧水なしでもお肌がピカピカでした。

——他に印象的だったことは？

朝は鳥の鳴き声で目覚めて、木々のざわめきを聞きながらヨーガ。昼間敷地内を散歩して木陰のベンチで心地いい風にあたっていると、時間がたつのを忘れるほどでした。夜は棚田から見る星空にホタルが幻想的に舞っていて。テレビやパソコンのない自然のなかで、自分とゆっくり向き合えるすてきな時間をもらいました。

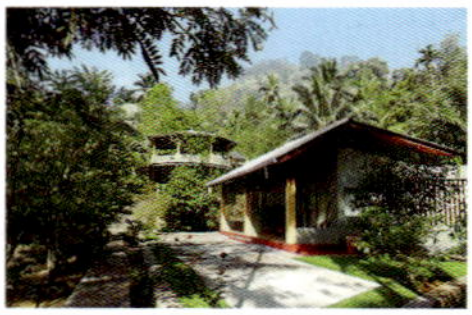

東京ドーム約１個分の広大な敷地に建つアーユルヴェーダリゾート。

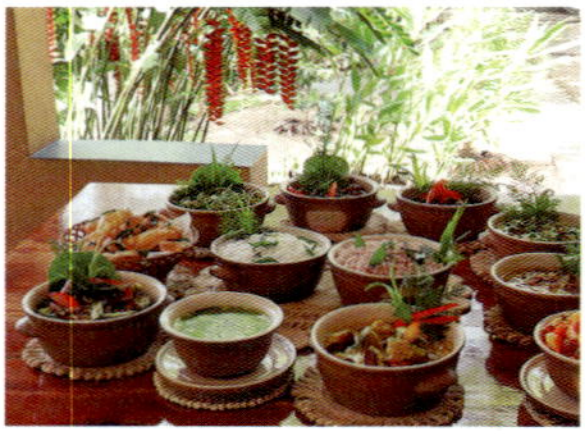

食事は野菜たっぷりのカレー料理が中心。

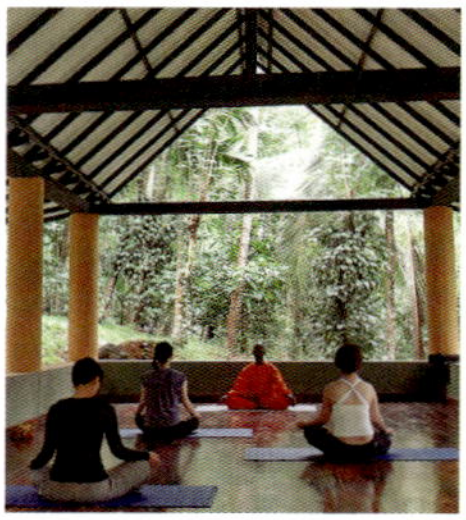

木立に囲まれたヨーガ道場で瞑想する。

※「アーユピヤサ」問い合わせ先は204ページ参照。

— *Chapter.2* —

実践！
アーユルヴェーダのヨーガ

内なるアーユルヴェーダの知恵を学ぶ方法がヨーガです。
呼吸法、瞑想法を行いながらポーズを行うことで、
自分の内側に心を向ける、自分自身に気づけば、
アーユルヴェーダへの理解が深まります。

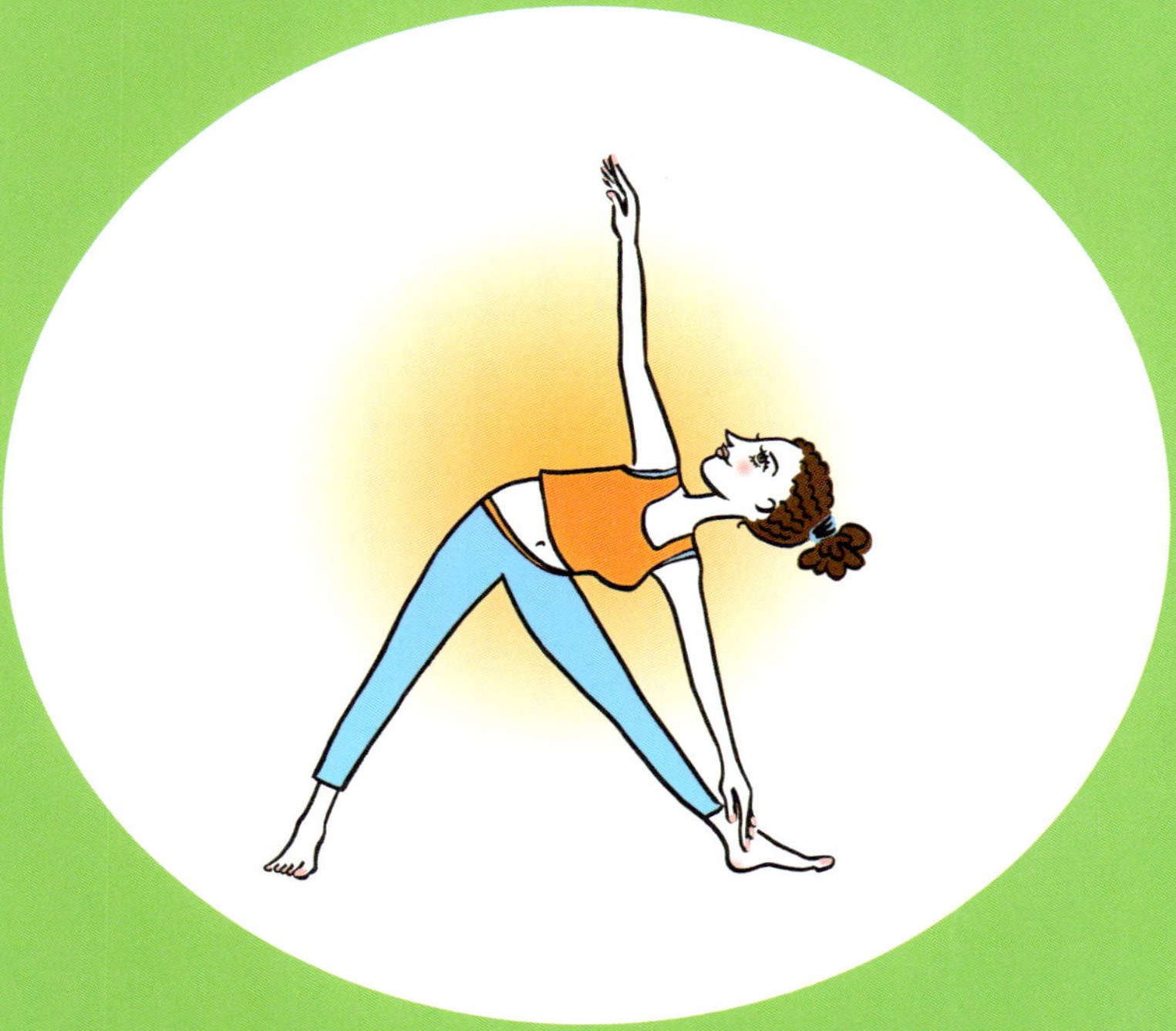

内なるアーユルヴェーダの知恵を学ぶ

自分自身に気づく3つのテクニック

ヨーガは、インドの六派哲学のひとつですが、アーユルヴェーダと同じく「ヴェーダ」から派生した哲学と体・心・意識のテクノロジーです。アーユルヴェーダの知恵は、実は賢者たちが、ヨーガの瞑想のなかで覚知したものだともいわれています。通常ヨーガというと体の柔らかい若い女性が行うダイエット法程度にしかみなされていませんが、体の硬い人でも行うことのできる、体と心と意識のホリスティックなテクノロジーなのです。

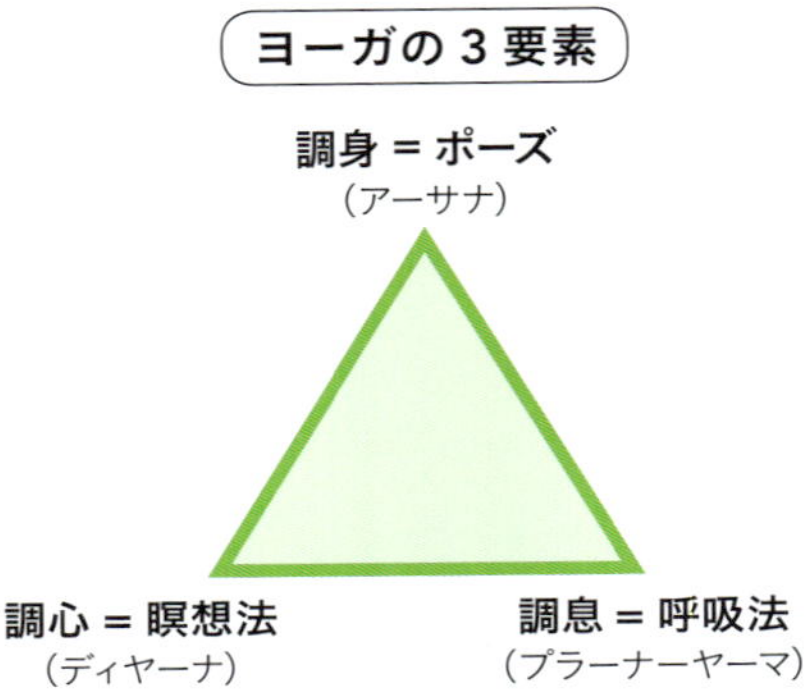
ヨーガの３要素
調身 = ポーズ
（アーサナ）
調心 = 瞑想法
（ディヤーナ）
調息 = 呼吸法
（プラーナーヤーマ）

ヨーガは、調身（ポーズ）、調息（呼吸法）、調心（瞑想法）の３つからなっています。さまざまな形態のヨーガがありますが、それらの共通点は、自身に気づくこと、内なるアーユルヴェーダの知恵、宇宙の叡智に気づくことなのです。ヨーガは、壮大な哲学・生理・心理・霊的体系です。そのため、実践する人々の意識までも変革する力があります。またヨーガの実践により、心臓病や糖尿病などの生活習慣病の予防や、老化防止など、健康への効果があることも、現代の科学的研究によって明らかになっています。中国の気功も、実はヨーガそのものと考えられます。

ヨーガを始める前の体チェック

ヨーガを始める前に、6つの動作による体チェックを行ってください。いちばん楽にできた動作によって、現在のあなたの体の状態と、時には体質までも診断できます。チェックで知った自分の体の状態や癖を意識して、ヨーガのポーズをとってみるとよいでしょう。

1 前に曲げる

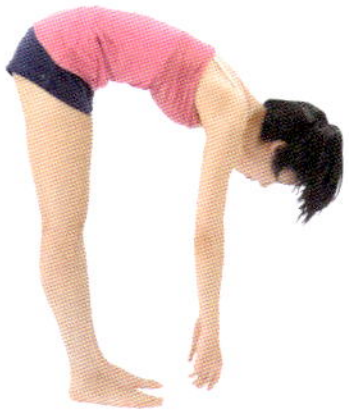

2 後ろに反る

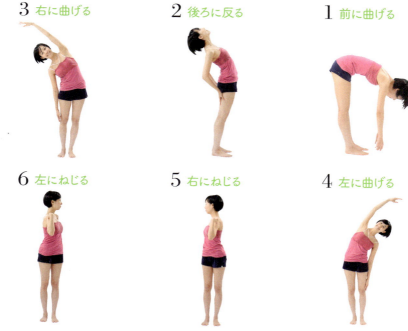

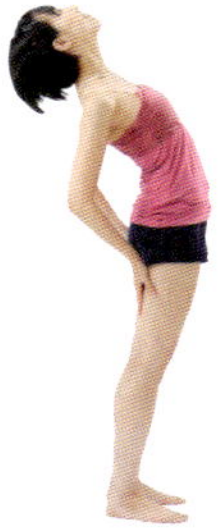

3 右に曲げる

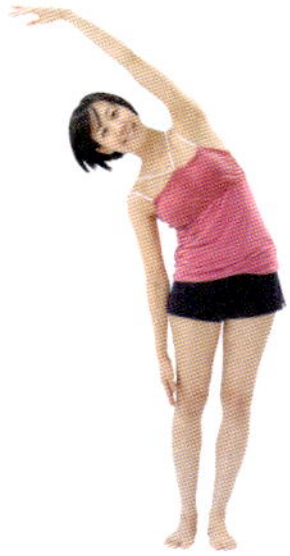

4 左に曲げる

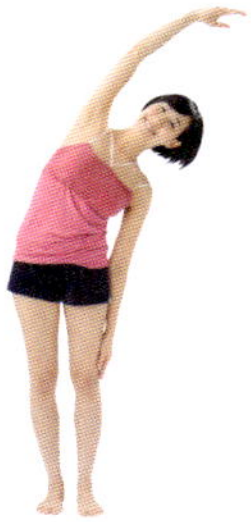

5 右にねじる

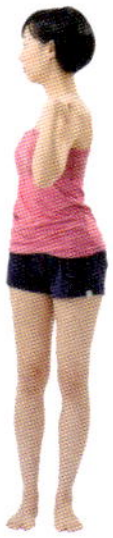

6 左にねじる

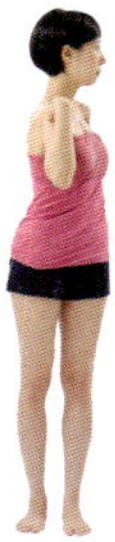

いちばん楽にできた動作であなたの今の体の状態がわかります。

1の人＝前傾型

つま先重心。ヴァータが過剰状態。頭を使いすぎ。体も緊張しやすいので、心身をリラックスさせて。

2の人＝後傾型

かかと重心。加齢のヴァータ状態。脳が疲れやすいので、狭心症、高血圧、循環器系疾患に注意を。

3の人＝右肩下がり型

右足重心。カパが不足状態。内向的になりやすいので注意を。理屈よりも感情が優先し、機械的な作業が得意なタイプ。

4の人＝左肩下がり型

左足重心。カパが過剰状態。食べすぎに注意。糖尿病、心臓肥大、花粉症やぜんそくなどアレルギー性疾患に注意を。

5の人＝右ねじれ型

左足かかと、左足親指側に重心。上体が右にねじれ左の肩が前に出やすい。ピッタが過剰状態。闘争的で何事にも積極的。生理痛、胃拡張、高熱に注意を。

6の人＝左ねじれ型

左足かかと、右足親指側に重心。上体が左にねじれ右の肩が前に出やすい。ピッタが不足状態。周囲との調和を願い、決断力に乏しくなることも。

調身＝ポーズ（アーサナ）

できるだけゆっくり、緊張と弛緩を大切に行う

ポーズを行うアーサナだけがヨーガだと勘違いされるきらいがあります。確かにアーサナがいちばん派手に見えますし、明確な効果を感じやすいものです。そのため体が柔らかくないとヨーガができない？と誤解されることも多いのです。しかし、アーサナだけではなく、その後の呼吸法や瞑想法がむしろヨーガにとっては重要です。アーサナは、その後のプロセスにおいて、内なる自己に気づくのを促す作用をもっているのです。呼吸法や瞑想法を行うときに、内側に集中しやすくするために、事前に柔軟性を高めておく段階と考えてもいいでしょう。

一方、アーサナと呼吸法や瞑想法は、３つ同時に行われるべきだとする考え方もあります。アーサナをゆっくりと行う間に、呼吸法も瞑想法も同時に行っているのです。実は気功でも同じことがいわれます。

インド哲学者の佐保田鶴治氏は、ヨーガ実践のコツとして次の４つをあげています。①動作はできるだけゆっくりする ②動作中は体と呼吸に絶えず注意を向ける ③動作による緊張の次にはリラックスする。緊張よりむしろ弛緩を大切に ④腹八分で節食を心がけながらヨーガを行う

column

**最新ヨーガ情報！
アイソメトリックヨーガ**

快適な方向に向かわせるときに、適度な抵抗を与えるアイソメトリック運動は、体のゆがみを取り除き、筋肉量を維持増進する効果的な手法として普及しています。木村恵心氏らは、ヒマラヤの高地で修行をしているヨーガ行者が、長く座る修行が中心なのに筋骨たくましいのは、修行中にこのアイソメトリック運動をしているからと考えました。氏らは、その運動をヨーガに取り入れアイソメトリックヨーガを提唱、実践しています。問い合わせ／日本ヨーガ・ニケタン☎0859-22-3503

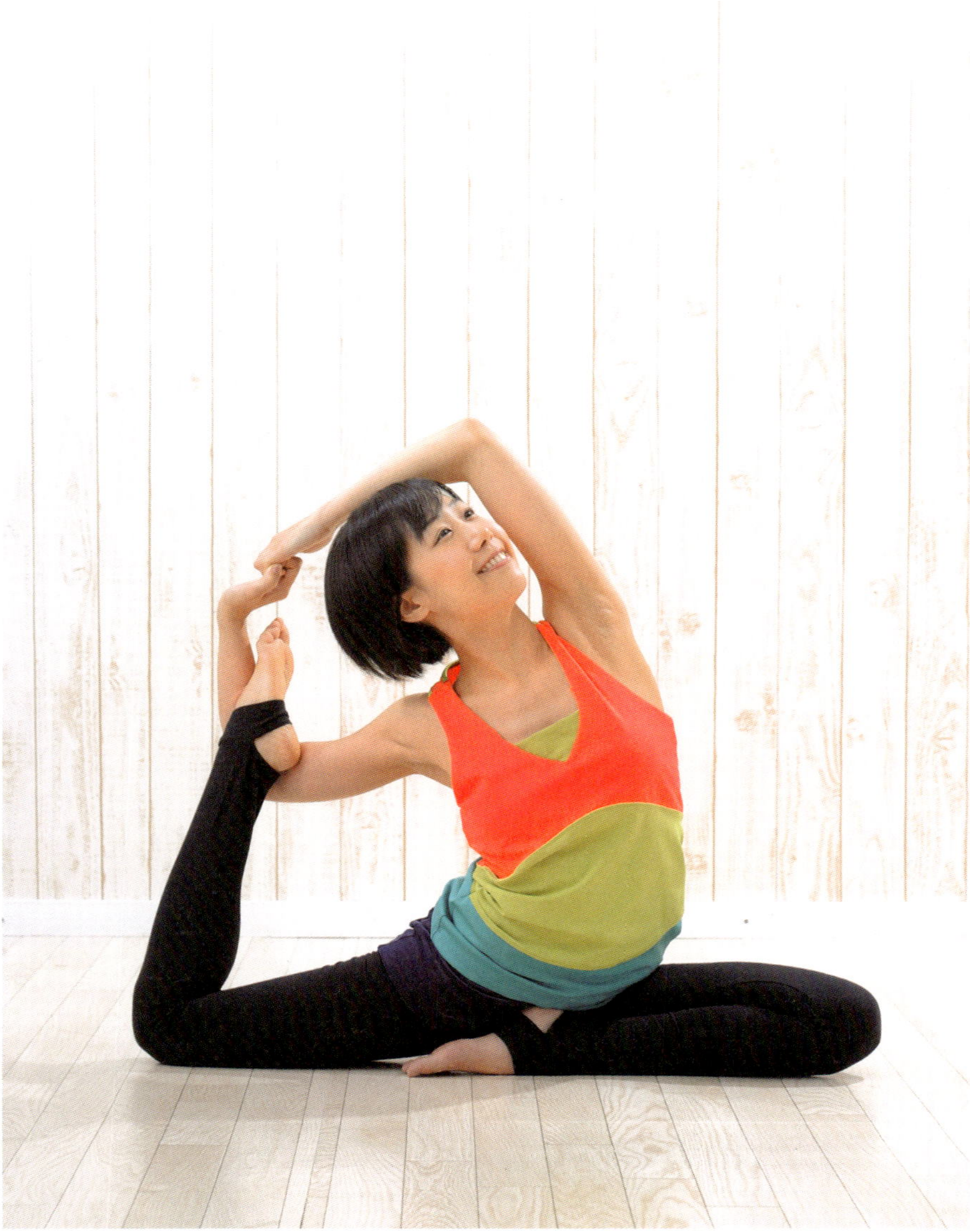

ポーズは、いつもがんばっている体が喜ぶように行いましょう。

調息＝呼吸法（プラーナーヤーマ）

ヨーガ上級者ほど呼吸で脳が活性化

調息つまり呼吸法は、一般的には、酸素をたくさん取り込んで、二酸化炭素をたくさん吐き出すことだと考えられています。しかし、熟練者と初心者を比較した結果では、熟練者の呼吸ほどゆっくりで、まるで呼吸を忘れているような段階があることを発見しました。

また、座位での呼吸法によって胸腔内圧や腹腔内圧を変動させると、脳内静脈洞の血流は、内頸《ないけい》動脈ではなく椎骨《ついこつ》静脈叢《じょうみゃくそう》の中に多く流れ込むことがわかっています。つまり、呼吸法を行うことは、呼吸筋を鍛える体操になるとともに、脳内の静脈流から背骨の椎骨静脈叢への流れを促すことになるのです。実際、呼吸法中の脳血流を調べると、熟練者では増加していました。一方、初心者ではほとんど変化がないか、むしろ減少しているということがわかりました。

呼吸法は、できるだけゆっくりと行って、あたかも息が止まる状態（ケーバラクンバカ）を体験することで、肉体と心のかけ橋である息が止まるため、「心を止滅させる」という状態を実現するものなのです。その呼吸をすることを忘れた時間が、本当にヨーガを実践していることになるのです。つまり脳内血流が増加し、心が止滅しているのに、脳内の活動はむしろ活発になっていると推定できるのです。

ヨーガでは、体質や体調に応じて4種類の呼吸法をすすめています（52ページ参照）。

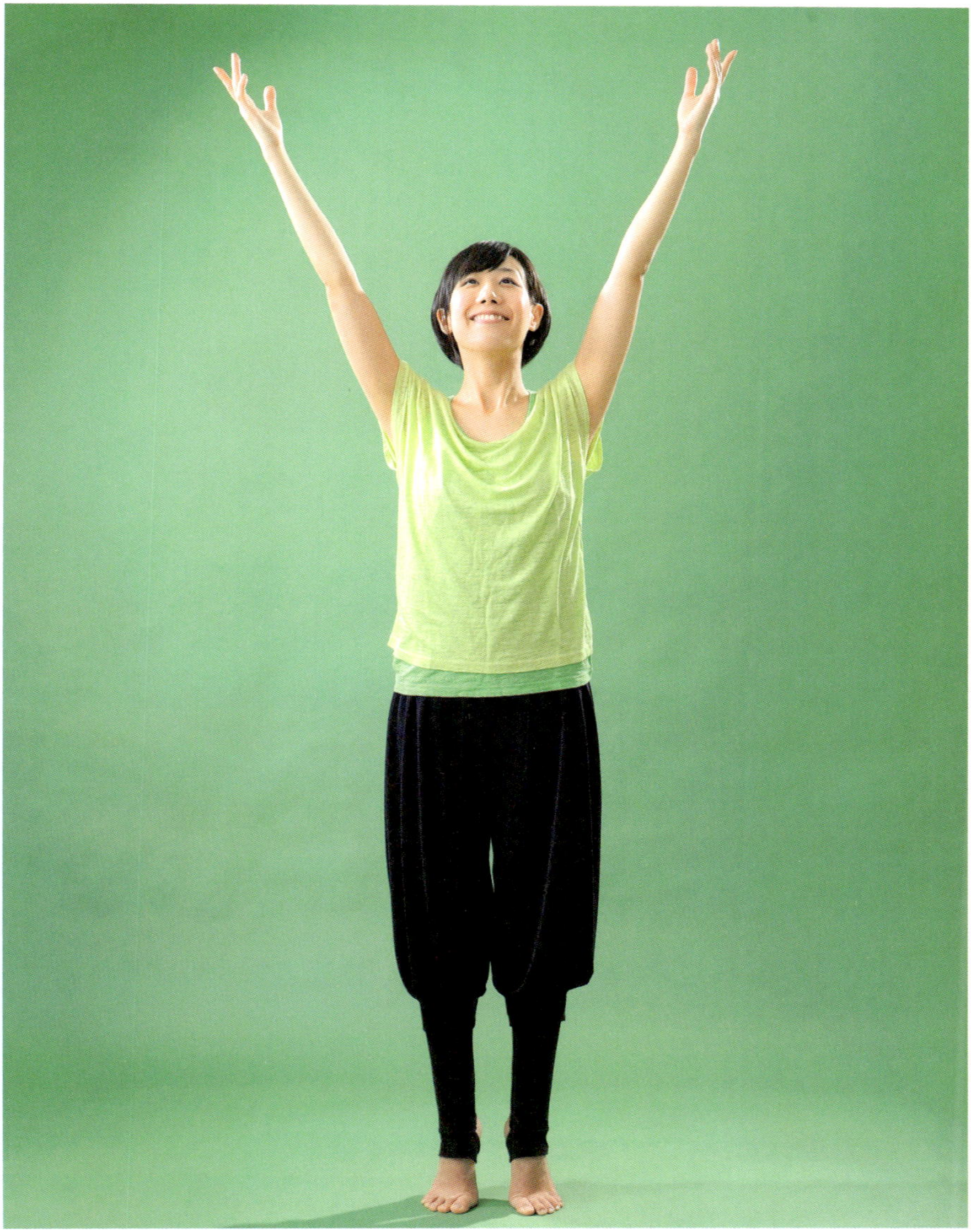

呼吸法は、大いなる自己への気づきを促します。

全タイプによいスペシャル呼吸法

呼吸法／ナーディーショーダナ（片鼻呼吸）

左右の鼻腔で交互に行う心身のバランス呼吸

脳の血液循環を促し、心身のバランスを図ります。右の鼻腔は太陽、陽、元気、パワー、左脳に関係し、左の鼻腔は月、陰、静けさ、安定、右脳に関係します。ピッタが過剰なときは「左の鼻腔から吸い右から吐く」と心身をクーリングし、ヴァータとカパが過剰なら、「右から吸い左から吐く」とパワーと治癒力が高まるとされます。

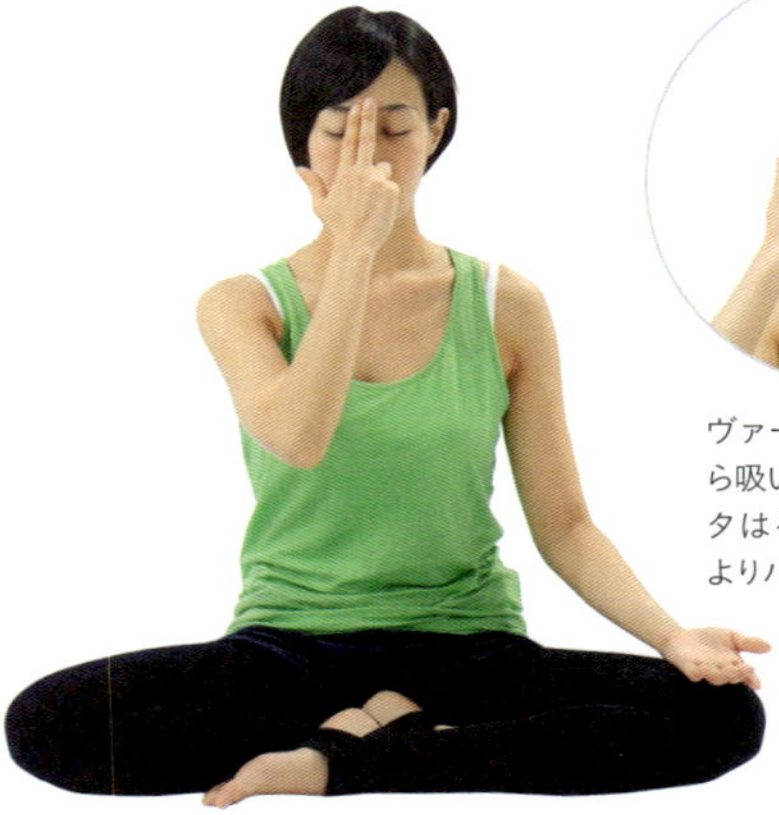

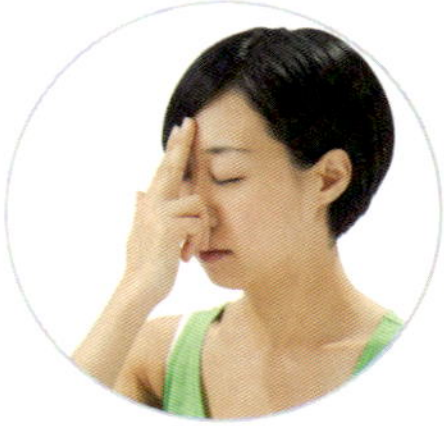

ヴァータとカパは右から吸い左から吐き、ピッタはその逆にすると、よりバランスが図れる。

ヴァータを鎮める呼吸法

呼吸法／ブラーマリー呼吸

雑念を微振動で振り落とす頭すっきり呼吸

蜂音の呼吸法といわれるものですが、名前からは想像できないほど頭のなかにある思いや考えが振り落とされ穏やかになる呼吸法です。吐く息とともに鼻から頭に抜けるように「んー」という音を響かせていきます。息を無理に長くしようとはせずに、「んー」という音を頭の中に心地よく響き渡らせていきましょう。

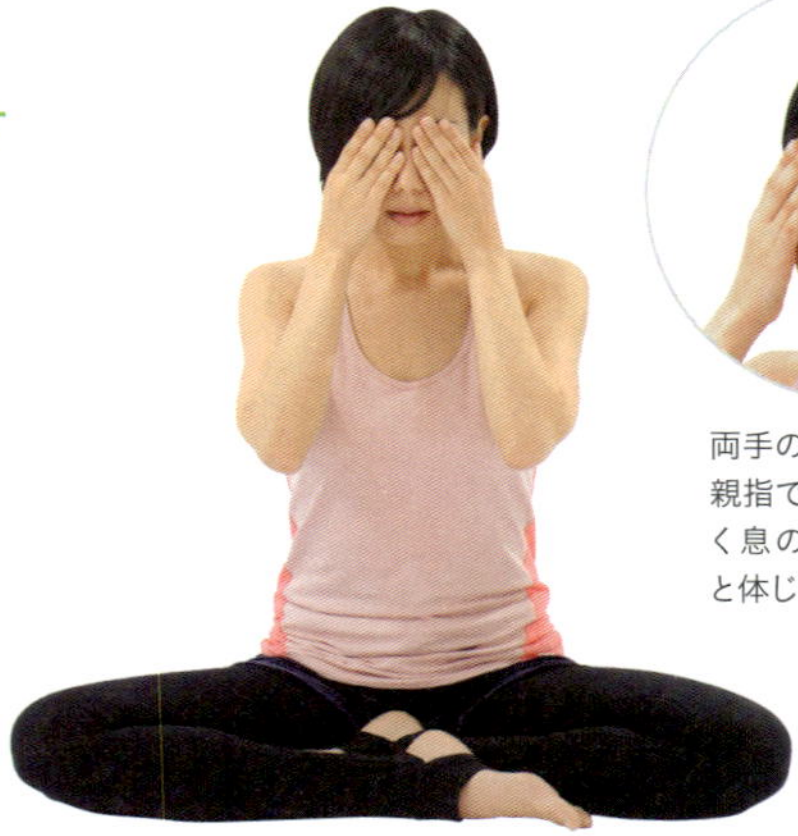

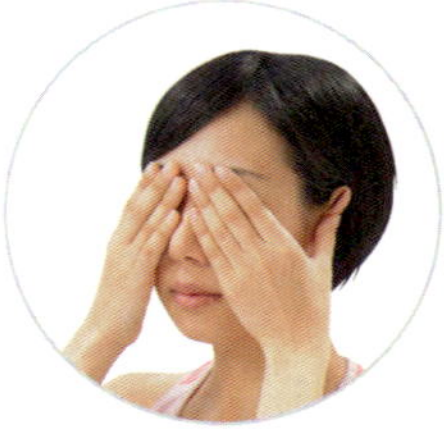

両手のひらで目を覆い親指で耳をふさぎ、吐く息のたびに「んー」と体じゅうに響かせる。

ピッタを鎮める呼吸法

呼吸法／シータリー呼吸

体と心の熱を冷まし、落ち着かせる呼吸法

食欲コントロール、喉の渇き、暑気払い、眠気を覚ます呼吸法。熱を冷ます効果があるので、まさに過剰なピッタのバランスに最適。舌を丸め、そこから冷気を吸い込むようにします。舌が丸まらないときは歯と歯の隙間から「シー」という音を立てながら冷気を吸い込んだ後、自然に息を止めてみましょう。

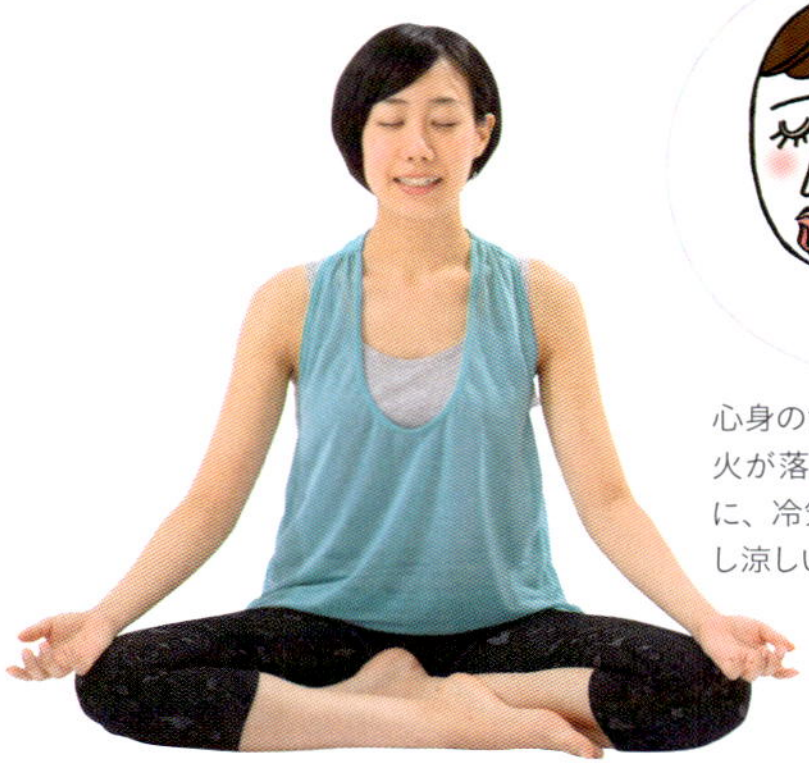

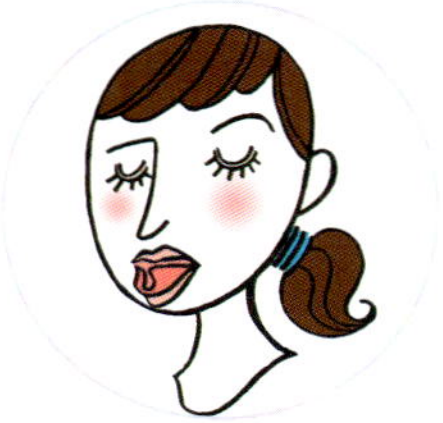

心身の気を静めて過剰な火が落ち着いていくように、冷気が体や心に浸透し涼しい感じをイメージ。

カパを鎮める呼吸法

呼吸法／カパラバーティ（簡易版）

リズミカルで速いテンポの代謝を上げる呼吸

気分が重いとき、気乗りしないとき、冷えている心身を温め元気にする呼吸法。背筋を伸ばして座り、息を鼻からふんふんと急速にリズミカルに吐き、吐くたびにおなかが背中につくようにへこめ、息は吸おうと思わず自然に吐いた後、入ってくる程度にまかせて、吐く息の音だけに集中しましょう。

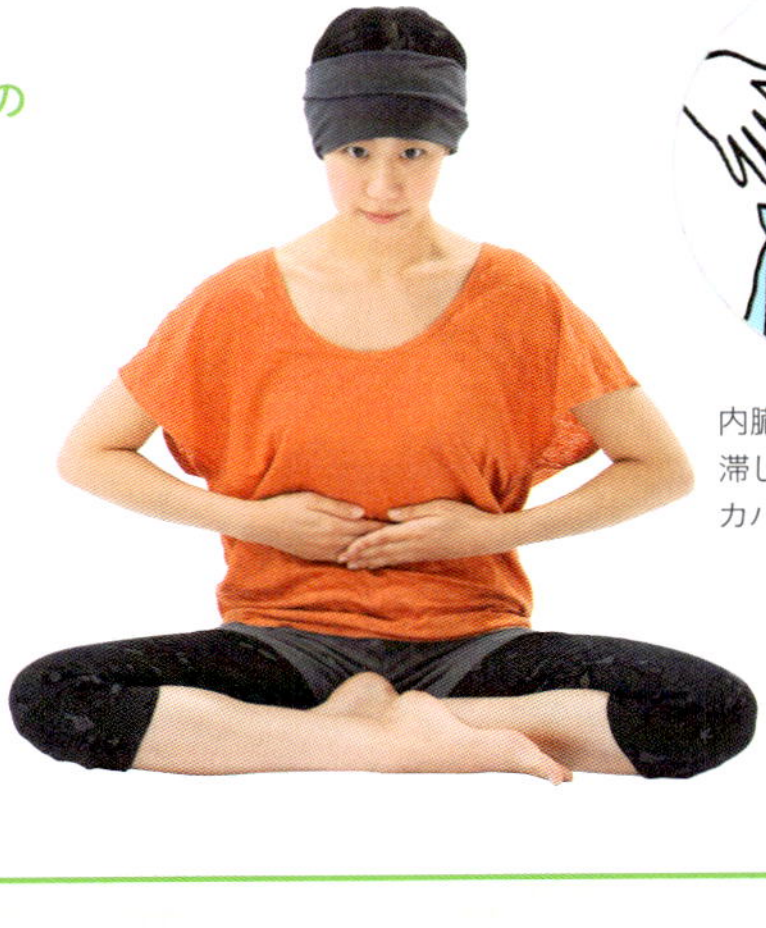

内臓が強化され、重く停滞した気が減り、過剰なカパを鎮めてくれる。

調心＝瞑想法（ディヤーナ）

時間も空間もなくなる無念夢想の静寂を体験

瞑想とは、純粋な静寂を体験する方法です。その静寂のなかで内なるアーユルヴェーダの知恵の声を聴く方法ともいえるでしょう。意識が意識をただ眺めるだけの境地です。何かに集中するというより、外も内も静寂にすること、雑念も消すことです。ただ、雑念を消そうとしてもむしろそれが雑念になって消えません。雑念を消すには雑念をもってするのです。その雑念として用いることができるのがマントラと呼ばれるキーワードです。一般的には、息を吸うときには「ソー」、吐くときには、「ハム」という言葉を心のなかで繰り返します。あるいは、「ハリオーム」などの言葉を心のなかでゆっくりと繰り返すことで、これらキーワードとキーワードの間のギャップ（思いと思いの隙間＝無念無想の状態）において、無念無想の静寂を体験できるといわれています。

そのギャップでは、timeless と spaceless の体験と、至福を感じることができます。時間がわからなくなり、自身の体がどこにあるのかわからない状態になることもあります。しかし、心は静寂のなかで、「もう何もこれ以上いらない！」という至福感に満たされるのです。

このような瞑想体験の途中では、体の代謝は非常に低下し、酸素摂取量は低下して二酸化炭素排泄量が低下することで、活性酸素の発生も極小になり、免疫機能も最大に高まります。このような至福の体験を、瞑想後も24時間維持できるのが解脱状態だとする考え方もあります。

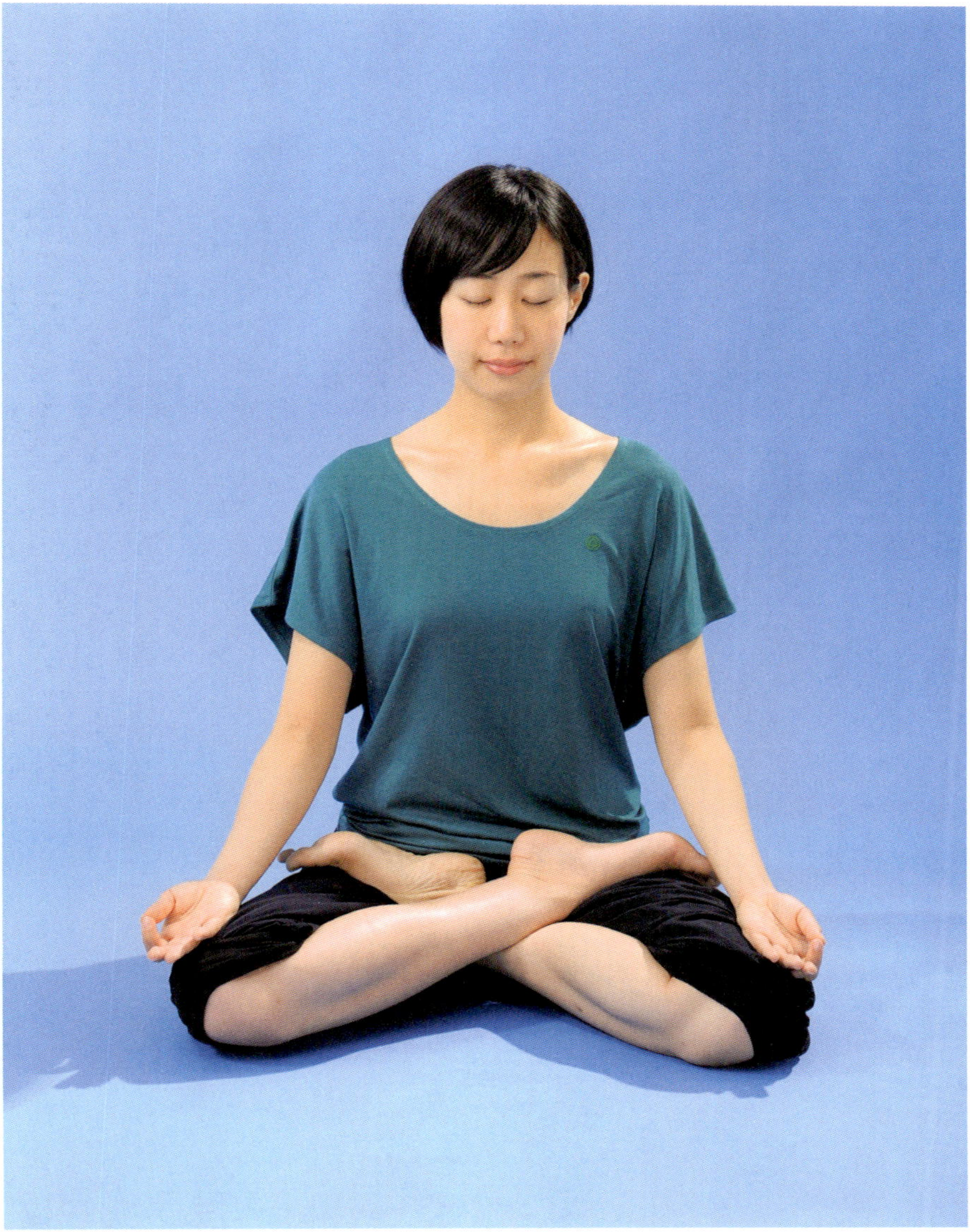

心のおしゃべりがやむと、そこには深い静寂の場が現れます。

一日の基本ヨーガ

昔から人々は昇る太陽に感謝し、健康や幸運を祈願しました。また夜は月の輝きのなか一日を振り返りリラックスしてきました。ヨーガは人も自然の一部と説いています。体や心のリズムを一日のリズムに合わせ、バランスを図っていきましょう。

朝ヨーガ

**昇る太陽とともに体や心に
エネルギーとパワーを呼び覚ます。**

ヨーガでは外にあるものはすべて私たちのなかにあるといっています。朝の太陽は私たちの体の腹部に輝いています。体を芯から温めて一日の活動をイキイキとさせていきましょう。さらに朝の過剰なカパを減らし、軽やかで爽快ななかに安定感を感じる朝をスタートしましょう。

Start

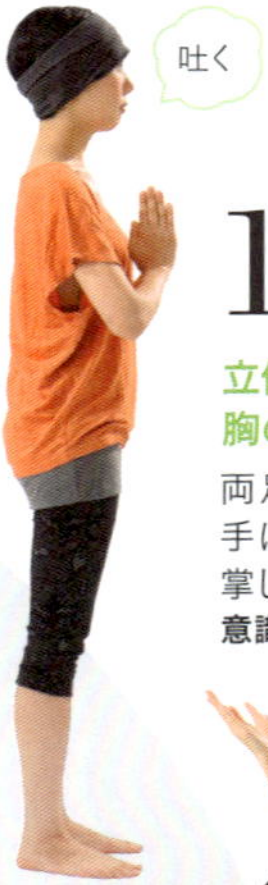

1

**立位で
胸の前で合掌**

両足をそろえ両手は胸の前で合掌し息を吐く。
意識＊胸

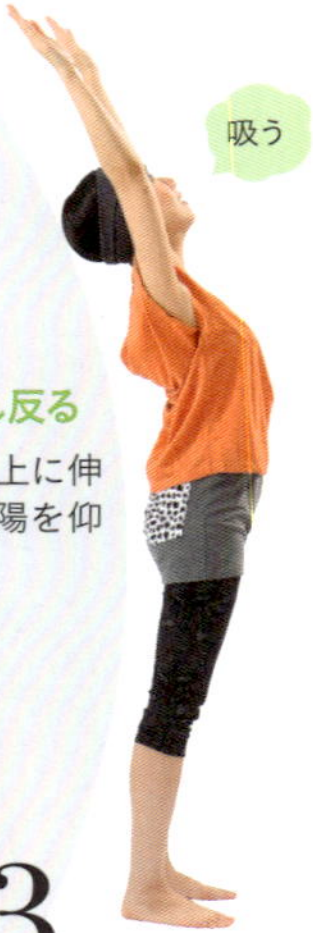

2

手を上方に伸ばし反る

息を吸い両手を頭上に伸ばし体を反らせ太陽を仰ぐ。**意識＊喉**

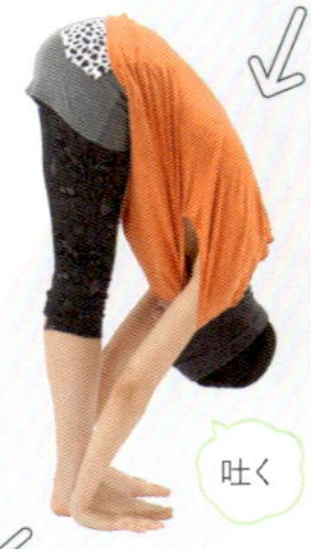

3

前屈

息を吐きながらお辞儀をするように前屈。
意識＊尾骨

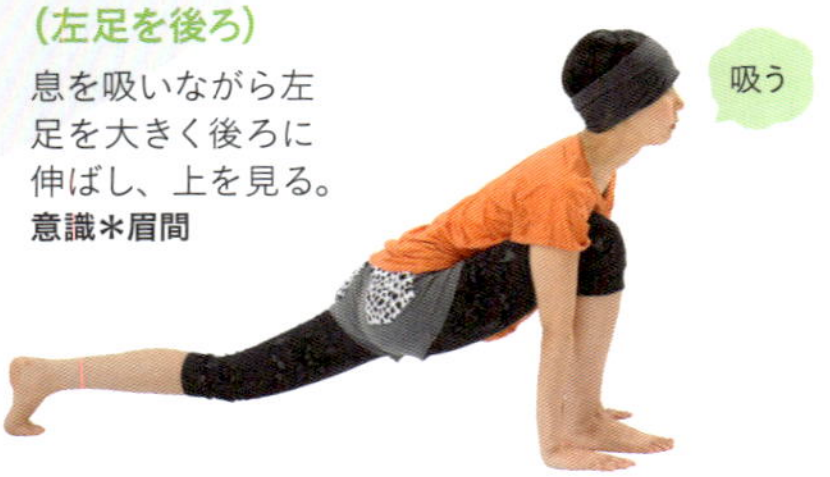

4

**牡牛のポーズ
（左足を後ろ）**

息を吸いながら左足を大きく後ろに伸ばし、上を見る。
意識＊眉間

12

**手を胸の前で
合掌**

息を吐き胸の前で合掌し体と心を感じとる。
意識＊胸

Finish

Morning Recipe

朝の体と心の過剰なカパは重い、だるい、やる気がない、いつまでも眠っていたい、鼻水が出る、頭が重いなどを引き起こします。それはカパが過剰のしるし。そんなときは太陽礼拝を少しリズミカルに、8回以上繰り返してみましょう。また朝ヨーガの前のガルシャナ（絹手袋の乾布摩擦）もおすすめです。

朝ヨーガ1

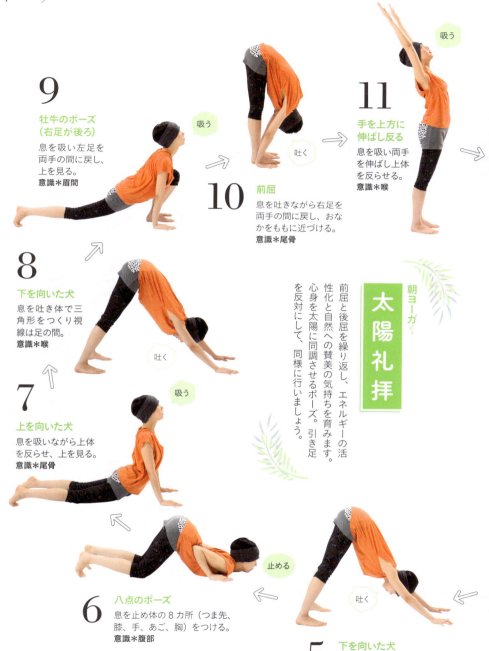

太陽礼拝

前屈と後屈を繰り返し、エネルギーの活性化と自然への賛美の気持ちを育みます。心身を太陽に同調させるポーズ。引き足を反対にして、同様に行いましょう。

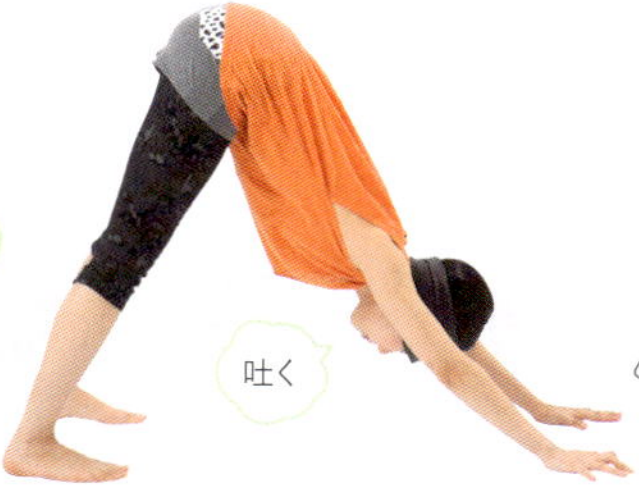

5

下を向いた犬

息を吐き右足を左足にそろえ、体で三角形をつくる。
意識＊喉

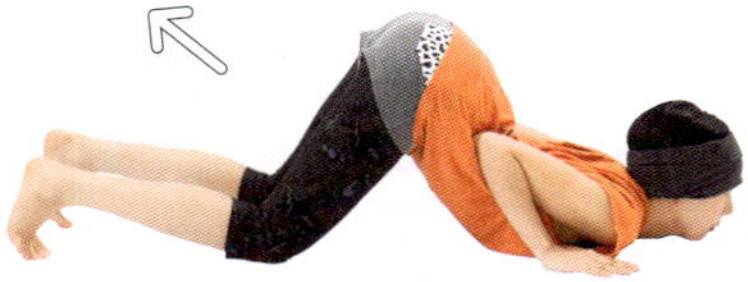

6

八点のポーズ

息を止め体の８カ所（つま先、膝、手、あご、胸）をつける。
意識＊腹部

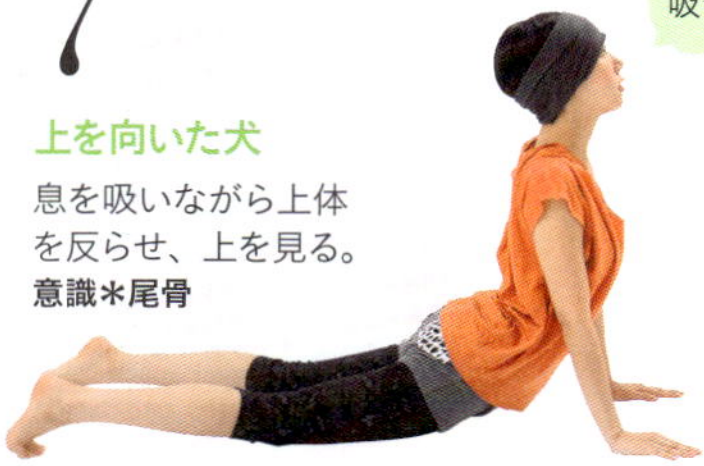

7

上を向いた犬

息を吸いながら上体を反らせ、上を見る。
意識＊尾骨

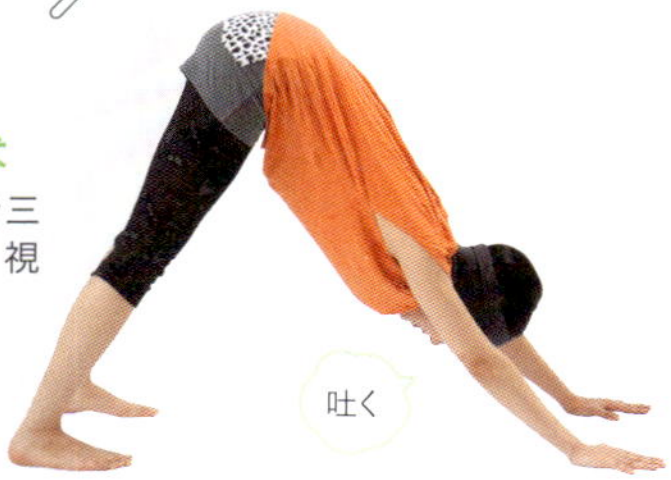

8

下を向いた犬

息を吐き体で三角形をつくり視線は足の間。
意識＊喉

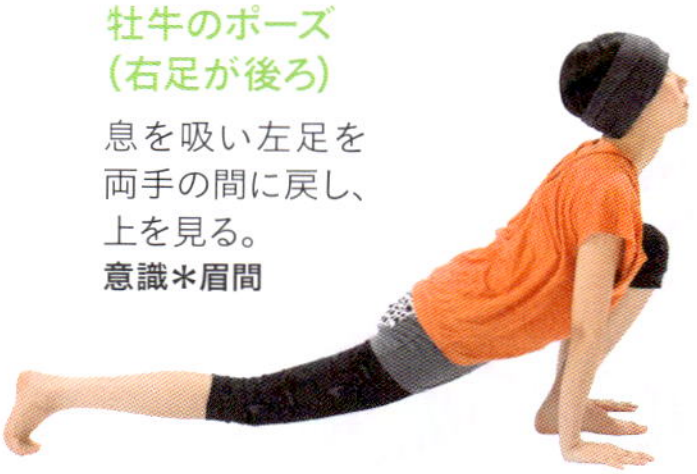

9

牡牛のポーズ（右足が後ろ）

息を吸い左足を両手の間に戻し、上を見る。
意識＊眉間

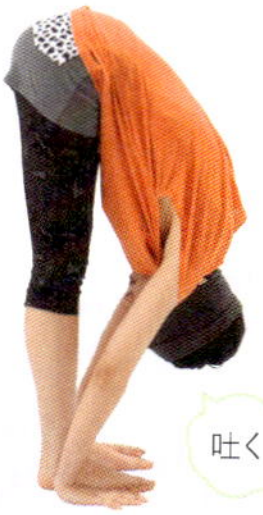

10

前屈

息を吐きながら右足を両手の間に戻し、おなかをももに近づける。
意識＊尾骨

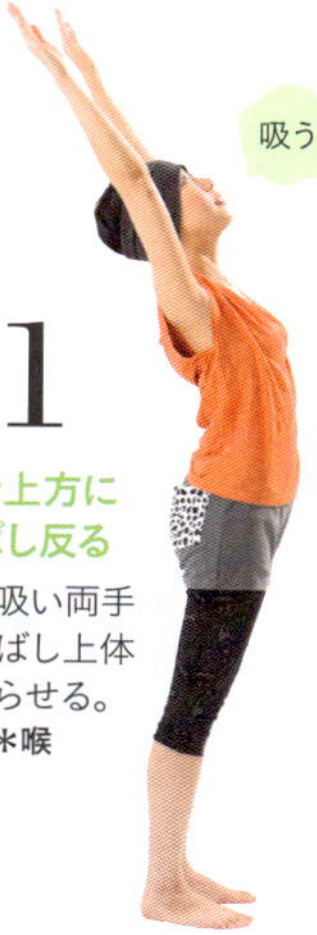

11

手を上方に伸ばし反る

息を吸い両手を伸ばし上体を反らせる。
意識＊喉

朝ヨーガ2

両足抱え

朝のおなかの調子を整え腸のぜん動運動を助け、寝ている間の腰の疲労を取り去り、便秘の解消の効果があります。

1 あおむけになり息を吐きながら、両足を抱えおなかに刺激が入るようにおなかに近づけ5呼吸、自然呼吸を保つ。

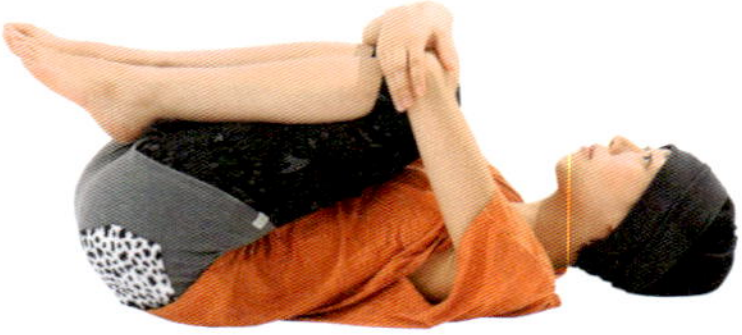

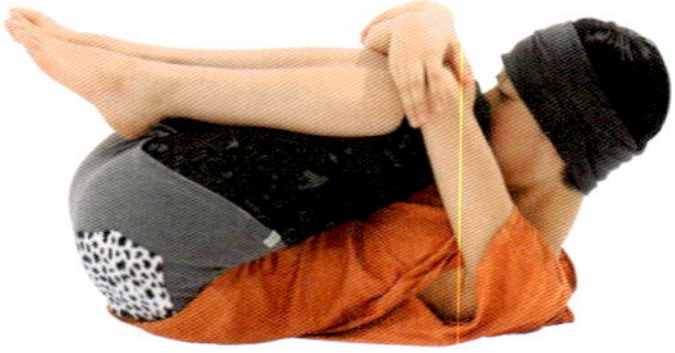

2 息を吐きながら、首に力を入れず、伸ばすように額を膝に近づける。呼吸した後、息を吐きながら頭を床に下ろし、足も遠くに解放させてリラックス。

朝ヨーガ3

ねじりのポーズ

硬さと向き合い、腰、肩からねじり、体の緊張を解放させ伸びやかに広がっていく感覚を楽しみましょう。

1 曲げた右足を左手で左側にねじるようにし、右手を肩の高さに広げて腰やウエストの部分の刺激を味わう。右肩から指先まで伸びるように。

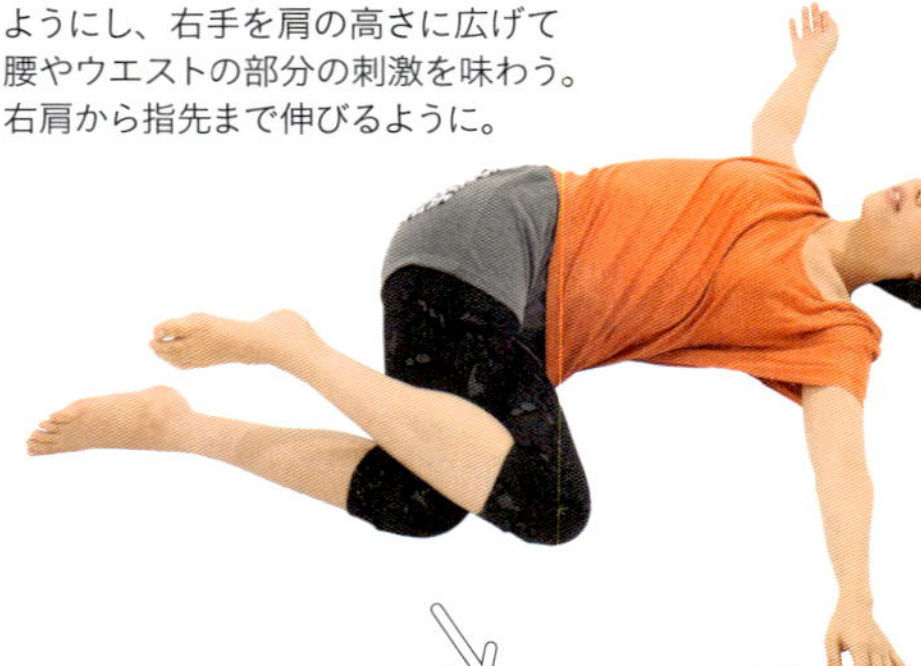

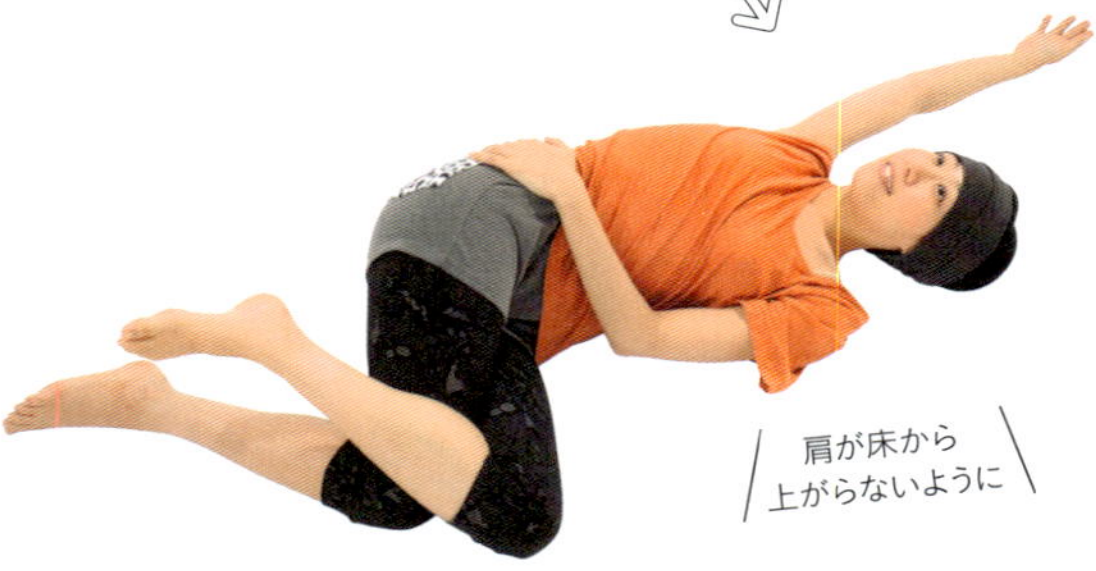

2 **1**のまま右手を斜め上方に伸ばし、より胸が開き右の肩甲骨が床に下りるように。刺激のある部位から緊張が抜けるようイメージ。反対側も同様に行う。

朝ヨーガ4

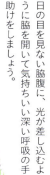

脇伸ばし

日の目を見ない脇腹に、光が差し込むように脇を開いて気持ちいい深い呼吸の手助けをしましょう。

1　あおむけになり両足をそろえる。左足を45度開き、手を頭の後ろで組んだ上体を広げた左足に近づける。

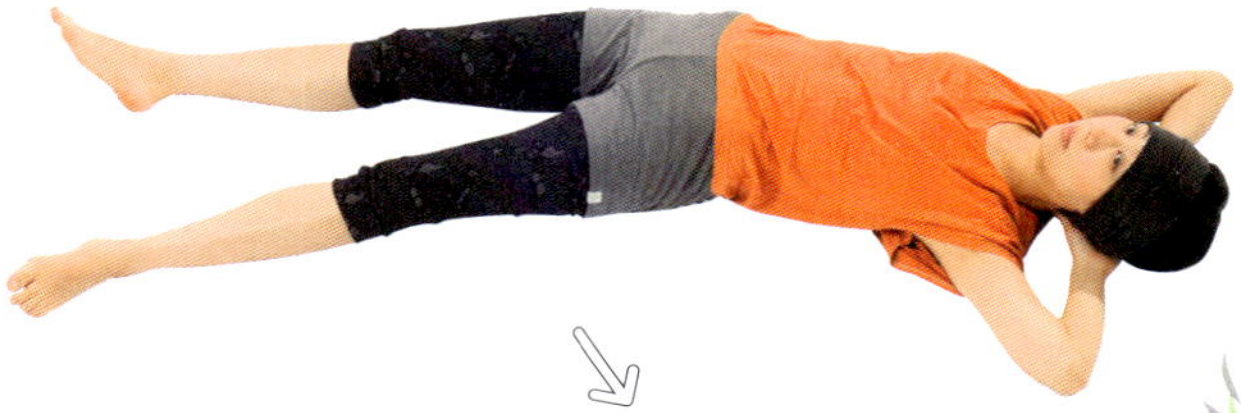

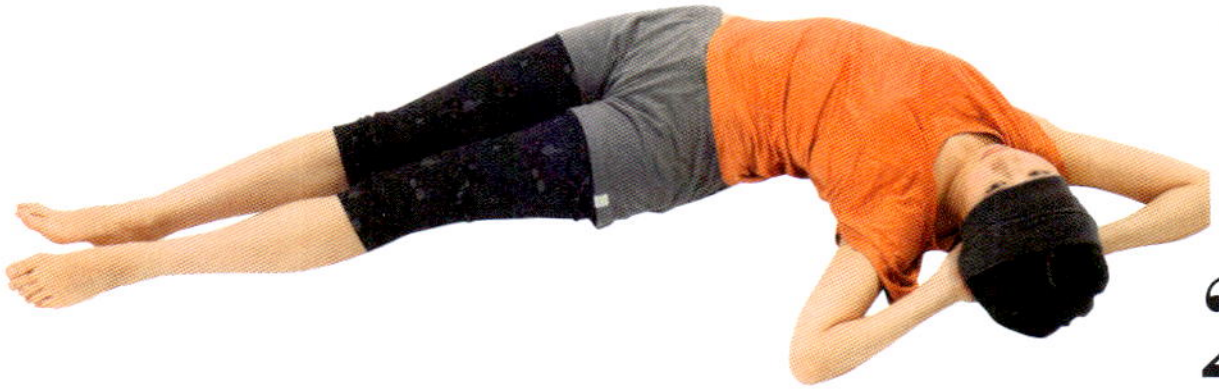

2　さらに右足を開いた左足にそろえるようにし、右脇を十分に伸ばす。体で勾玉をつくり3呼吸保ってみよう。反対側も同様に行う。

朝ヨーガ5

猫の背伸びのポーズ

背骨を伸ばし血流がよくなり、猫背や肩こりの緩和や胃腸の働きを高める効果が。気持ちが前向きになるポーズ。

1　2足歩行のマイナス面は内臓下垂と腰痛。四つんばいの猫のポーズで、腰や内臓の位置を定位置に戻していく。つま先を立て腰幅に開く。

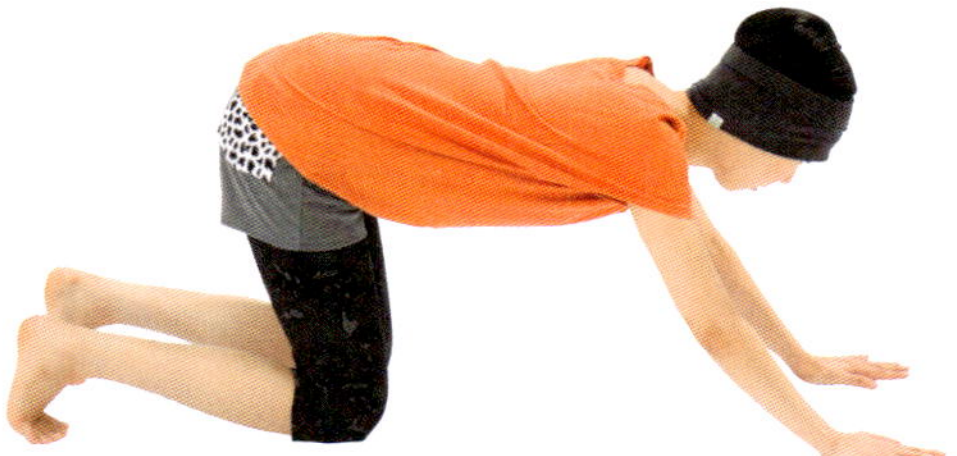

2　息を吐きながら腕を交互に前に伸ばし、背中を反らせあごを床につけて3呼吸。腰は垂直に立てたままで、胸を床に近づける。

上半身を重力に任せるように

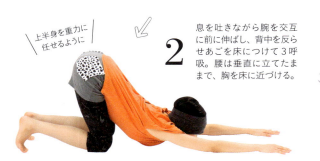

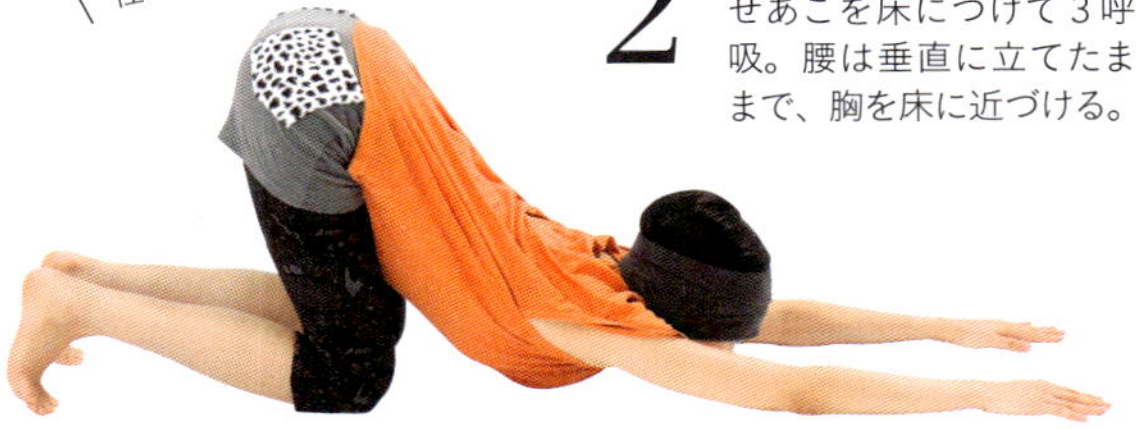

昼ヨーガ

着替えもマットもいらない 椅子ヨーガでリフレッシュ。

お昼はピッタの時間。仕事の能率が落ちているときや頭が疲れ、精神的にいらいらするようなとき、簡単でしかも効果的に疲労を取り去る工夫は大切です。またお昼はアーユルヴェーダではメインの食事をすすめているので、ヨーガによって、食前のアグニを高めましょう。

昼ヨーガ1

椅子の犬のポーズ

肩こりの緩和、全身の疲労に効果的な犬のポーズを椅子でやってみましょう。体の芯からリラックスします。

1

椅子に手が届く範囲で離れ、座面に向かい足は腰幅程度、手は肩幅に開く。息を吐きながら腕、背中、腰を十分に伸ばしていく。

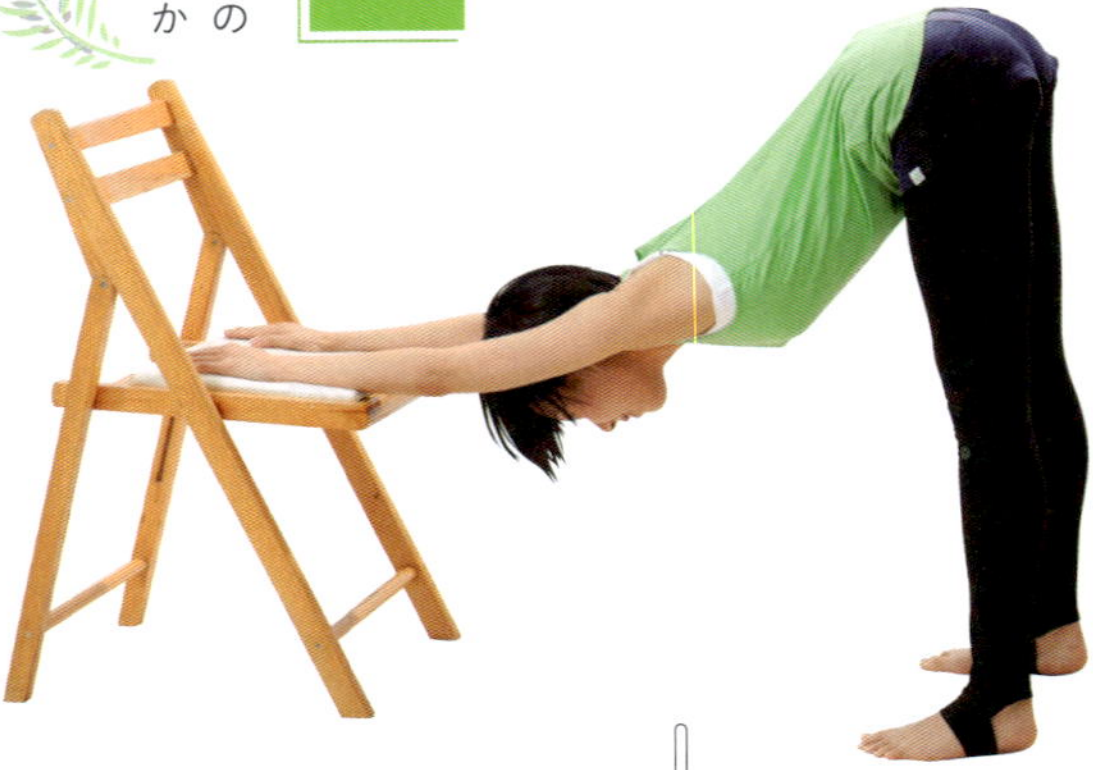

2

息を吸いながら上体を椅子に近づけ、体の前面を伸ばし反らす。喉を伸ばし胸、おなか、太ももの前を気持ちよく伸ばす。

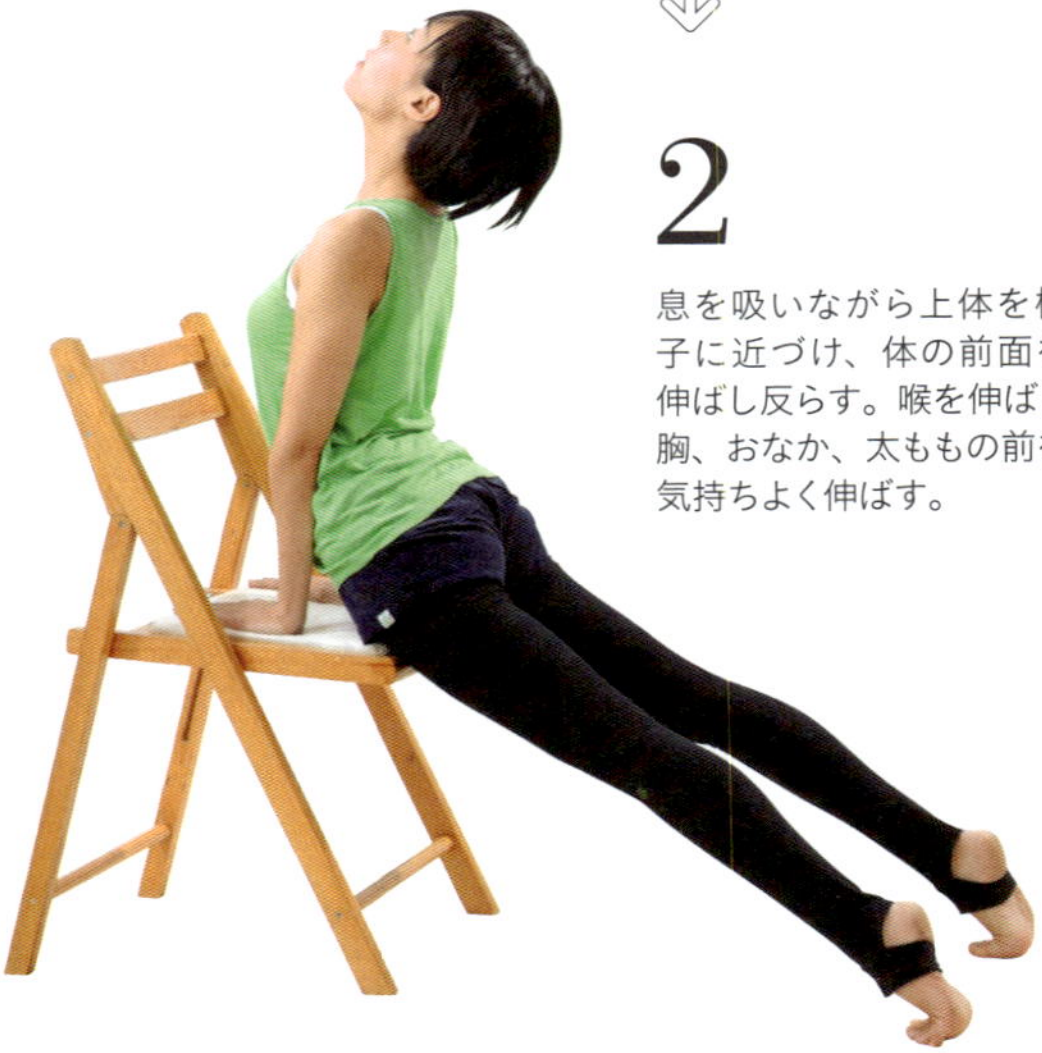

Afternoon Recipe

長時間座りっぱなしで同じ姿勢のときこそ体の声に耳を傾け、伸びたり、曲げたり反ったり、その場で簡単に体が喜ぶことをプレゼント。爽快な午後のために今の疲れを取り去りましょう。また目はいつもとても疲れています。顔は動かさないで目を時計回り、反時計回りに回してみましょう。

昼ヨーガ2

椅子のラクダのポーズ

胸を引き上げた上体をラクダのこぶのようにし、胸や肩を開き背中や腰を刺激し内臓の働きを活発にする効果。

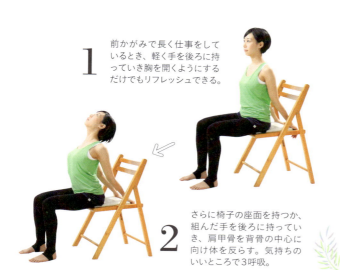

1

前かがみで長く仕事をしているとき、軽く手を後ろに持っていき胸を開くようにするだけでもリフレッシュできる。

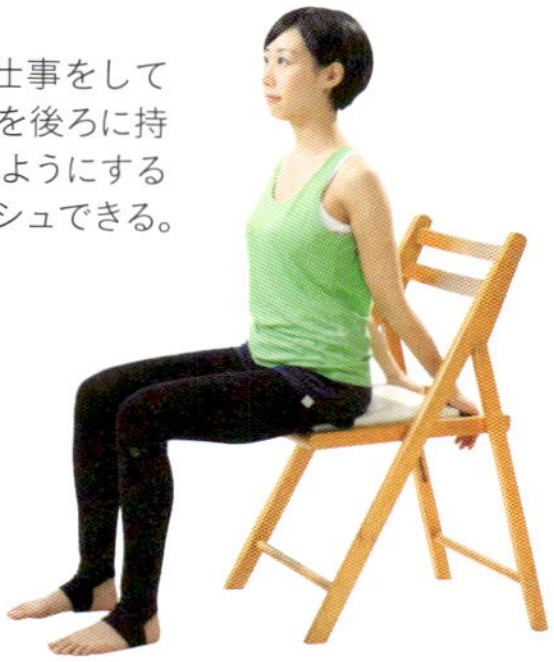

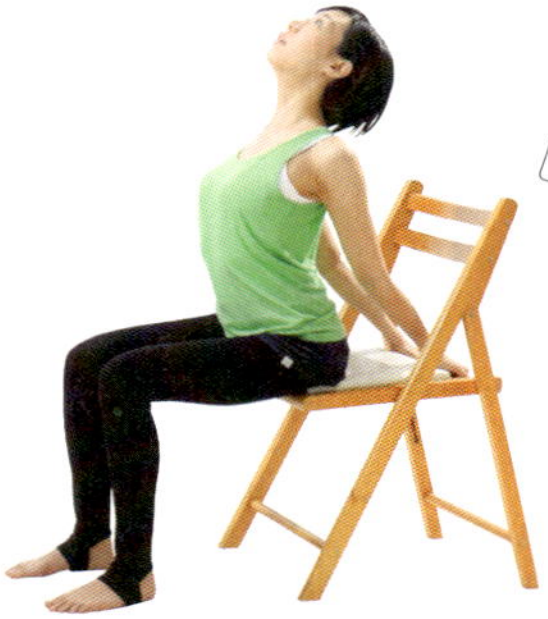

2

さらに椅子の座面を持つか、組んだ手を後ろに持っていき、肩甲骨を背骨の中心に向け体を反らす。気持ちのいいところで3呼吸。

昼ヨーガ3

首回しのポーズ

柔軟に首を動かすことで老廃物を流し、頭もすっきり。さらにひとつのことにとらわれないものの見方につながります。

1

首をゆるめるようにして頭の重みで自然に下に垂れるように。頸椎が気持ちよく伸びたら、時計回りに回す。

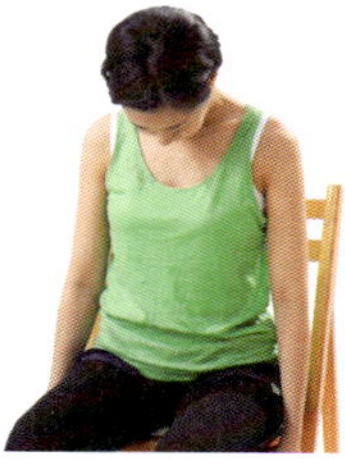

2

首が右に傾いたときは、ちょうど時計の針が3時を指すように、耳を肩に近づける。その調子で後ろ、左と回し、反対側も同様に行う。

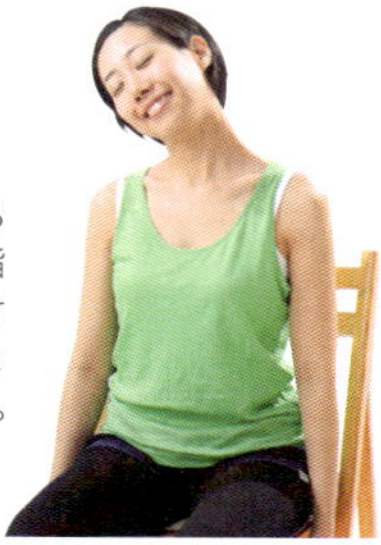

昼ヨーガ4

椅子のねじり

ウエストからねじることでピッタに関係する消化器系を活性化。代謝と燃焼力のいい体づくりに役立ちます。

左足を上にして足を組み、右手を膝の外に置く。ウエストから上体を気持ちいいところまで左の方向にねじる。反対側も同様に行う。

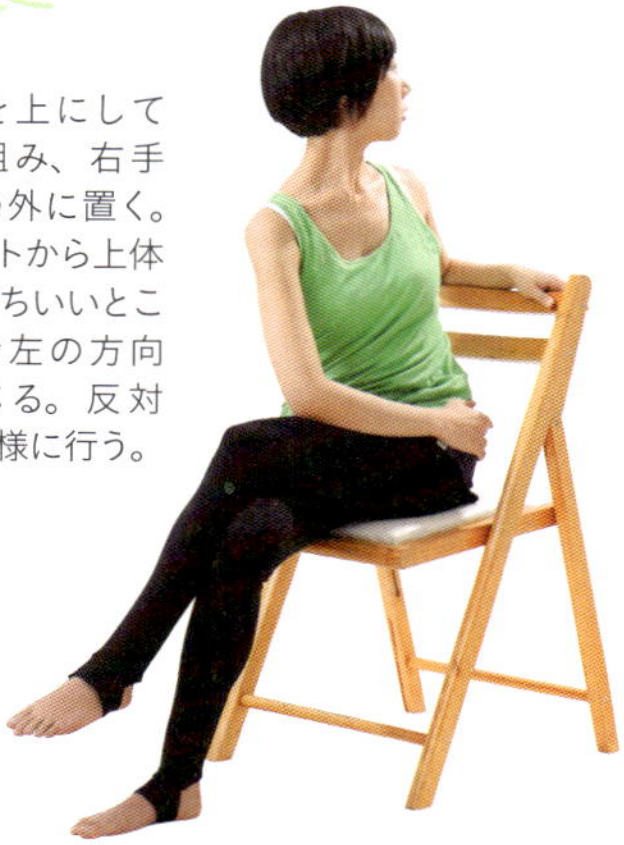

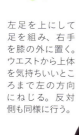

夜ヨーガ

一日の出来事すべてに感謝し、リラックスしてポーズを。

月や星が夜空に輝くとき、私たちも昼の活動から安定した穏やかなカパの時間へと移っていきます。夜のカパは体や心に本来の大地のような安定と、水のように穏やかな静けさをもたらす時間。一日を振り返り、こだわりや引っかかりを外し、すてきな眠りへと誘っていきましょう。

夜ヨーガ1

眠れる英雄のポーズ

体の偏った使い方を整え、一日の体の調整を図ります。

1

正座から腰をかかとの間に下ろす。手で足首を持ち、肘を床につけていく。背筋を伸ばし体側を長く保つようにする。

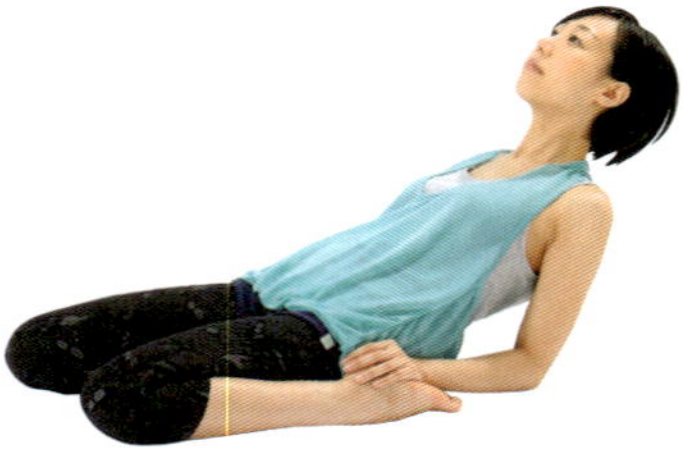

2

腰が反らないように息を吐きながら、上体を後ろに下ろし床に寝そべる。腕はゆとりがあれば上方に伸ばし自然呼吸。

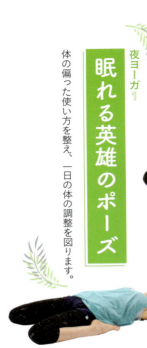

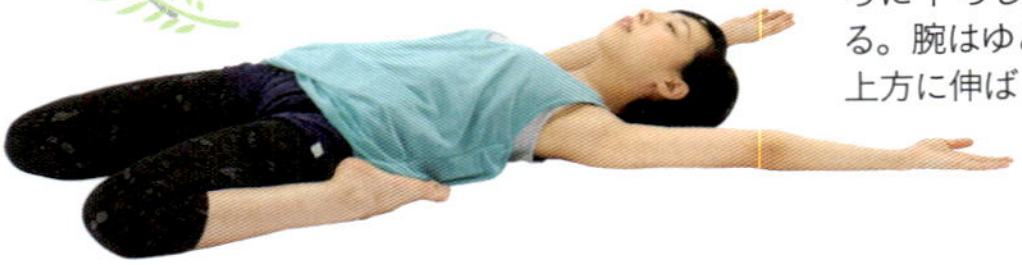

夜ヨーガ2

背中立ちのポーズ

足を上にすることで全身の血流を促し、立ち仕事からくる疲労や、内臓の下垂に役立ちます。

1

あおむけで息を吸いながら両足を上げ、さらに背骨の1つ1つを反動なしで上げ、息を吐きながらつま先を頭の先の床につける。

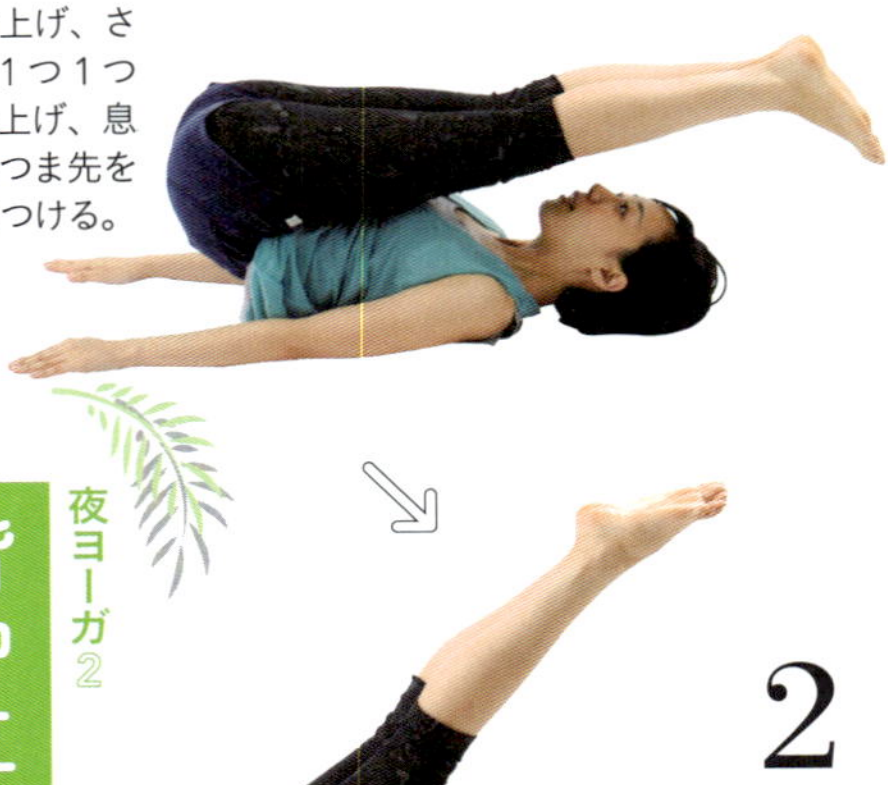

2

1のポーズから両手で腰骨を支え、息を吸いながら両足を天井の方向に上げる。この姿勢で3呼吸。

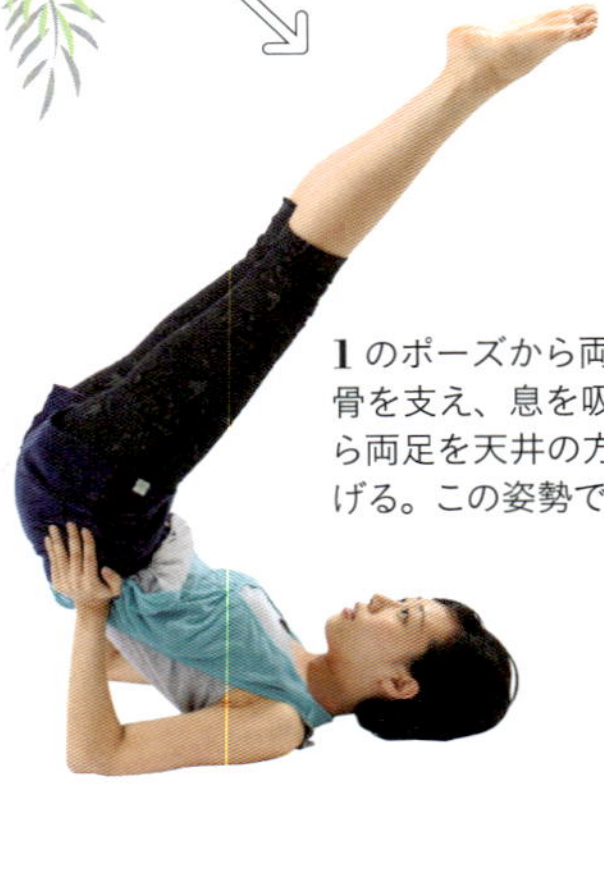

Night Recipe

一日立ちっぱなしなら体を逆転し、前かがみの姿勢が多かったら背中の疲れをとるように、一日の体のバランスを図るようなヨーガをとってみましょう。夜のカパの時間は穏やかなカパのいいところを味方にして、眠りにつきましょう。

夜ヨーガ3

足の4ポーズ

簡単に全身のエネルギーの流れをよくするポーズ。3つのドーシャのバランスを整え、疲れにくい心身をつくります。

1

右足を両手で抱えて3呼吸。息を吐くたびにおなかに引き寄せ、吸うときはおなかが膨らむ分おなかから足が離れる、を繰り返す。

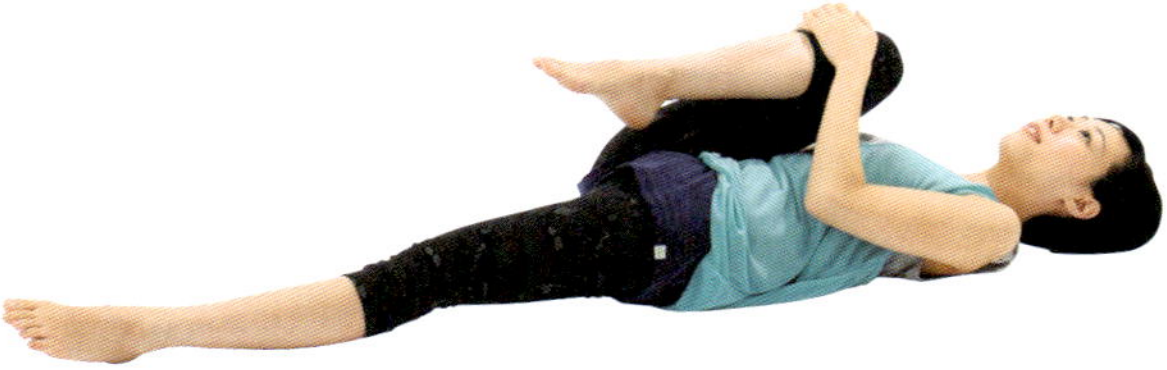

2

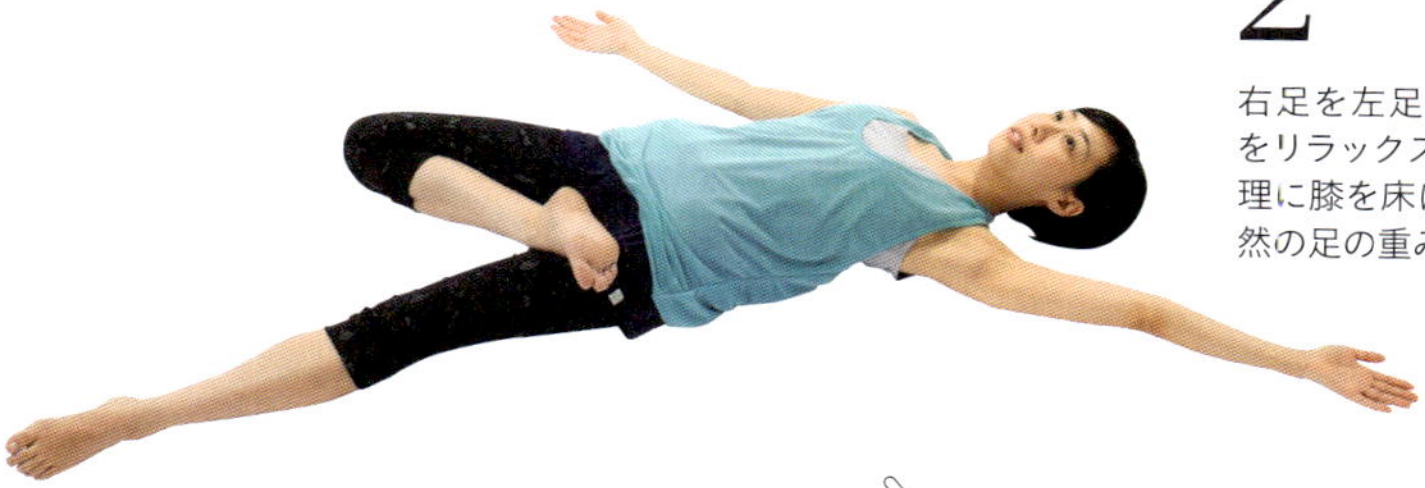

右足を左足のつけ根に置き全身をリラックスさせる。そのとき無理に膝を床につけようとせず、自然の足の重みにまかせる。

3

息を吸いながら右足を立て、吐きながら左側に倒し上体をねじる。左手は右足に添え、右手は肩の高さに上げて、斜め上方に伸ばし胸も開く。

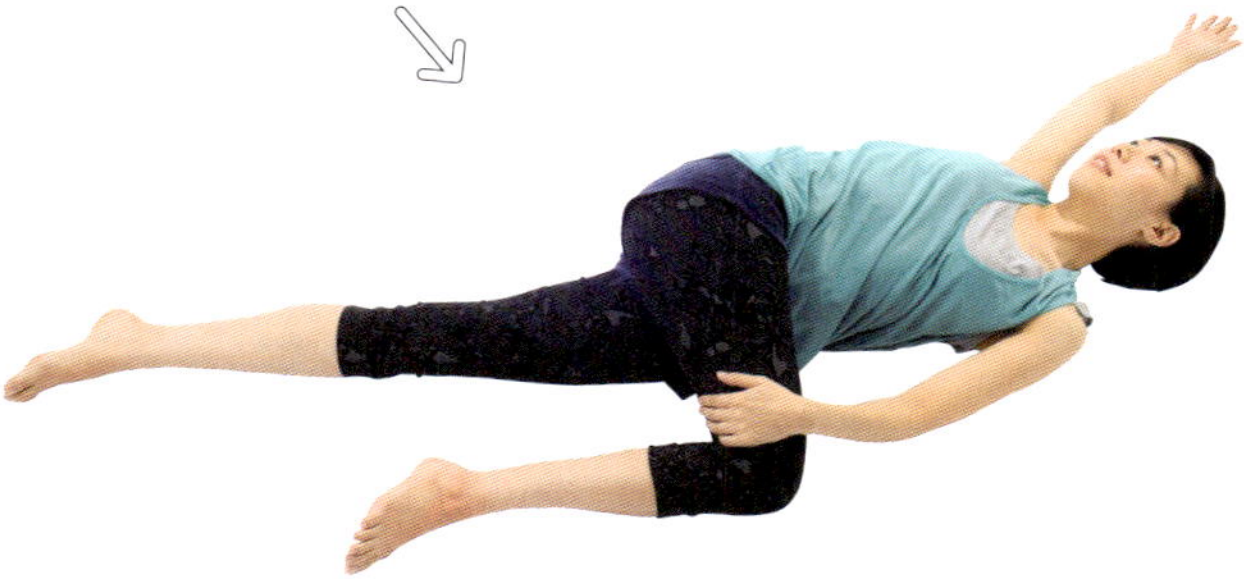

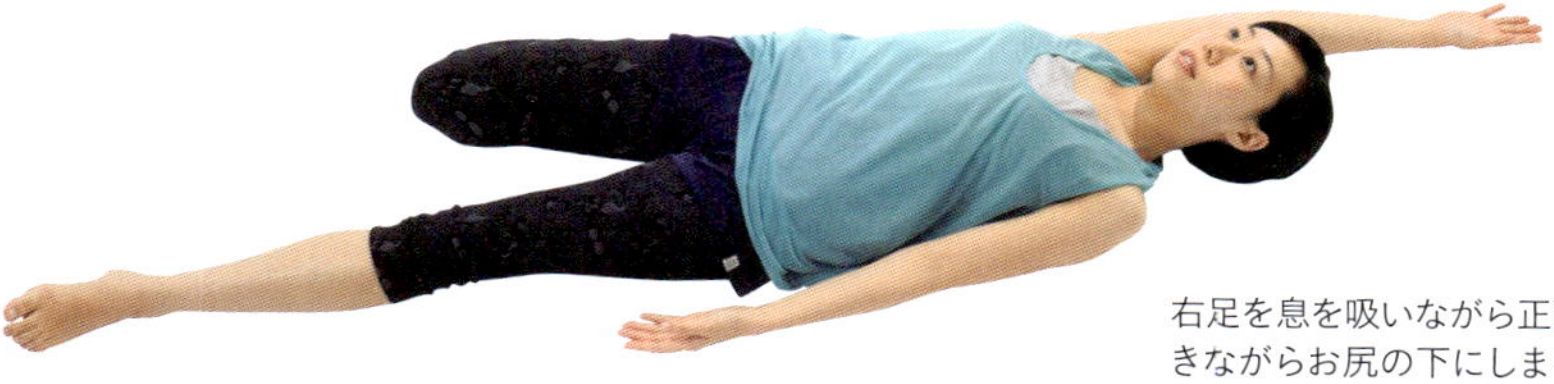

4

右足を息を吸いながら正面に戻し、吐きながらお尻の下にしまうように曲げる。右手は気持ちよく上げ、右の膝と腕を伸ばし合う。

★1～4を反対の足も同様に行う。

現代の私たちは、四季折々の自然の恵みから遠のいた生活をしがちです。アーユルヴェーダの考えをヨーガに取り入れると、季節に調和した心身のバランスを図れます。いつもベターでいられる工夫をアーユルヴェーダのヨーガから学んでみましょう。

晩秋〜冬&ヴァータ体質のヨーガ

体や心に乾きを感じたら、それはヴァータのサイン。早めのケアを。

ヴァータのもつ、動・軽・冷・乾燥は、老化も加速。「温かさと穏やかさでバランス」がキーワード。晩秋から冬は木々も枯れ、冷気と乾燥が私たちの体や心にも影響を与えます。そのようなとき、正座から始まる穏やかでリラックスするヨーガは体や心を芯から安定させていきます。またヴァータ体質の人も同様です。

ヴァータを鎮静するリラックスフロー

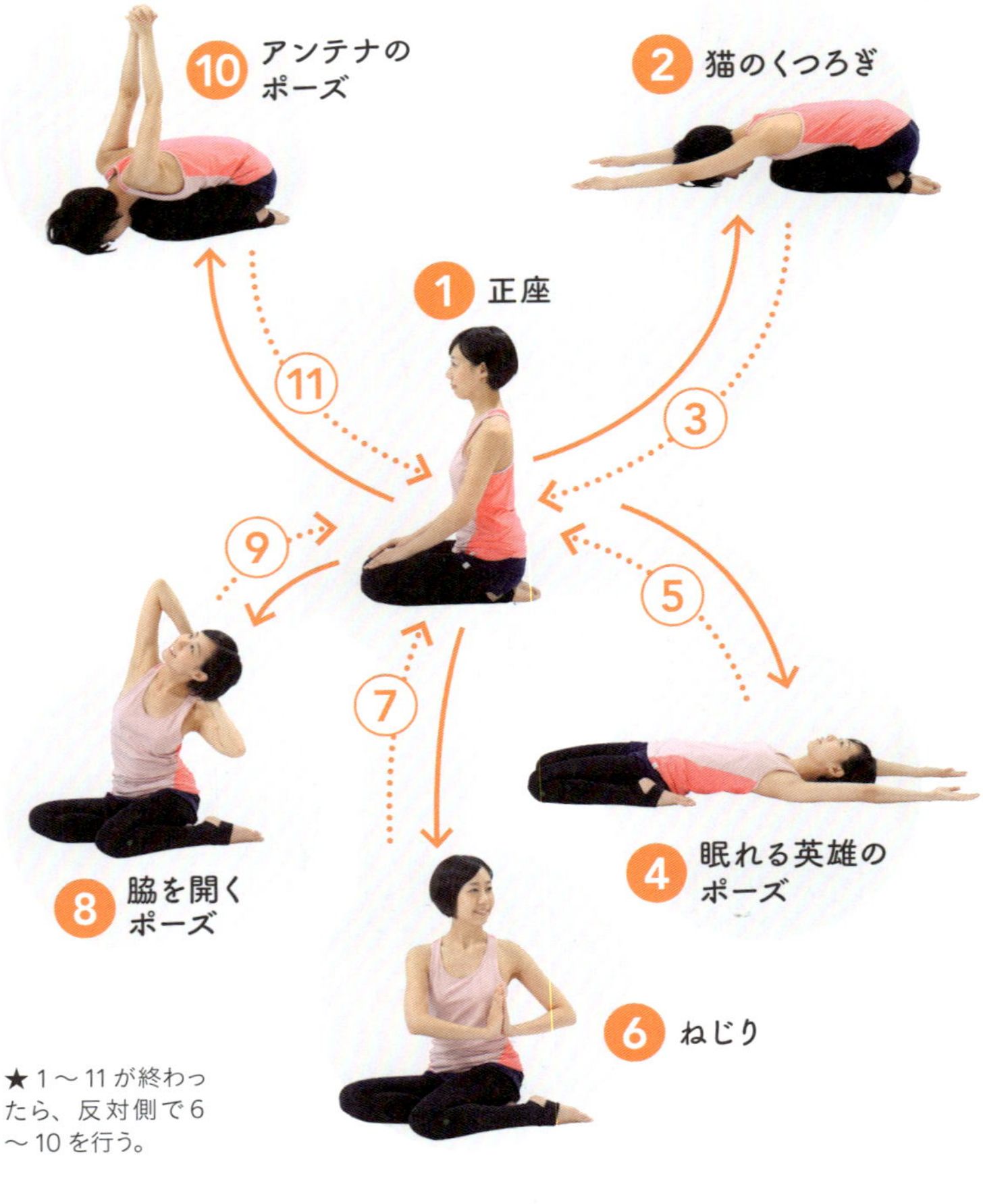
10 アンテナのポーズ
2 猫のくつろぎ
1 正座
11
3
9
5
7
8 脇を開くポーズ
4 眠れる英雄のポーズ
6 ねじり

★1〜11が終わったら、反対側で6〜10を行う。

1 3 5 7 9

正座

日本流の正座もれっきとしたヨーガのポーズ。ヴァータを鎮めてくれる。体と心のたたずまいを整えるように安定した座をとろう。肘を張りすぎず、肩の力を抜き、背骨は自然のアーチを作り、あごを引き座る。

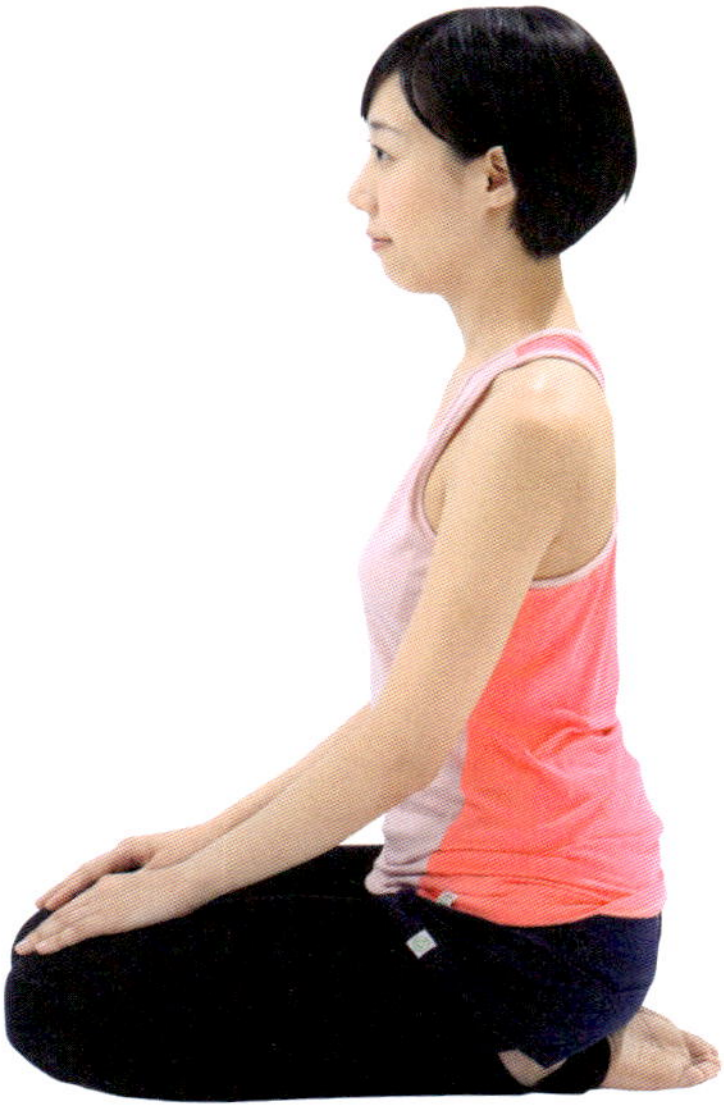

2

猫のくつろぎ

正座から両手を肩幅に開き、気持ちよく手を前に伸ばしていく。お尻が上がらないようにして、息を吐くたびにヴァータが鎮まり体の頑張りや緊張がどんどん落とされ、床に、大地に沈んでいくように体を預けていく。このポーズで3呼吸。

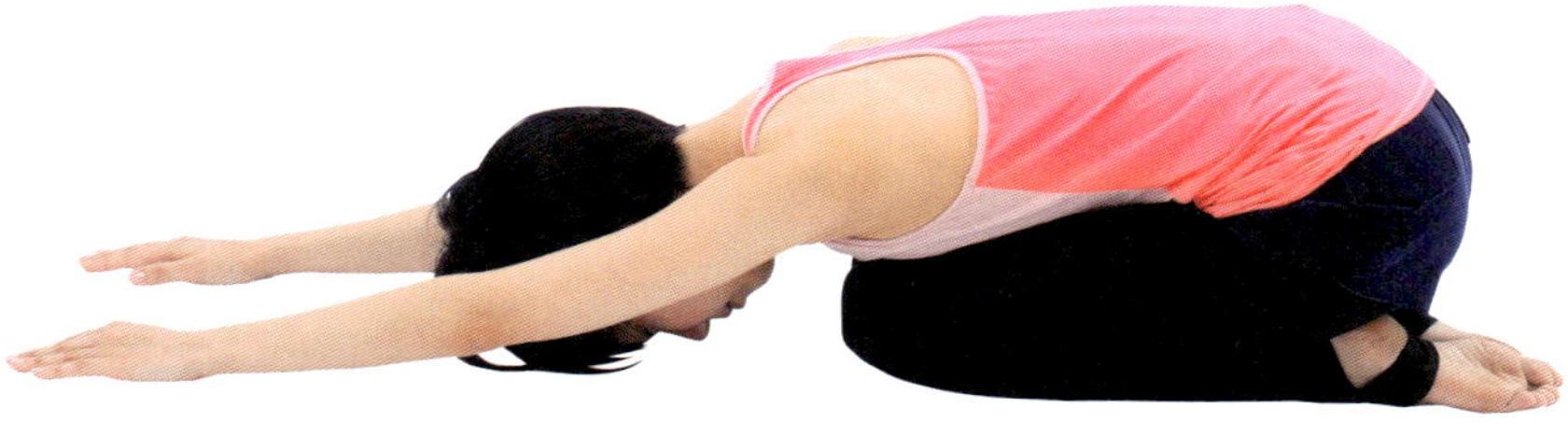

4 眠れる英雄のポーズ

正座から腰をかかとの間に下ろす。両手でかかとを持ち、ゆっくり肘を床に下ろしながら、背面を床に預けていく。余裕があれば腕は上方に伸ばす。3呼吸ポーズを保っている間、背中の反りやももの伸びていく感覚を味わい体をくつろがせていく。

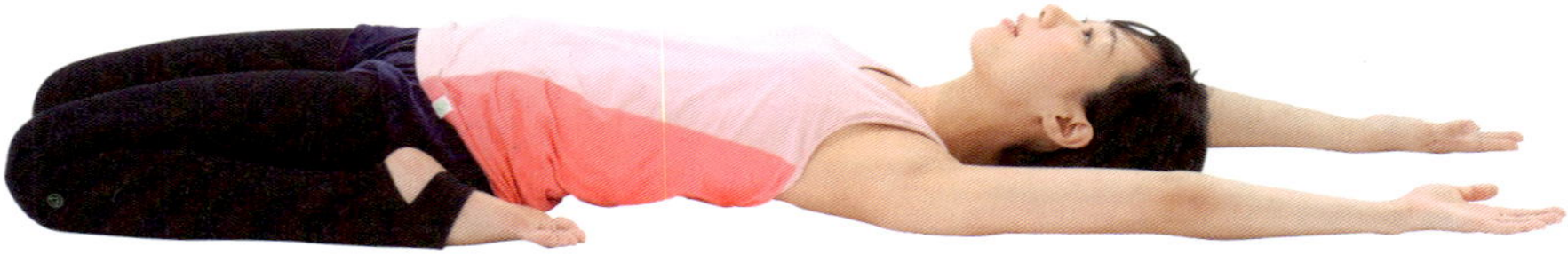

6 ねじり

正座から腰を右に下ろし、横座り。左手を左膝にあてがい、体を十分に左向きにねじる。合掌するとさらにねじりが強まる。肩や首などに力が入らないように気をつけて丁寧に。

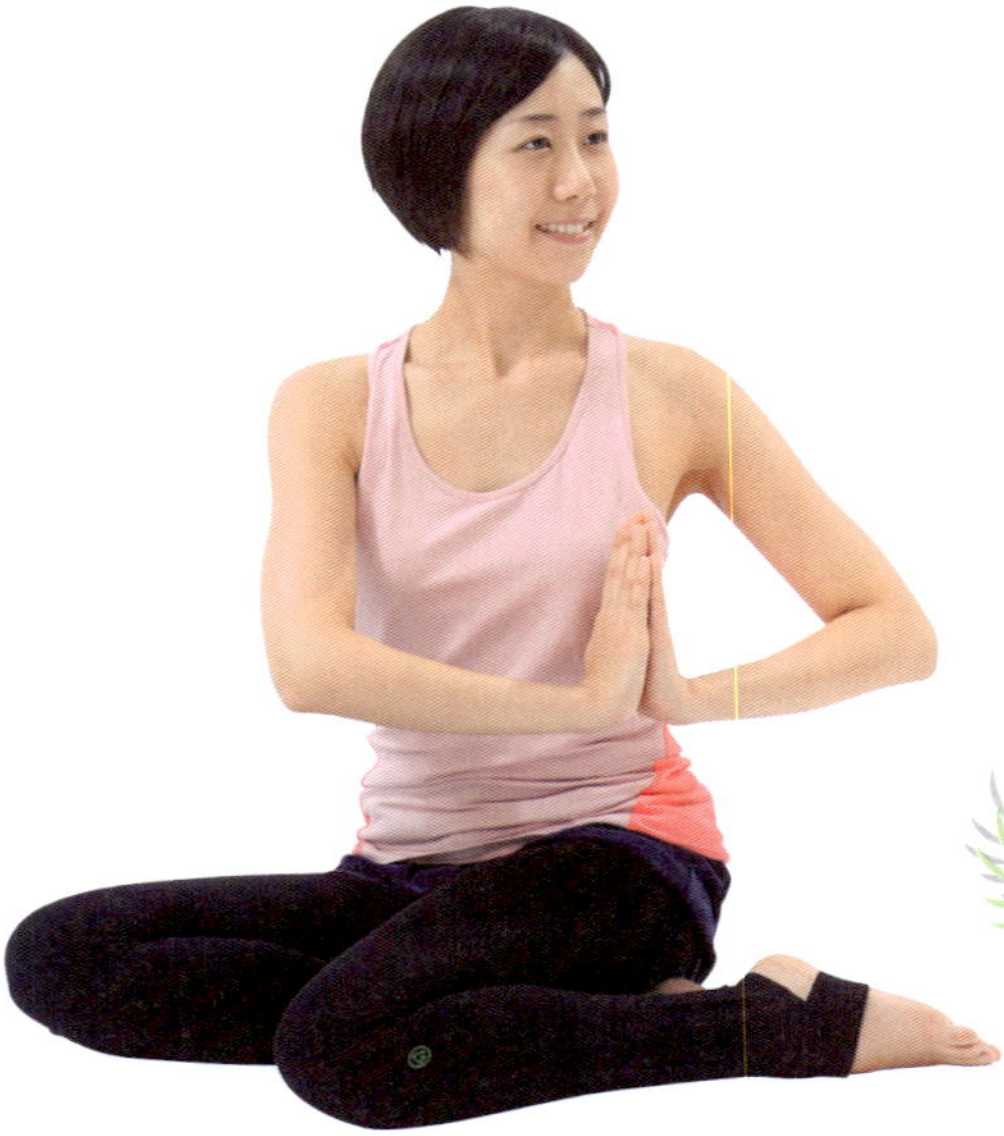

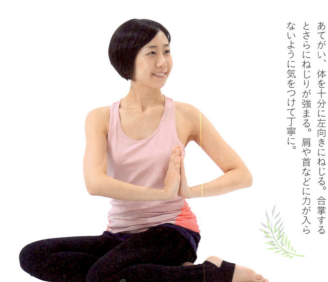

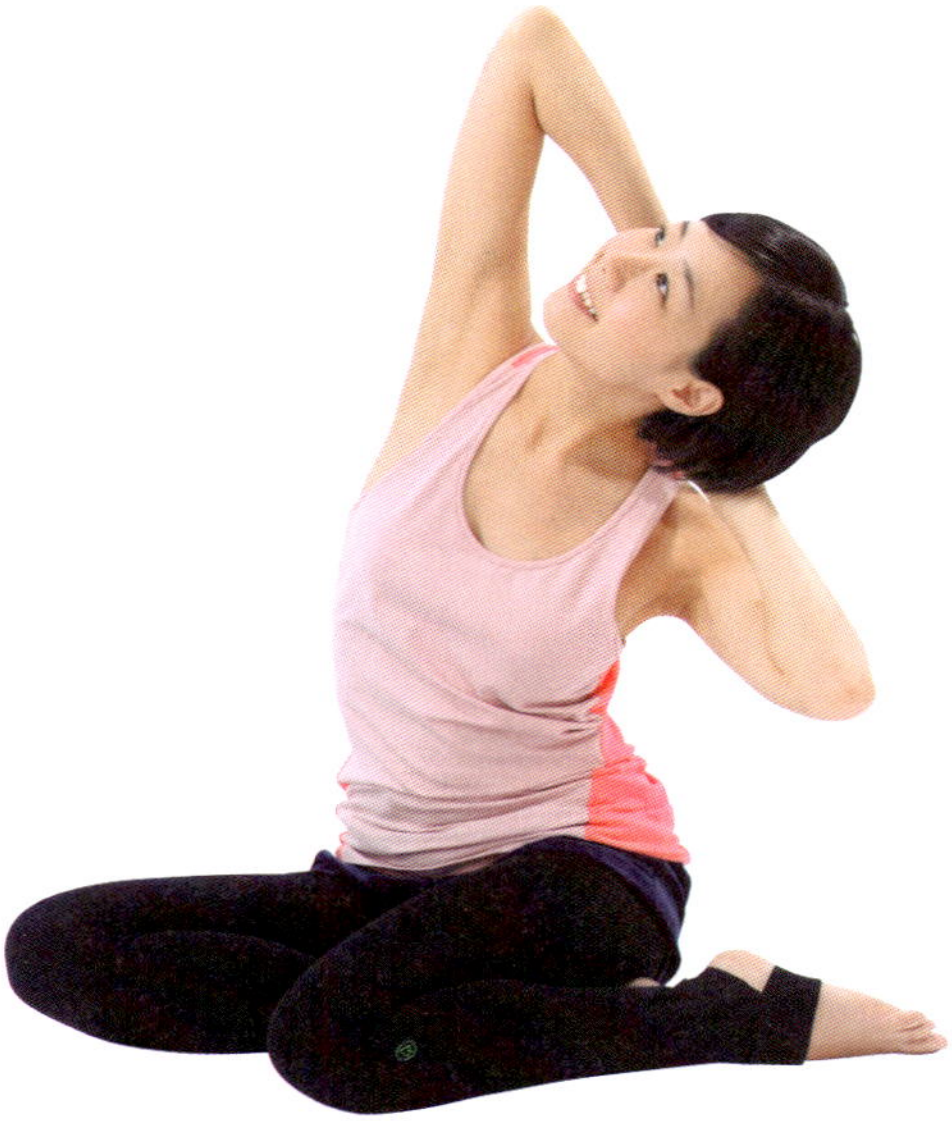

8 脇を開くポーズ

横座りから、両手を胸の前で組み息を吐き、息を吸いながらその手を一度頭上に上げ息を吐きながら頭の後ろにあてがう。息を吐きながら左側に体を下ろして右脇が十分に伸び開くように。そこで3呼吸。肋骨と肋骨の間が息を吸うたびに開き、吐くとゆるむようにして、脇腹にたっぷり太陽の暖かな光を吸収するようなイメージで行う。

10 アンテナのポーズ

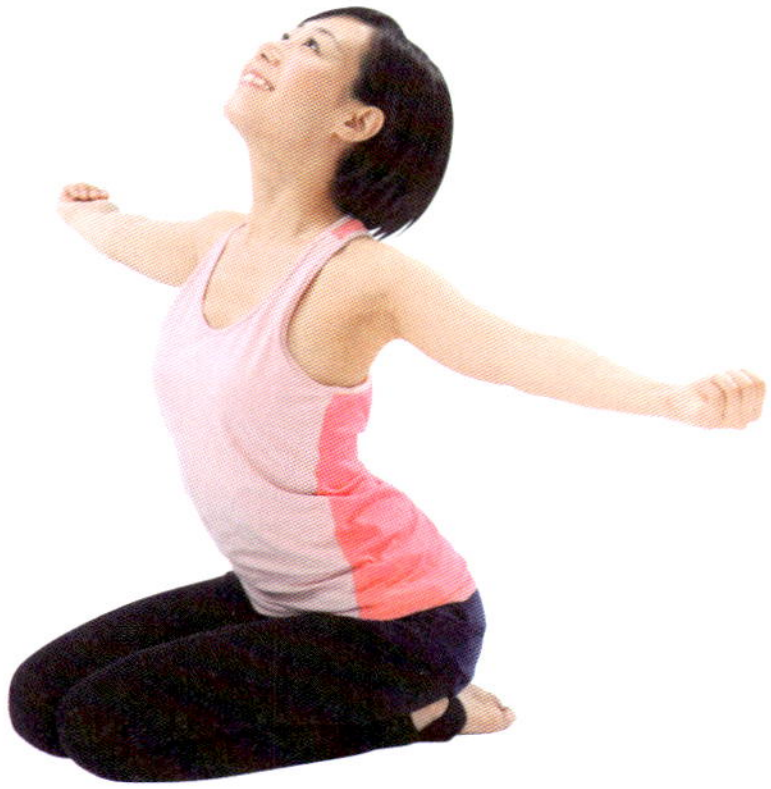

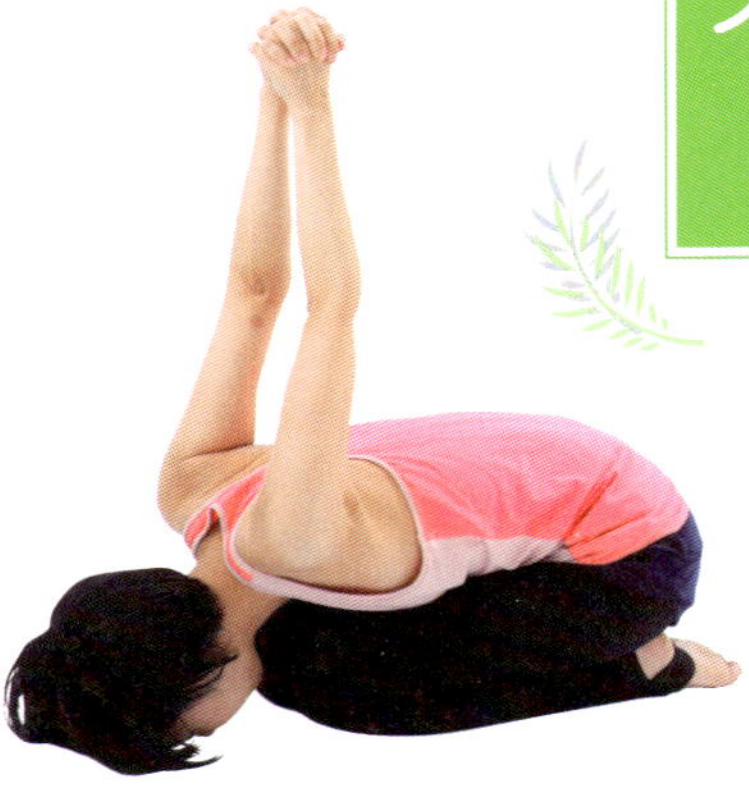

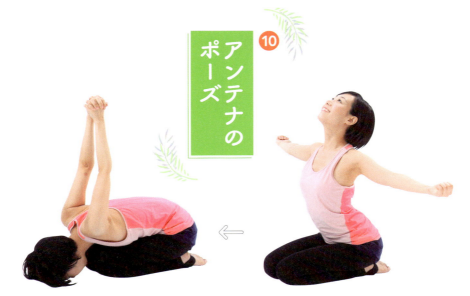

1 正座から合掌した手を息を吸いながら上方に上げる。手を広げこぶしを作り、鳥が翼を広げるように両手を広げ、胸を開いて空を見上げる。

2 開いた手を背中に置き、息を吐きながら上体を床に下ろす。おでこが床についたら、組んだ手を上方に引き上げていく。

夏〜初秋&ピッタ体質のヨーガ

夏はピッタの季節。情熱的なピッタ体質にはクーリングがバランスのキーワード。

日本の夏は高温多湿。熱と湿り気で体にもピッタが過剰になりやすい季節です。ピッタのよさは、情熱や目標に向かい邁進する力。ピッタの季節は海や山の季節でもあり、それはピッタをバランスさせます。ヨーガも同様に、夏には夏のヨーガが必要です。穏やかさと静けさでクーリングをしていきましょう。

ピッタを鎮静する柔らかいねじりのフロー

ピッタは直線的でしっかりがんばりすぎるやり方でさらにピッタを増やします。
ゆったり穏やかに、さらには曲線的にポーズをとってみましょう。

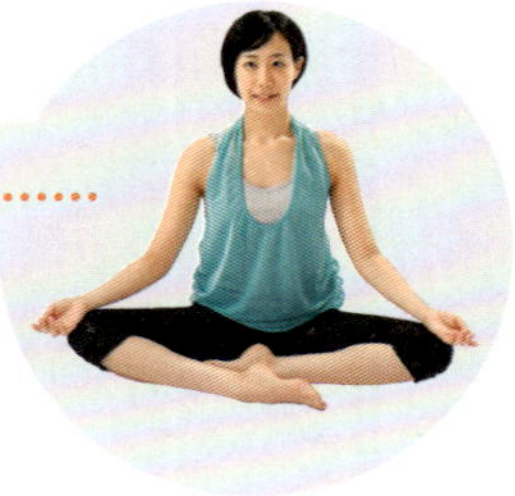

1 楽な座法

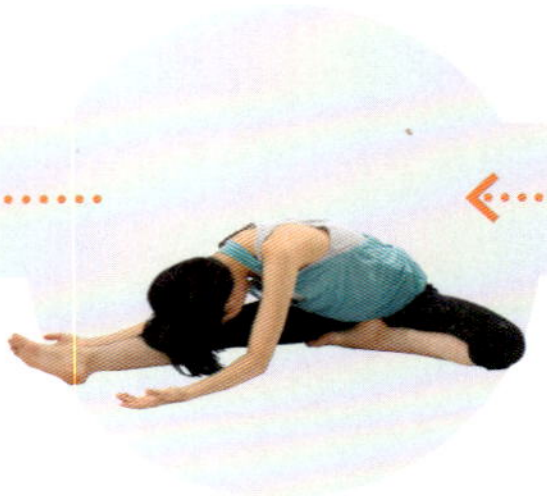

2 膝に顔をつけるポーズ

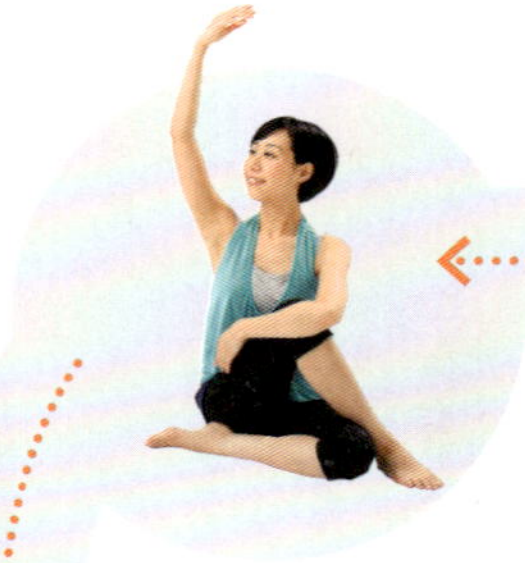

3 ねじり

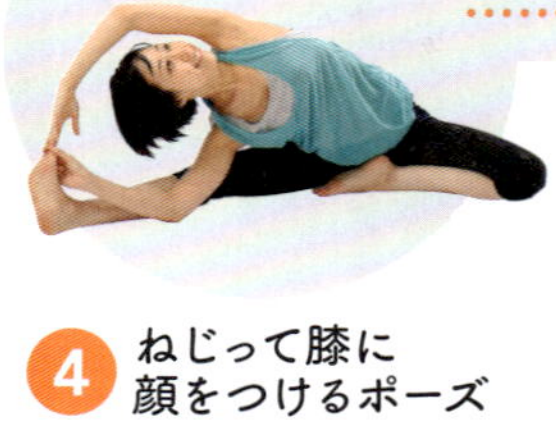

4 ねじって膝に顔をつけるポーズ

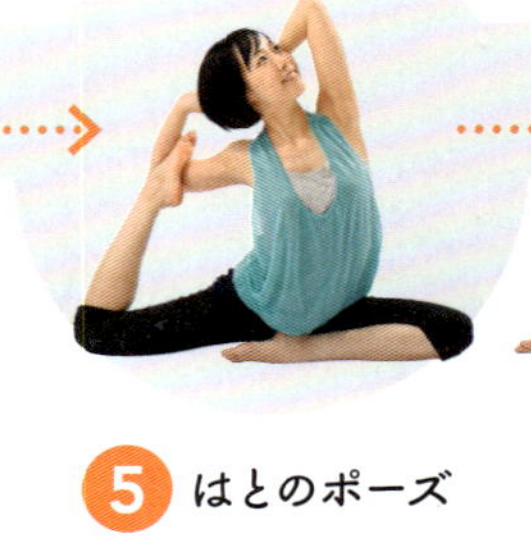

5 はとのポーズ

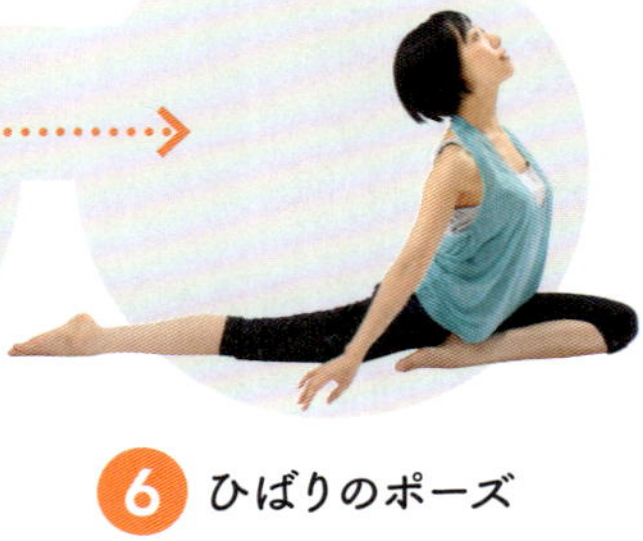

6 ひばりのポーズ

★1〜6のポーズの後、反対側も同様に行う。
1の「楽な座法」も足を組みかえて行う。

1 楽な座法

左足のかかとを恥骨につけ右足をその前に置き、右足かかとと、左足かかと、恥骨が一直線に並ぶように座る。〝楽な座法〟という名のとおり、体全体が楽に座れているかを心の目で見渡してみる。

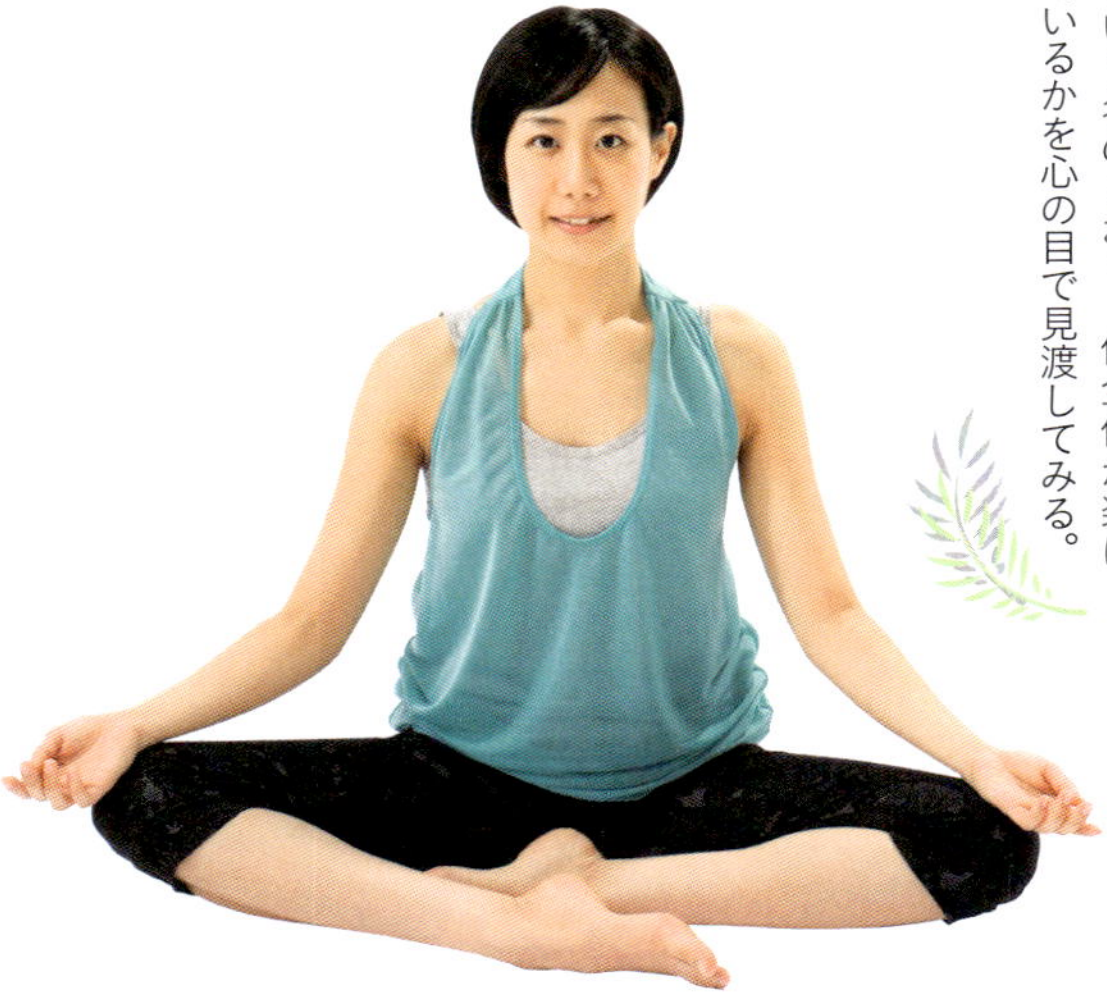

2 膝に顔をつけるポーズ

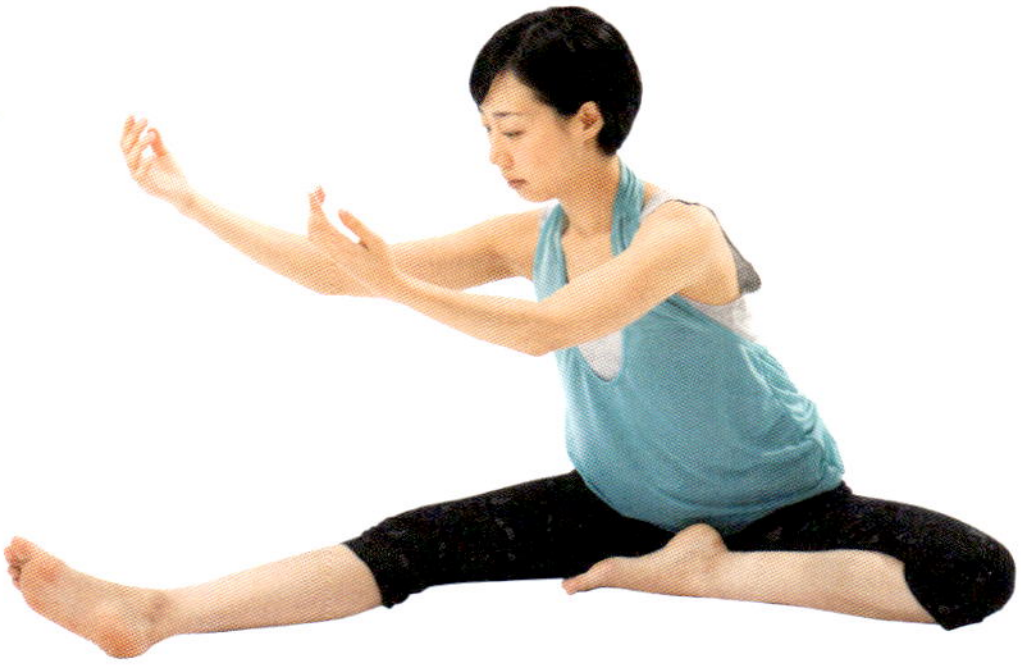

1 左足は恥骨に、右足を前方に伸ばす。両手を柔らかく上方に伸ばしながら、体の緊張や頑張りを解き、ゆっくり上体を伸ばしている足に向ける。

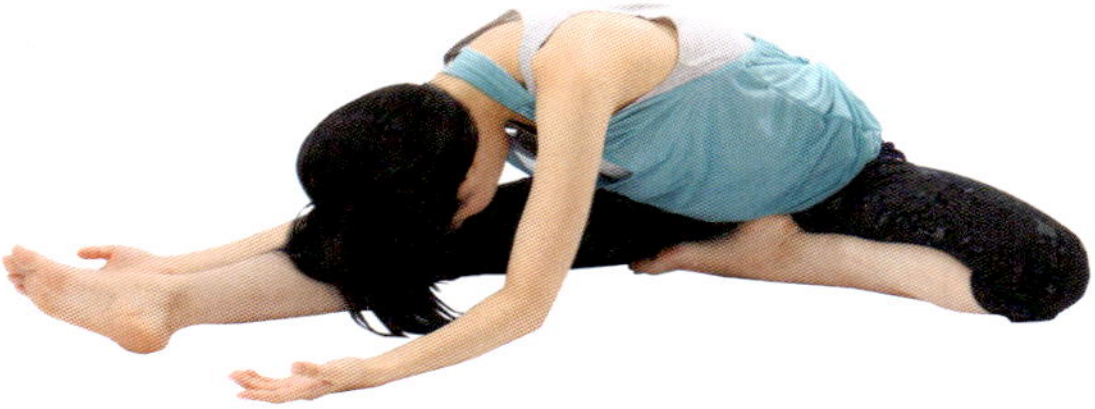

2 そのまま上体を下ろす。3呼吸の間、体の緊張が息を吐くたびに抜けていくようにイメージ。

③ ねじり＝アルダマッチェンドラ

伸ばしている右足を立てて左足の反対側に置き、左手をあてがい、右手を優雅に上方に上げる。右手はお尻の後ろに位置して上体をねじるように。特にウエストからねじり、消化器系にゆったりしたエネルギーが流れていくように3呼吸保つ。

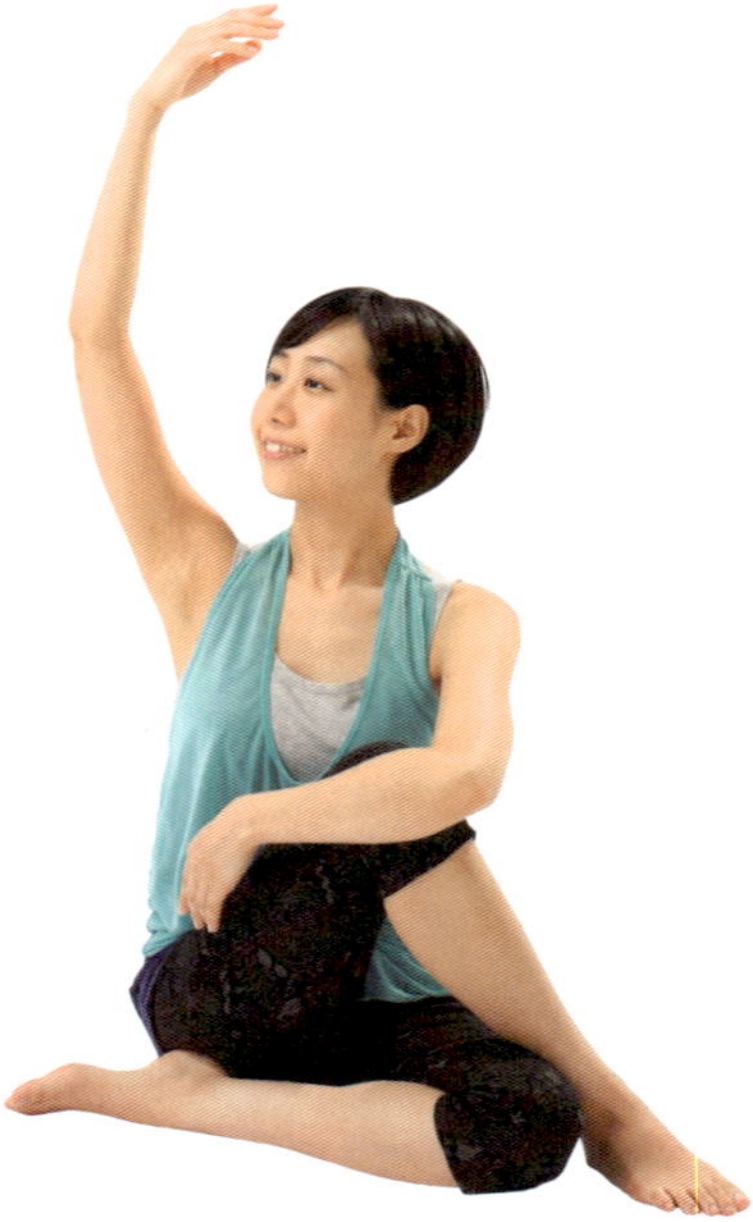

④ ねじって膝に顔をつけるポーズ

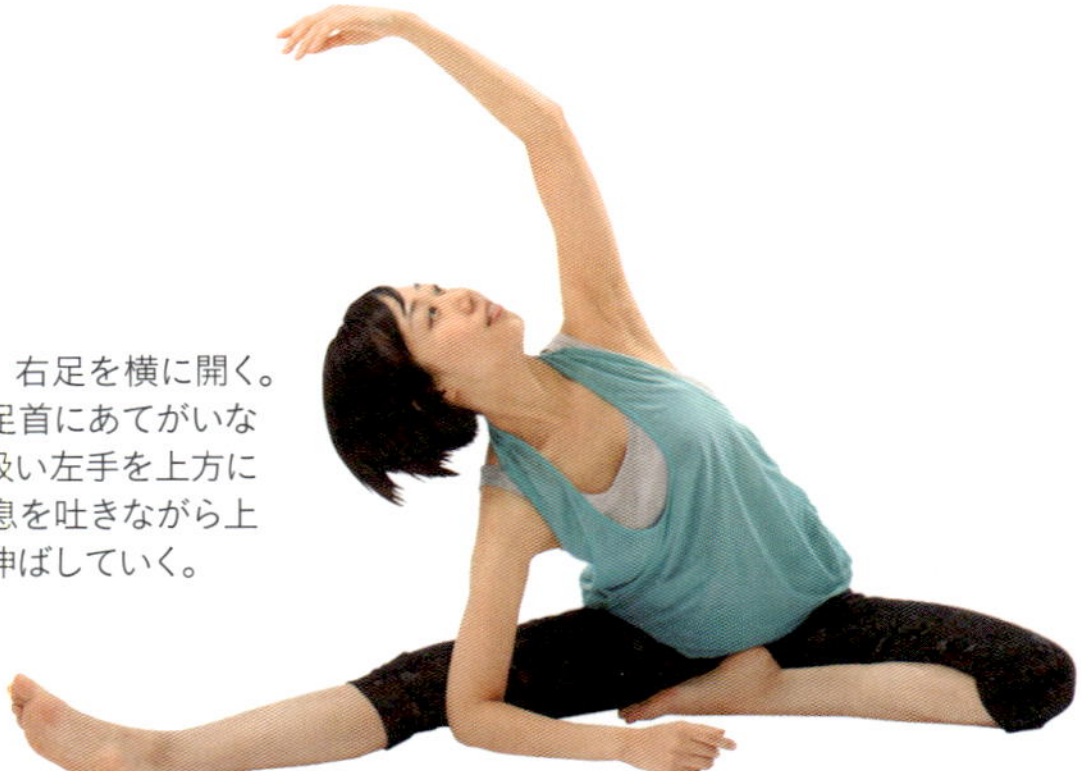

1

もう一度、右足を横に開く。右手を右足首にあてがいながら息を吸い左手を上方に伸ばす。息を吐きながら上体を右に伸ばしていく。

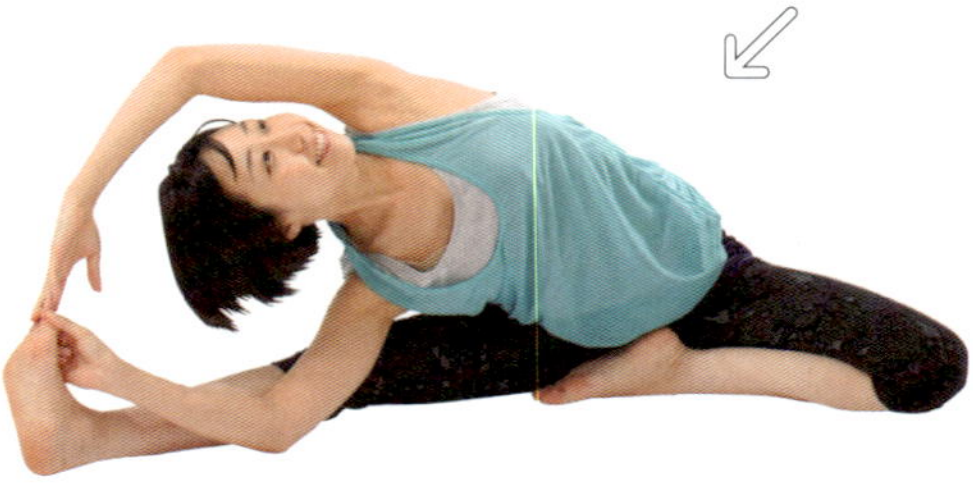

2

息を吐きながら上体を右にさらに伸ばし足指を持ち、目線を天井の方向にし、3呼吸。左手は上方に優雅に円を描くことがコツ。

5 はとのポーズ

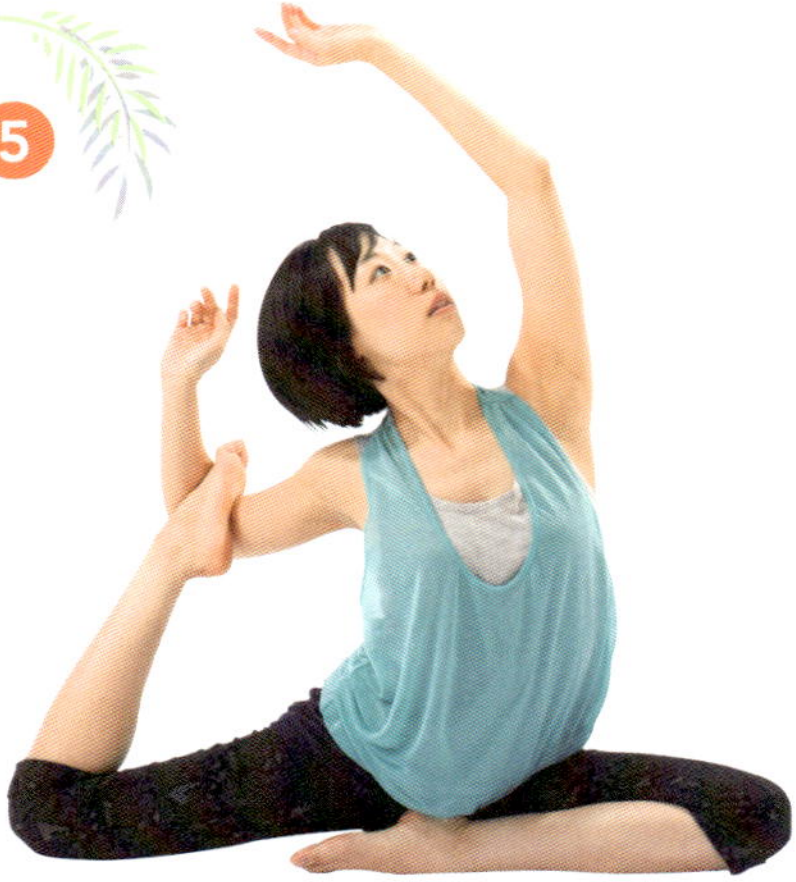

1

伸ばしている右足を曲げ、右手で体に寄せて右の肘にかけていく。左手は上方に力を抜いてゆったりと伸ばす。

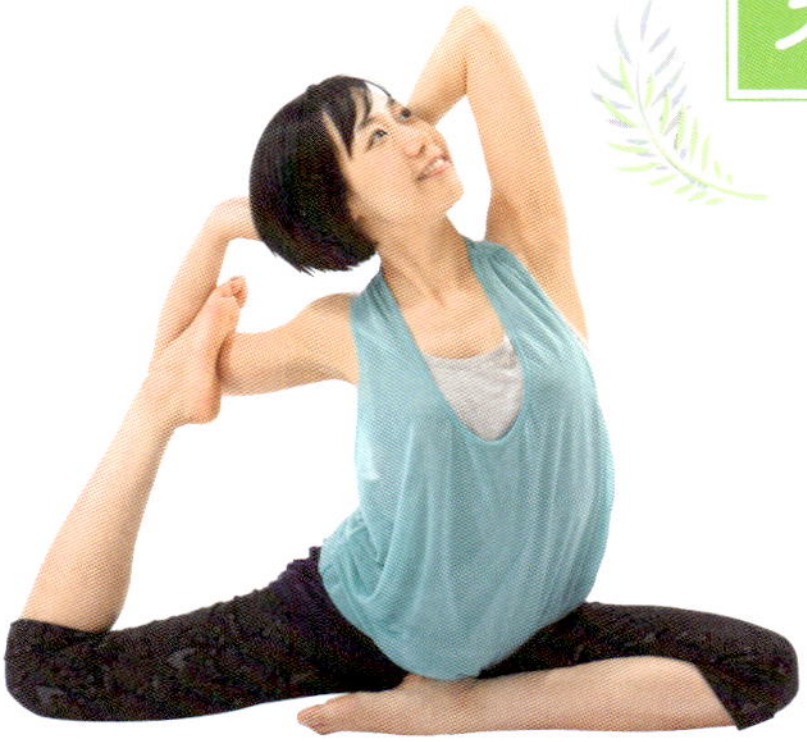

2

左手と右手を頭の後ろで組む。胸部が広がり背骨、腰、肩が柔軟に。ピッタのもつ前向きな意識が解放されていく。

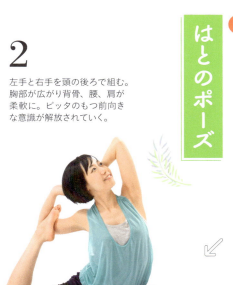

6 ひばりのポーズ

左足はそのまま、右足をまっすぐ後ろに伸ばす。両手を体の横に置き、胸を開いて頭を後方に反らせていく。

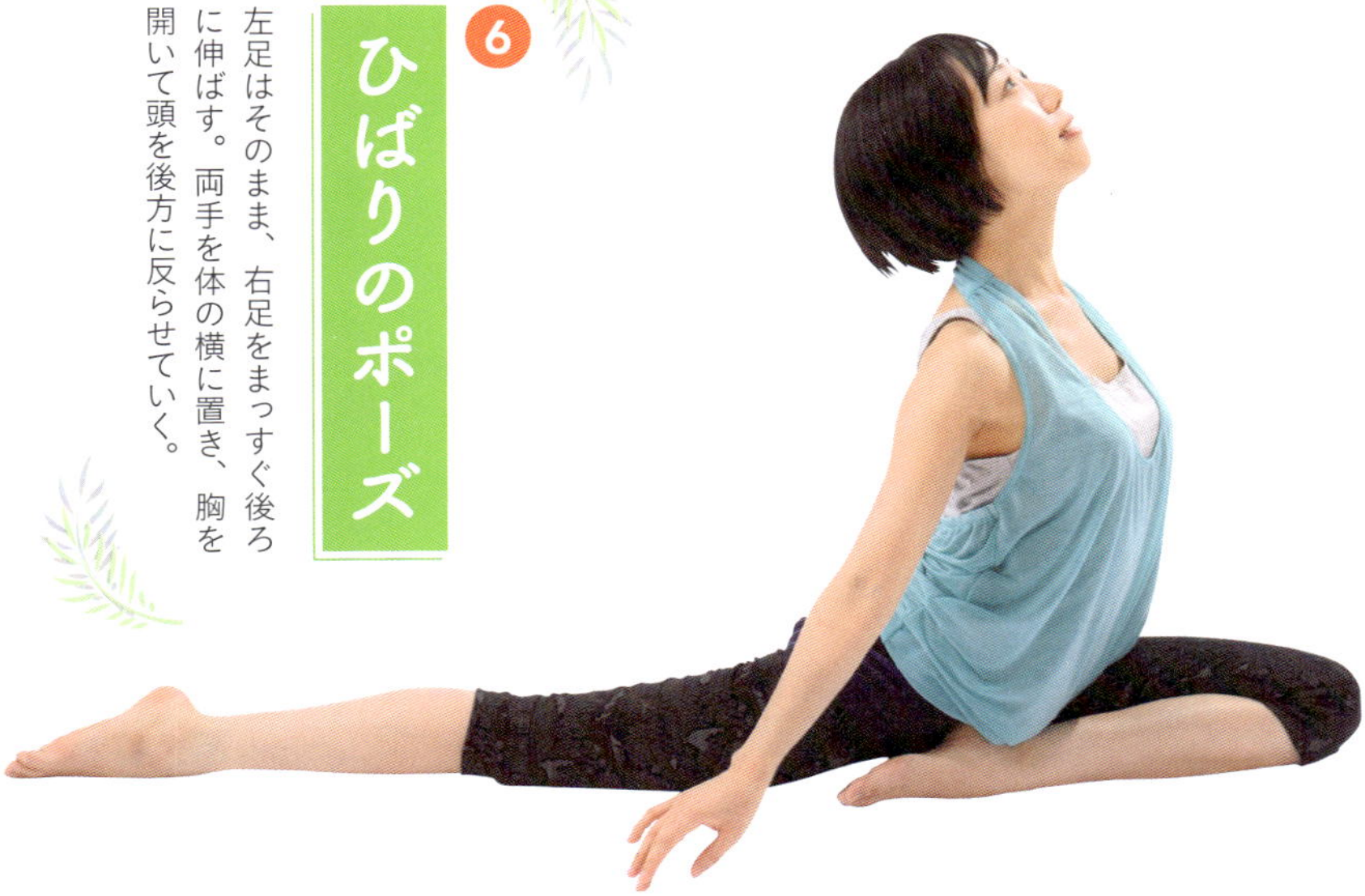

春&カパ体質のヨーガ

「春眠暁を覚えず」。キーは安定のなかの動き。

春は動物も冬眠から目を覚まし活動し始める季節。体や心になんとなくけだるさや重さが出るのはカパの影響です。重・遅・冷・湿・油の性質を増やさないように、歯切れのいい流れや体を反らせ胸を広げるヨーガで、ついため込んでしまいがちな重さを解毒していきます。体や心に活力とパワーを目覚めさせましょう。カパ体質の人も同様です。

カパを鎮静する立位のフロー

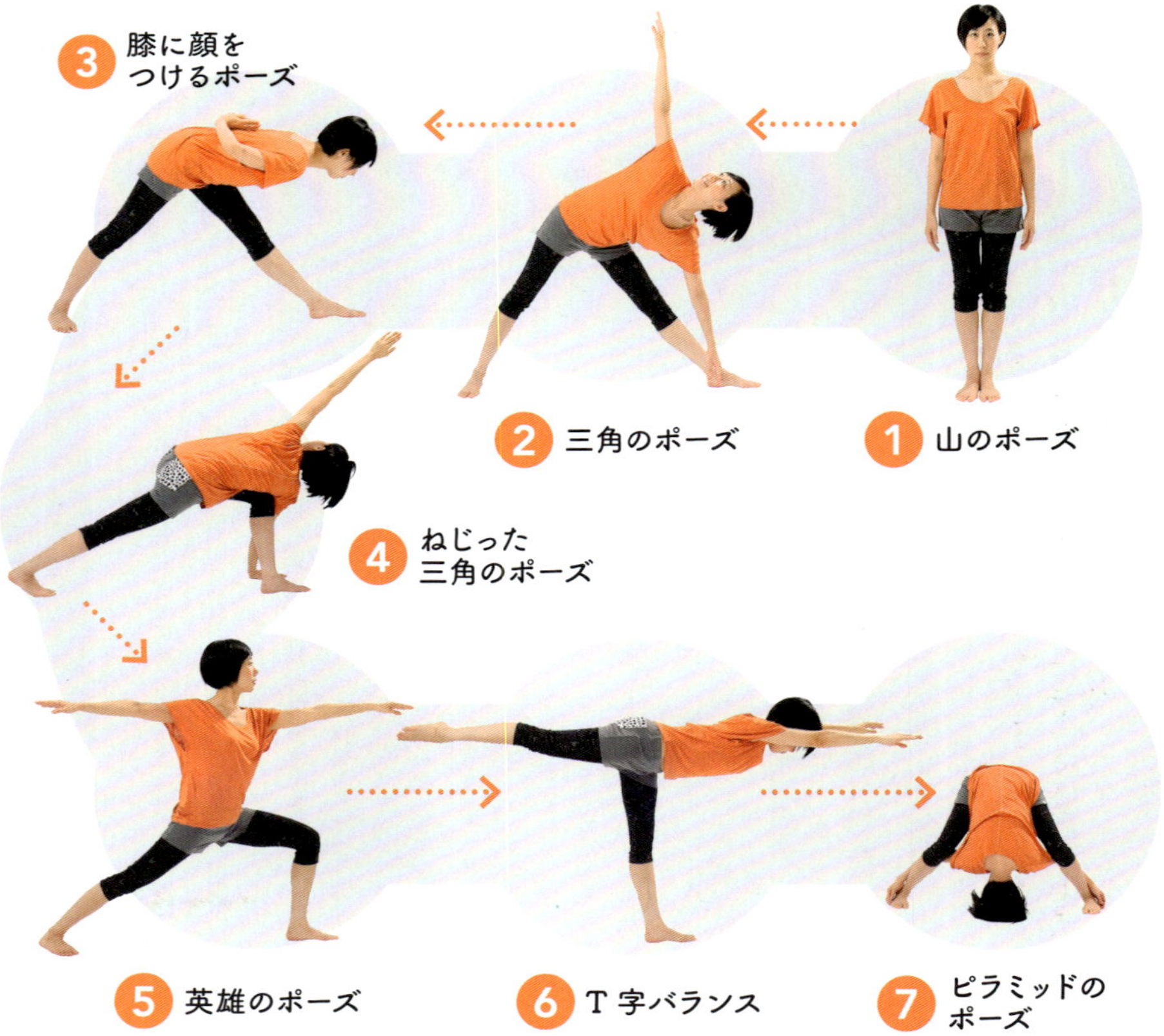

1 山のポーズ
2 三角のポーズ
3 膝に顔をつけるポーズ
4 ねじった三角のポーズ
5 英雄のポーズ
6 T字バランス
7 ピラミッドのポーズ

★1〜7が終わったら、1に戻り反対側も同様に行う。

1 山のポーズ

足の裏をしっかり大地につけて不動の山のように立つ。山は私たちに忍耐力、気高さを思い出させ、まさにカパのいい面を引き立てていくよう。

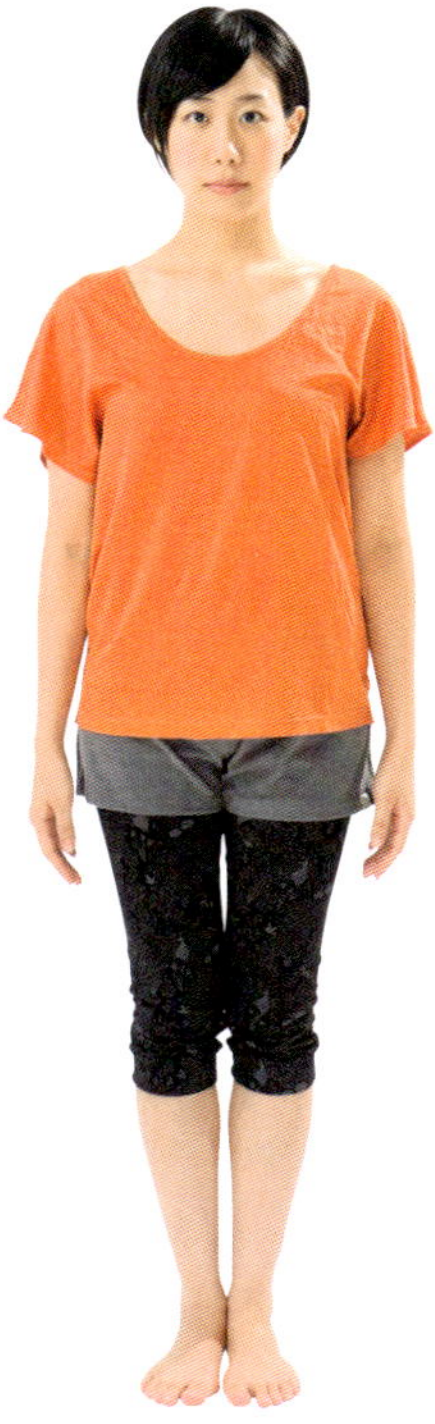

2 三角のポーズ

足を腰幅の約2・5倍に開いて立つ。左足のつま先を真横に開き、右足のつま先は60度内側に向ける。息を吐きながら上体を傾けて左手を左足に伸ばし、次に息を吸いながら右手を上方に伸ばし3呼吸。

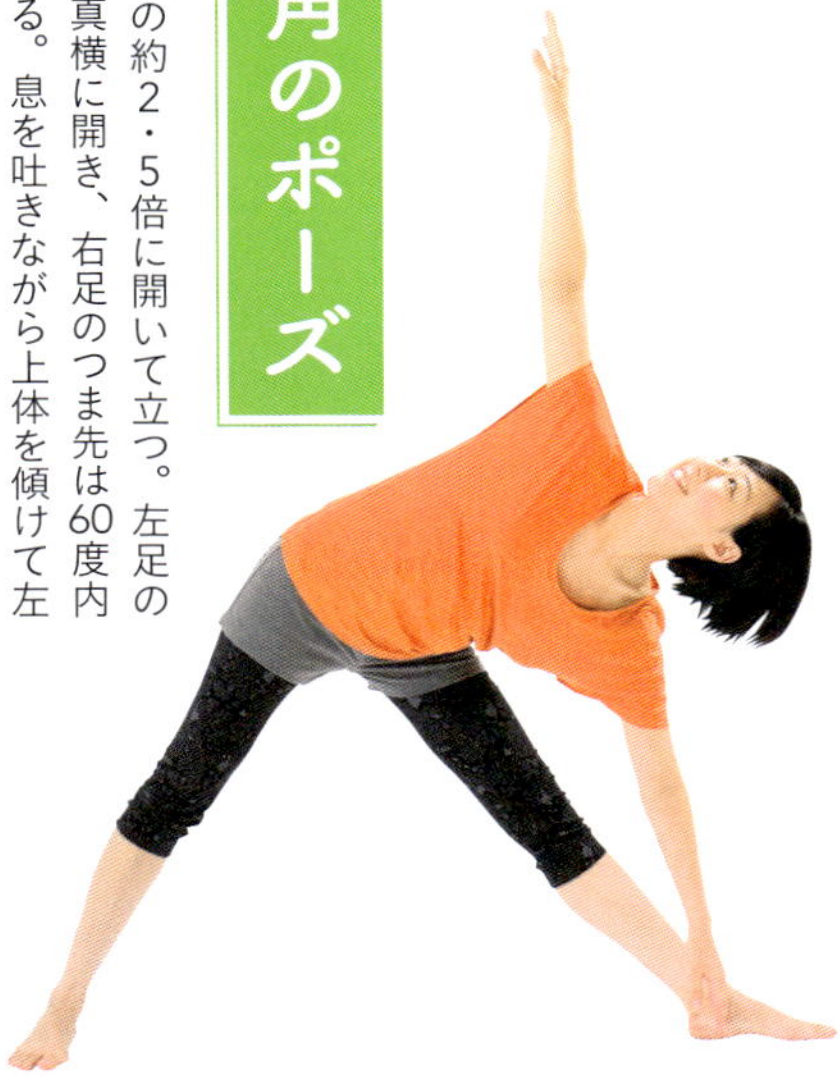

3 膝に顔をつけるポーズ

上体を左に向け、息を吐きながら上体を股関節から伸ばしていく。伸ばしている左足に上体を近づける。余裕があれば、背中で合掌する。

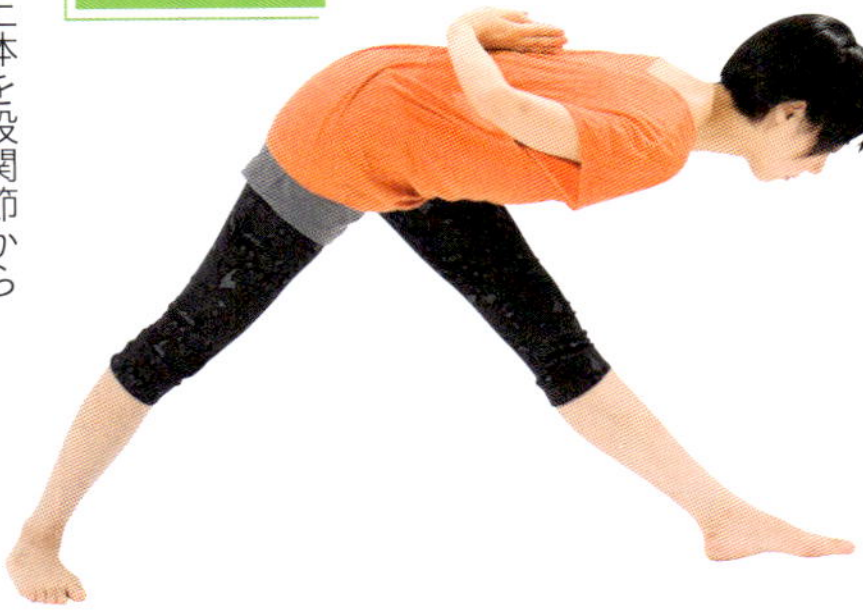

4 ねじった三角のポーズ

息を吐きながら右手を左手の外側につき、上体をねじり左手を天井の方向に向かって伸ばす。手のひらを正面に、目線は指先に向け、3呼吸。カパがたまりやすい胸を十分に開くようにして、気持ちも前向きに解放させるように行う。

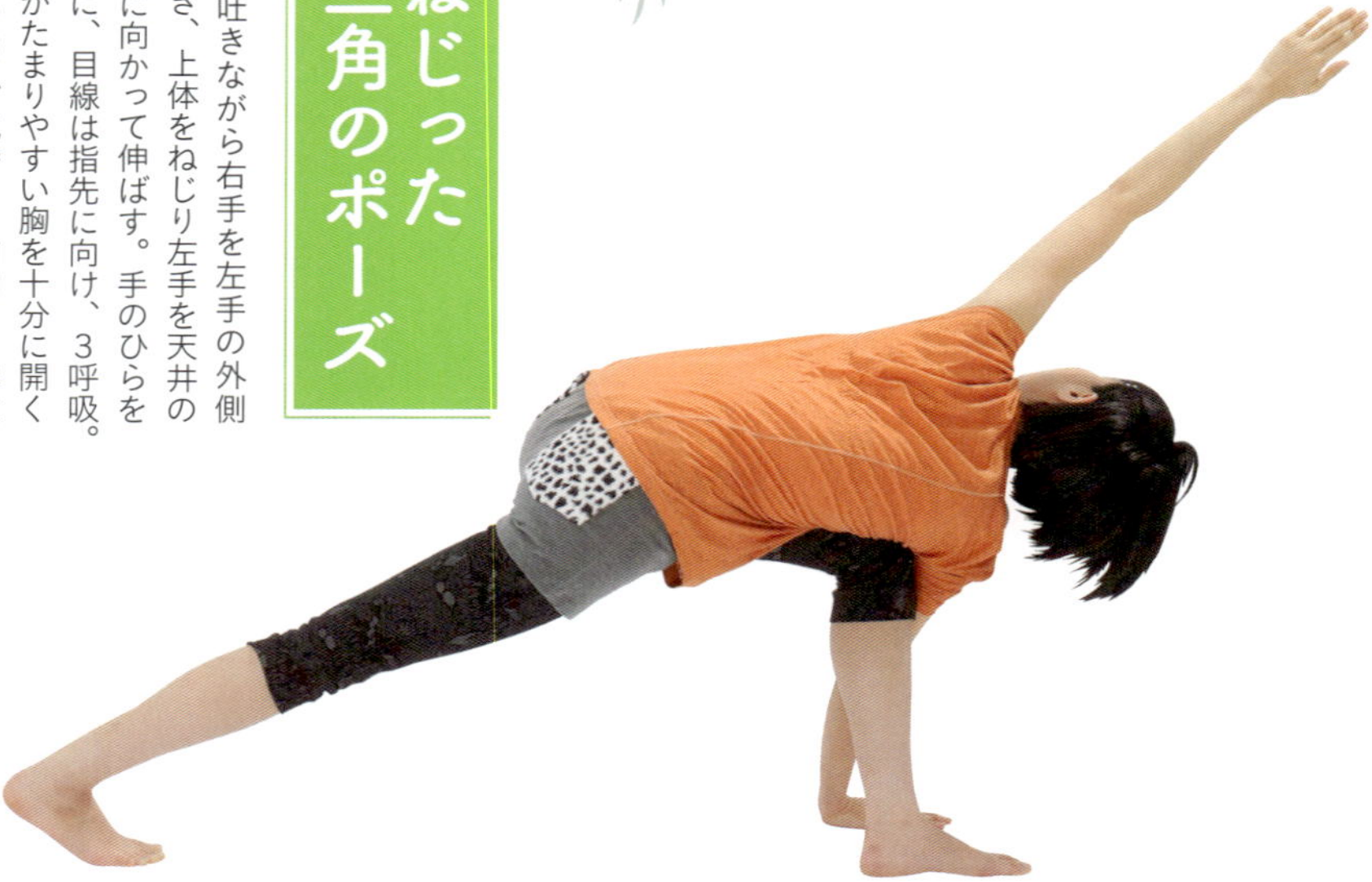

5 英雄のポーズ

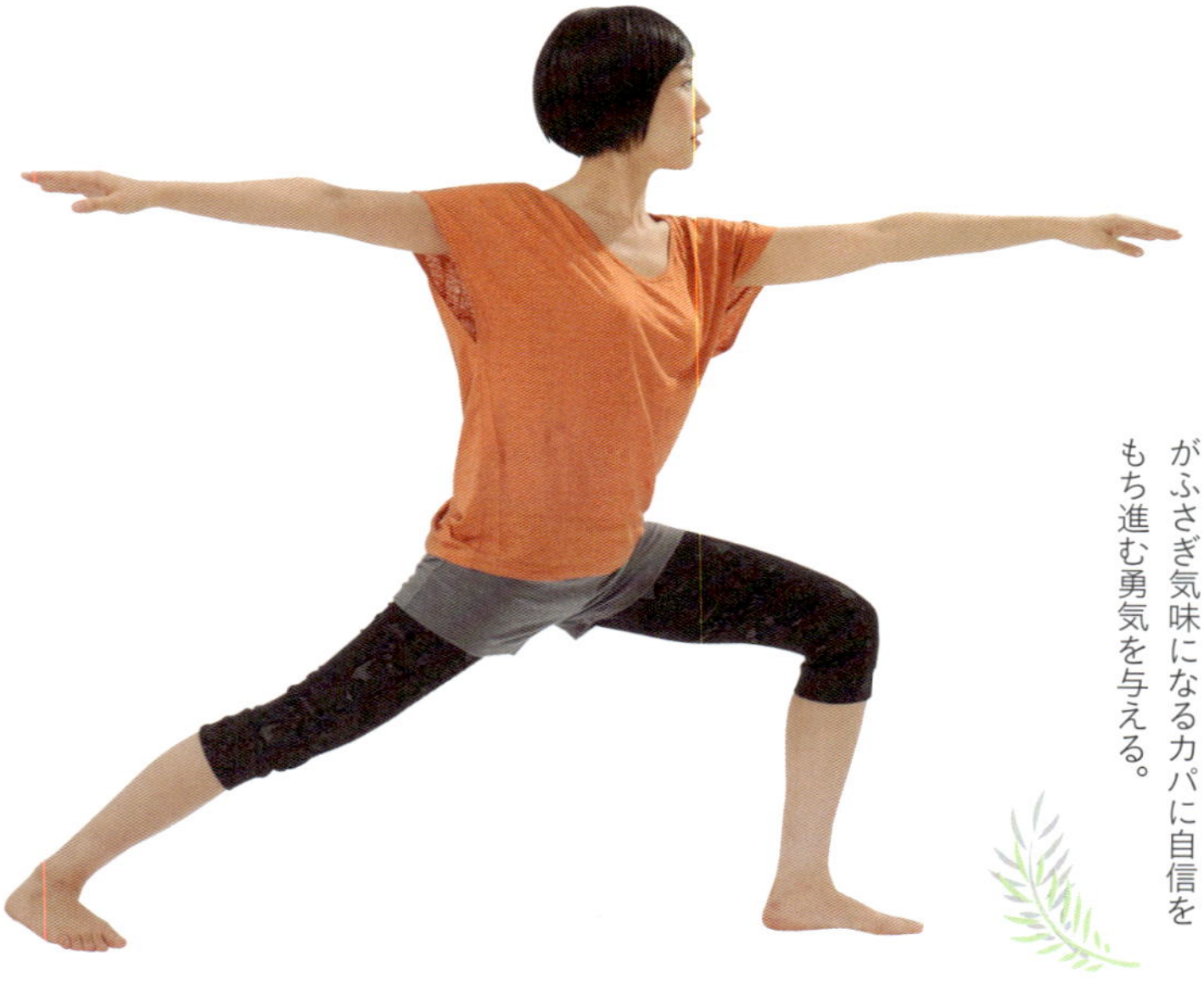

息を吐きながら左膝をかかとの真上に来るように曲げ、腰を沈める。右足を後ろに突き出し下半身を安定させ、息を吸いながら両手を水平に伸ばしていく。つい気持ちがふさぎ気味になるカパに自信をもち進む勇気を与える。

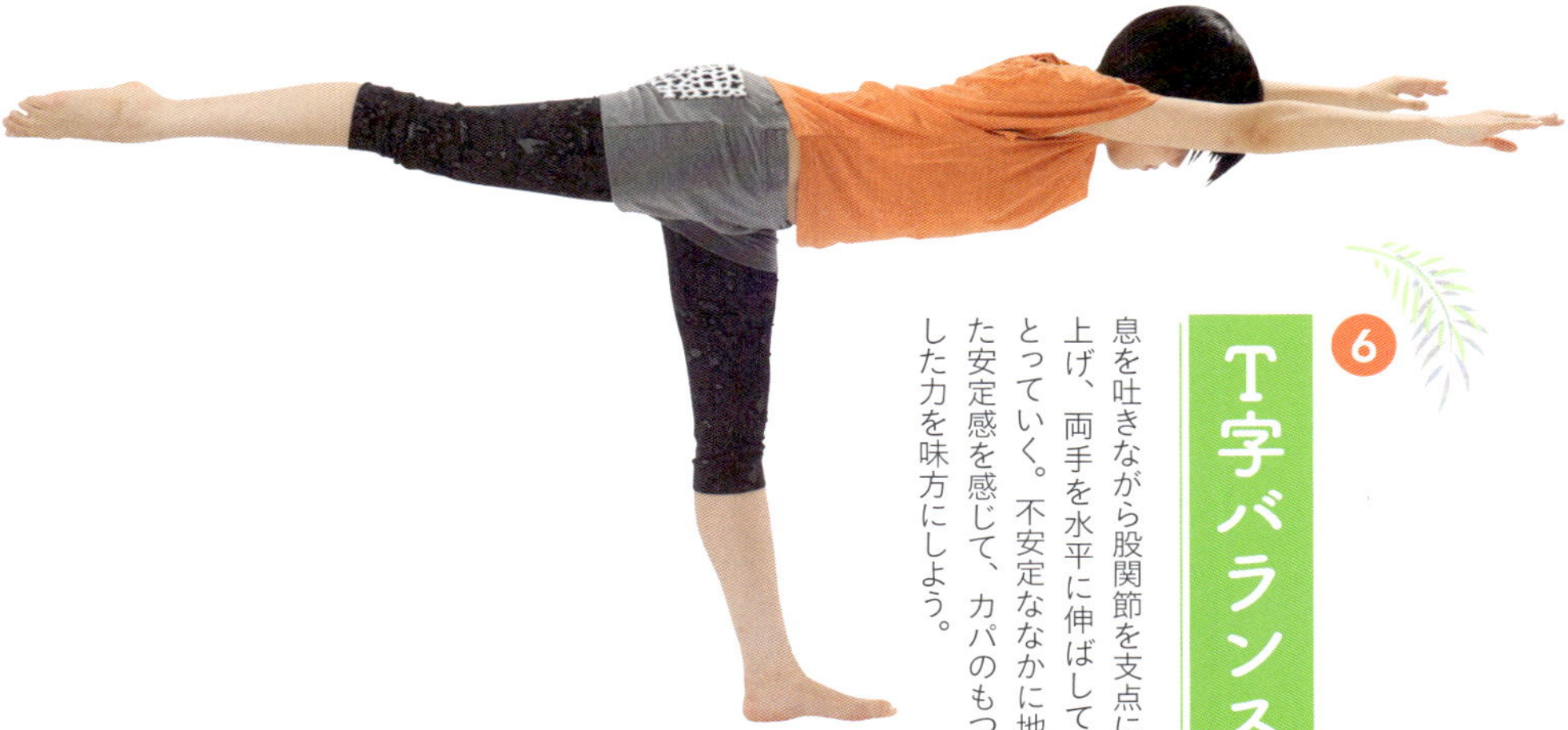

6 T字バランス

息を吐きながら股関節を支点にし、右足を上げ、両手を水平に伸ばしてT字の形をとっていく。不安定ななかに地に足をつけた安定感を感じて、カパのもつ忍耐と安定した力を味方にしよう。

7 ピラミッドのポーズ

足を腰幅の約2・5倍に開いてつま先を正面に向け、背中を伸ばしながら息を吐き、股関節から上体を前方に倒す。頭頂部を床に近づけて伸ばし、3呼吸。余裕があれば、手は足の後ろから足首に添える。カパが増えたときの体の重さやだるさを解消し、体と心を活性化する。

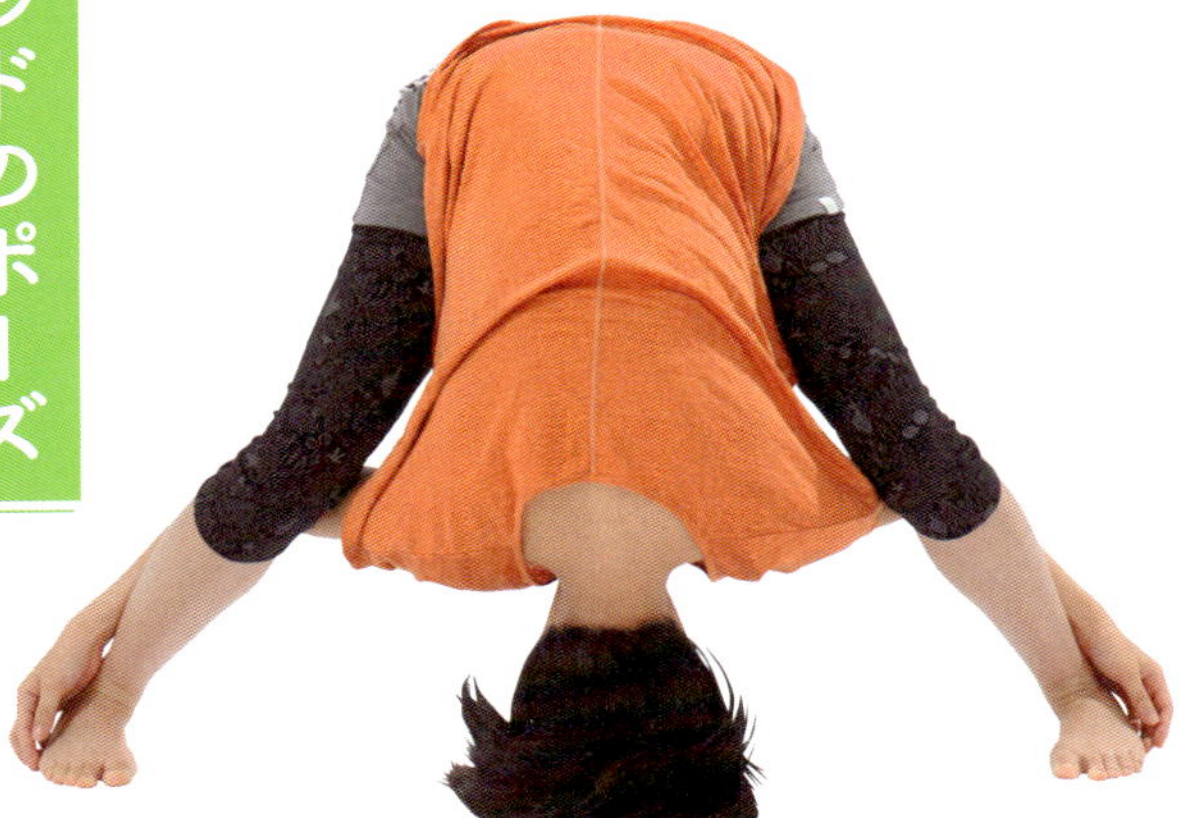

きれいになるヨーガ

ヨーガには、人はただの体ではなく心、意識などの統合的な存在とする独特な人間観があります。ヨーガで体の外からだけでなく、内側からも同時に「きれい」を磨いていきましょう。

下半身の引き締め

重さや湿り気のカパを下半身から浄化する。

体質がカパでなくとも、下半身はカパのもつ質の重さや冷え、湿り気がたまりやすいものです。そのため下半身の引き締めは体質にかかわらず、重さやだるさを感じる前に予防的に行い、軽快な足どりを身につけていきましょう。内ももやお尻の引き締めにも効果的です。

下半身の引き締め1

遮断機のポーズ

全身のバランスが要求されるポーズ。ふだん意識しづらい内ももを使い、たるみやすい内ももを引き締めます。

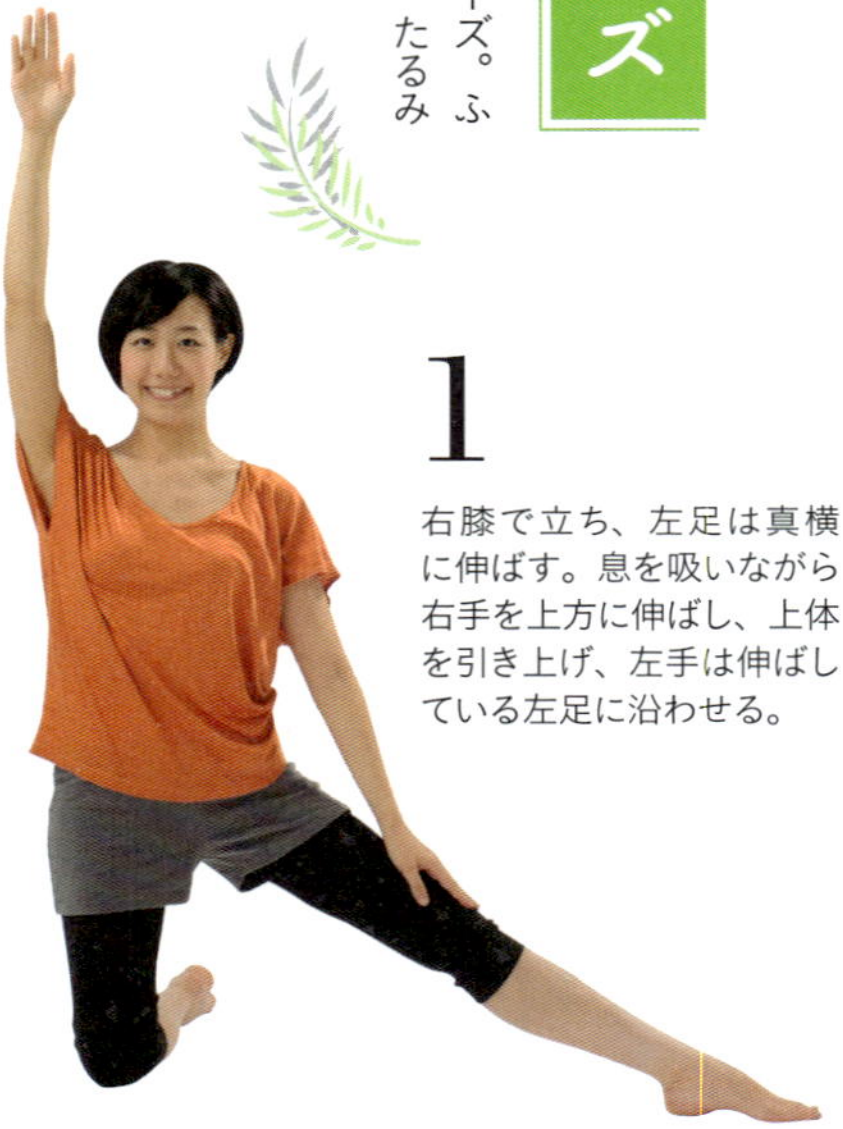

1

右膝で立ち、左足は真横に伸ばす。息を吸いながら右手を上方に伸ばし、上体を引き上げ、左手は伸ばしている左足に沿わせる。

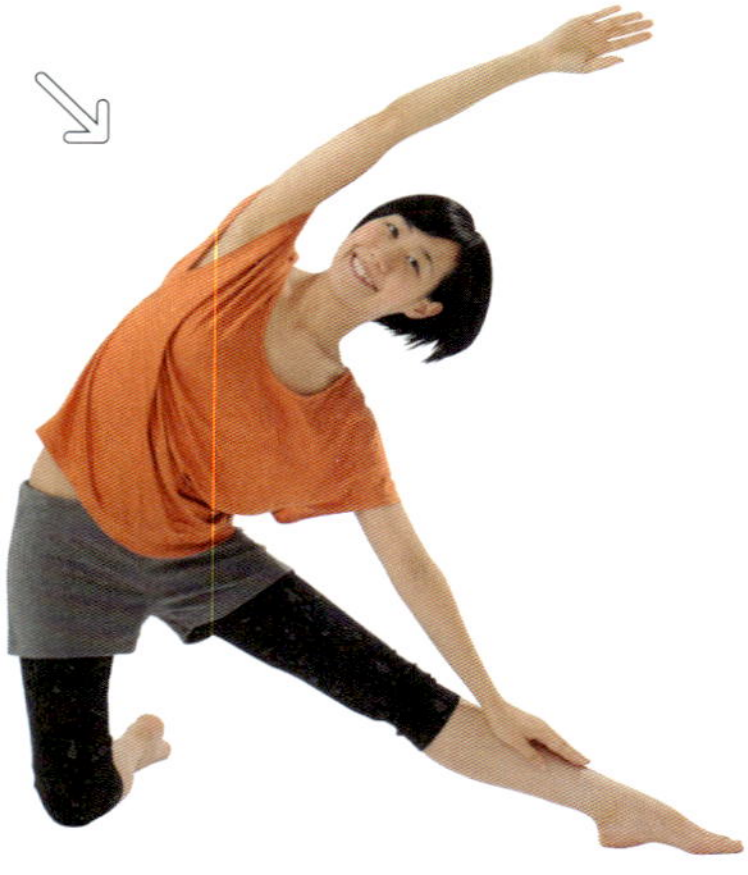

2

息を吐きながら上体を左に下ろし、左手は左足首に近づけていく。この姿勢で3呼吸。反対側も同様に行う。

下半身の引き締め2

猫のポーズの応用

足の上げ下げは引き締まったおなかとヒップアップに効果的。背中から足先までイキイキとした後ろ姿を意識して動かしましょう。

1

四つんばいの姿勢になり、息を吐きながら背中を丸くし右膝を顔に近づける。つかなくてもいいので、近づけていく気持ちで。

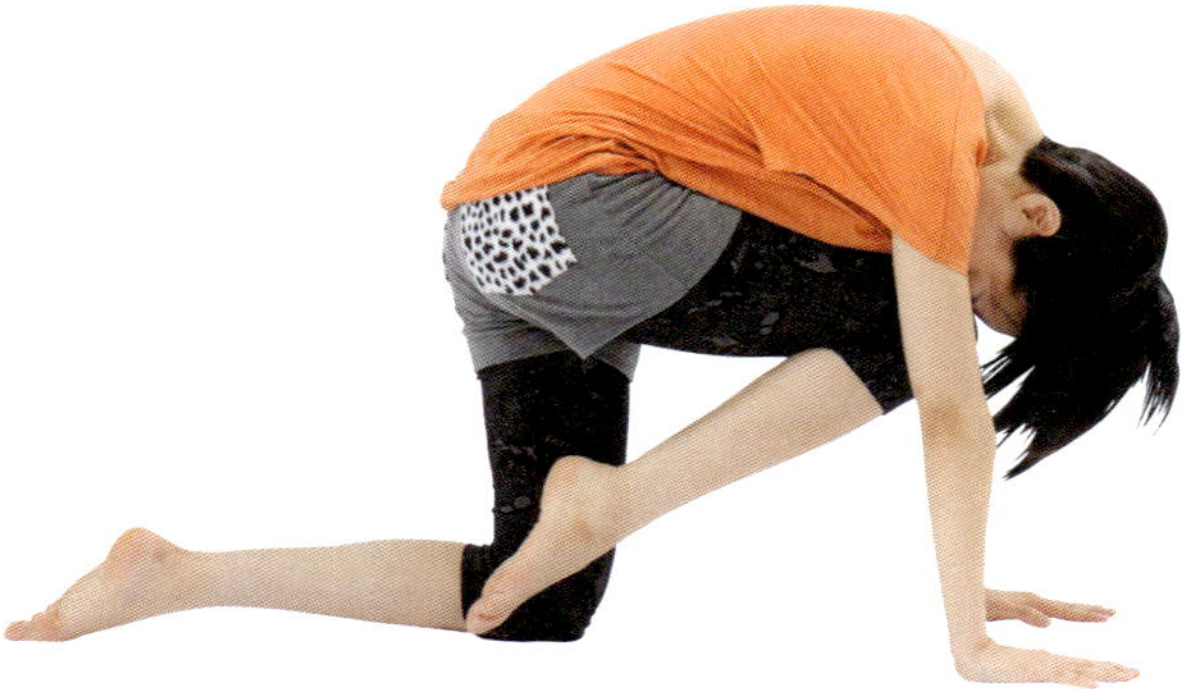

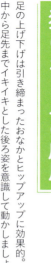

2

息を吸いながら上体を上向きに、さらに曲げた足を後ろの上方に伸ばし心地いいところまで持ち上げていく。このとき骨盤が傾かないように注意。反対側も同様に行う。

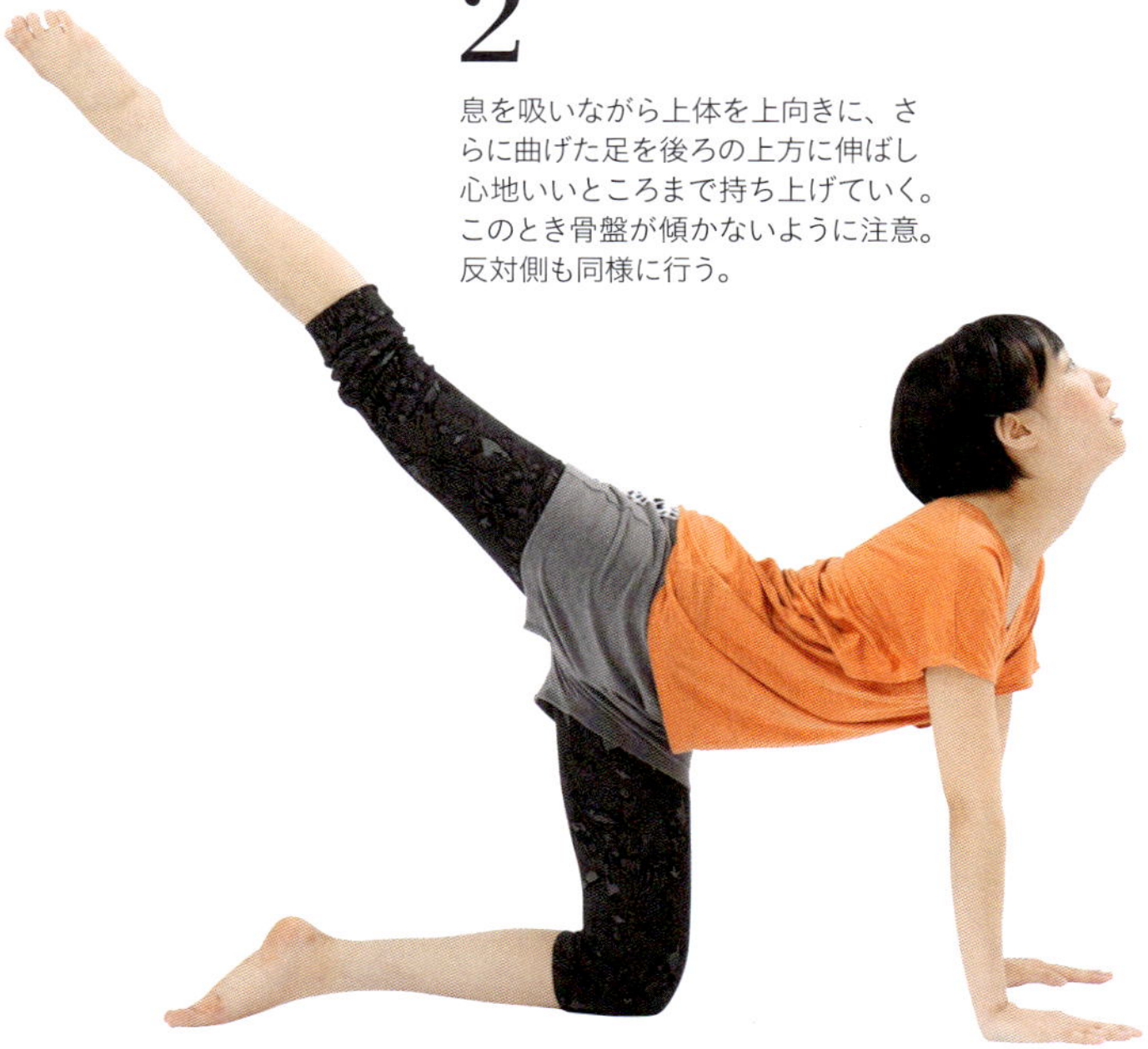

アンチエイジング

若々しさは一日でならず。日々の努力がものをいいます。

アーユルヴェーダには昔から、ラサーヤナといわれる、寿命をまっとうするまで若々しく生きるコツがあります。まずは体や心を枯渇させないように、楽しくイキイキとした表情づくりから始めてみましょう。精神面と肉体面の両方からのアンチエイジングに効果的です。

アンチエイジング1

ライオンのポーズ

顔の筋肉をくまなく使いイキイキした表情をつくります。舌を思い切り出すことで、マイナス感情やストレスの解消にも効果的。

1

正座から上体を軽く前傾させ、膝に手首をあて指先を床につける。下を向いて肩を耳から遠ざけるように、下ろした後顔を上げ背筋を伸ばし、ゆっくり息を吸う。

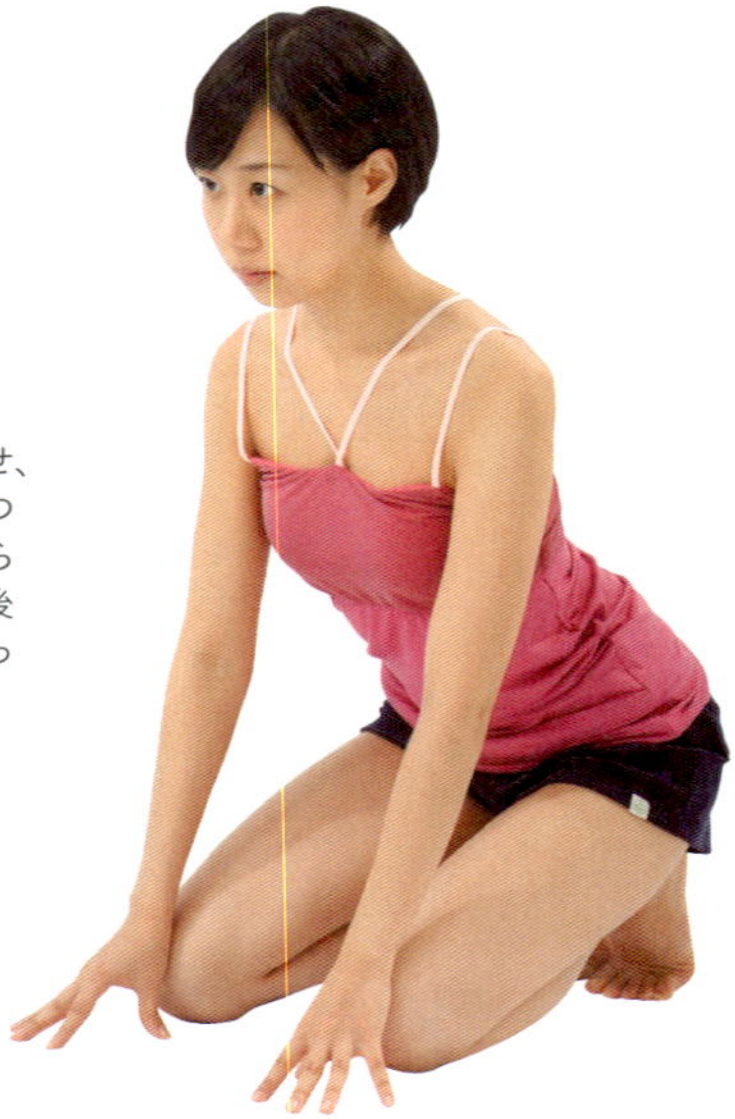

2

一気に息を吐きながら、両目は大きく見開き目線を上方に。口を大きく開けて、舌を伸ばすように出す。このポーズは表情筋を豊かにして、おなかを引き締め、ストレスを軽減することに役立つ。

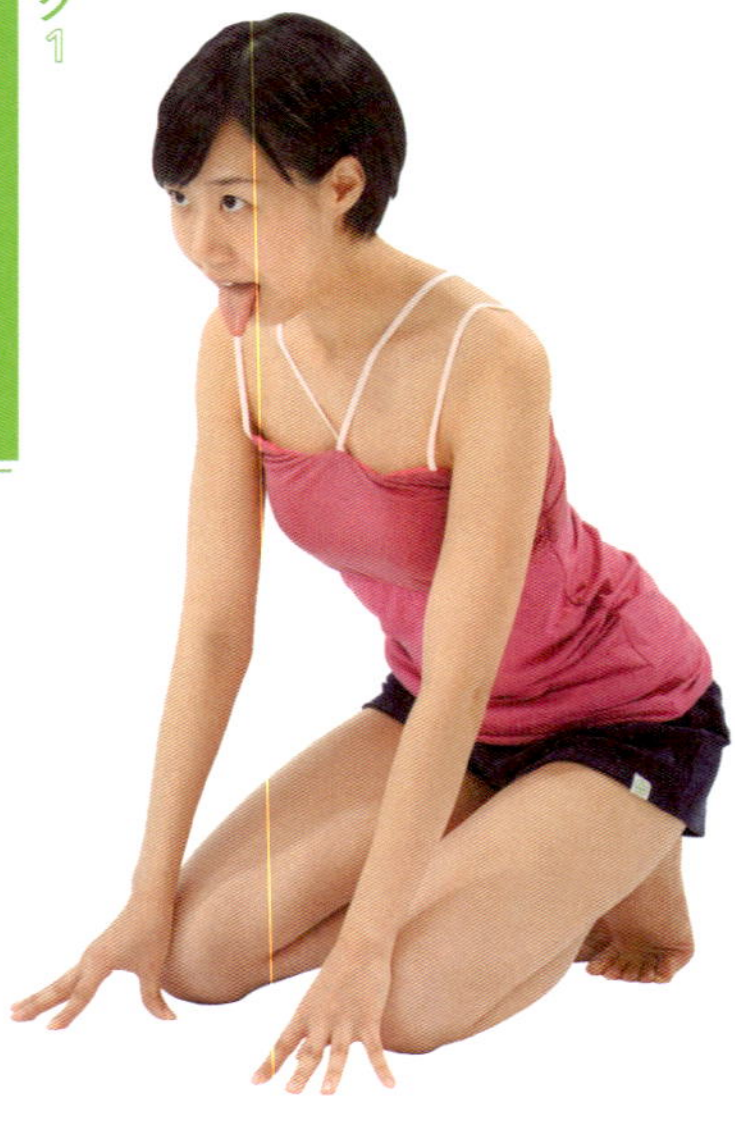

アンチエイジング2

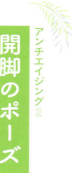

開脚のポーズ

婦人科系の不調の改善や冷えの緩和に。ヴァータの過剰を減らしてエイジングに対するケアの助けになります。

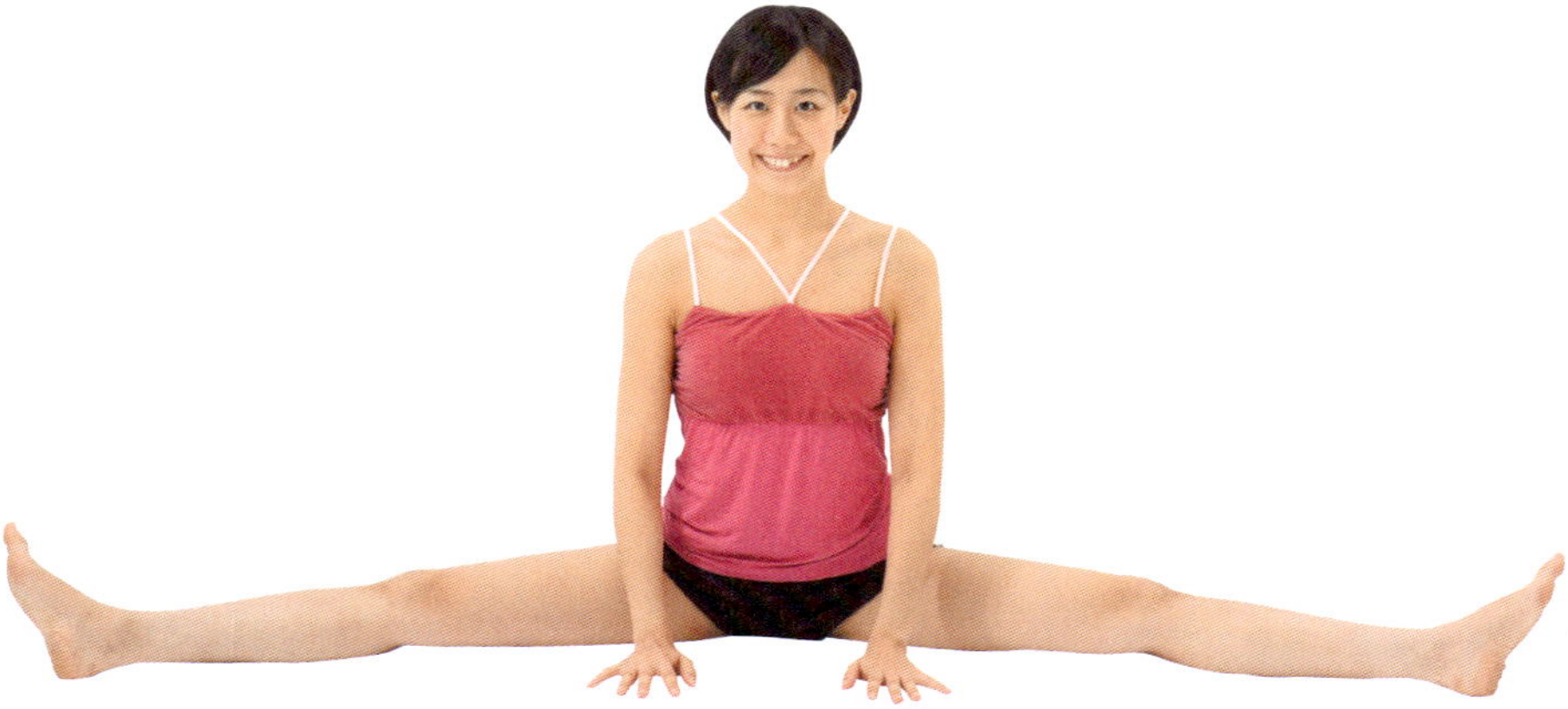

1 無理のない範囲で足を開いて左右の座骨をつけて骨盤を床につける。手を腰の前につき、息を吸いながら腰を引き上げる。

↓

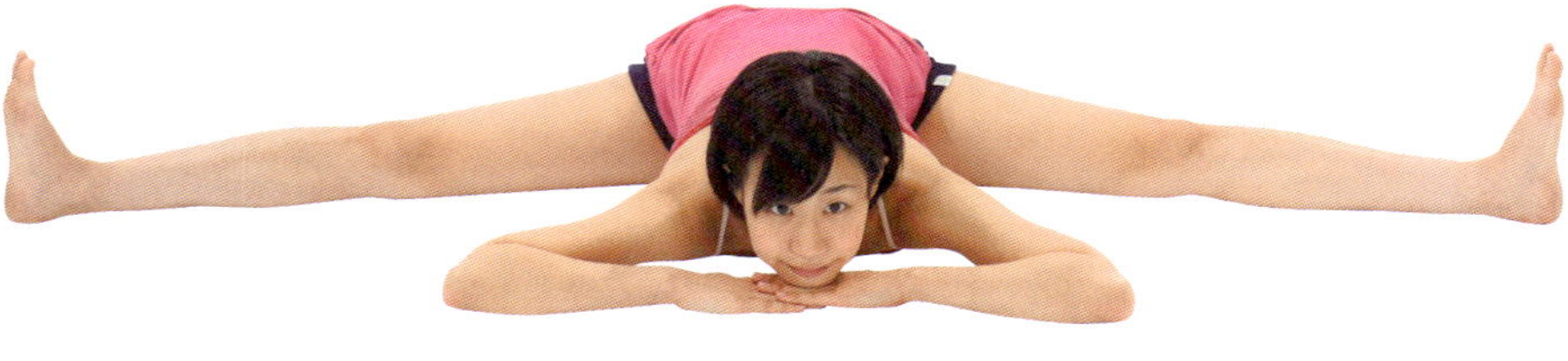

2 息を吐きながら股関節から上体を倒し、腕を前方に伸ばす。下腹部を引き上げたまま背筋を伸ばし、3呼吸する。

不調時のヨーガ

ヨーガは対処療法的にこれにはこれが効く、ということではありません。すべての現れている現象は見えないことに起因します。不調に対するヨーガは、体を意識がリードし、呼吸をそこに伴うよう、より注意してみましょう。

胃腸の不調

消化の力を高め、毎日の出来事をかみ砕く力を身につけましょう。

ふに落ちない、煮えくり返る、うのみにするなど、胃腸の働きに起因する言葉があります。アーユルヴェーダでは、アグニ（消化の火）が燃えていることが健康の証しでもあります。消化の火を燃やして、艶のある美しさを身につけましょう。

胃腸の不調1

ラクダのポーズ

みぞおちを落ちくぼませると消化に負担がきます。ラクダのポーズで、みぞおちから消化の火を３６０度放射させましょう。

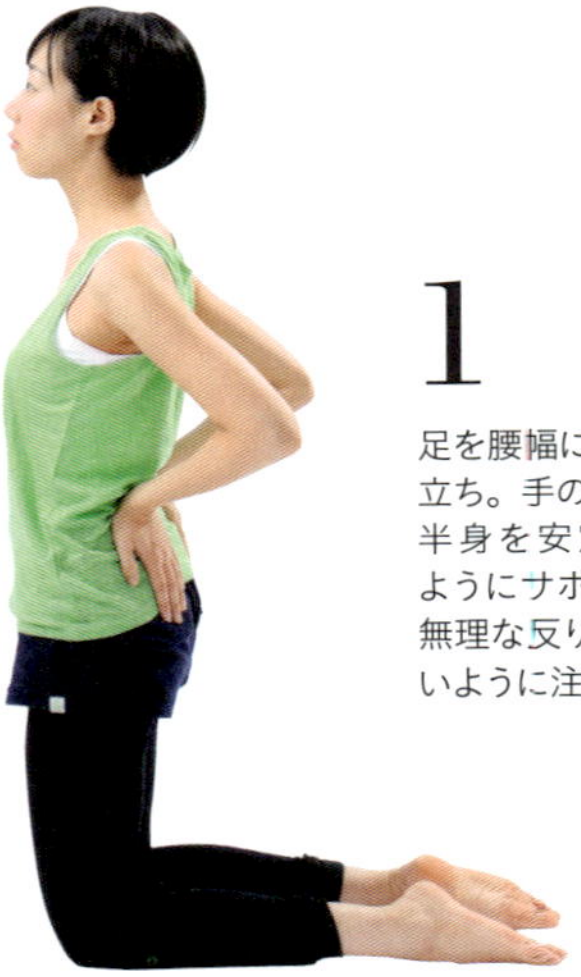

1

足を腰幅に開き、膝立ち。手のひらで下半身を安定させるようにサポートして、無理な反りにならないように注意する。

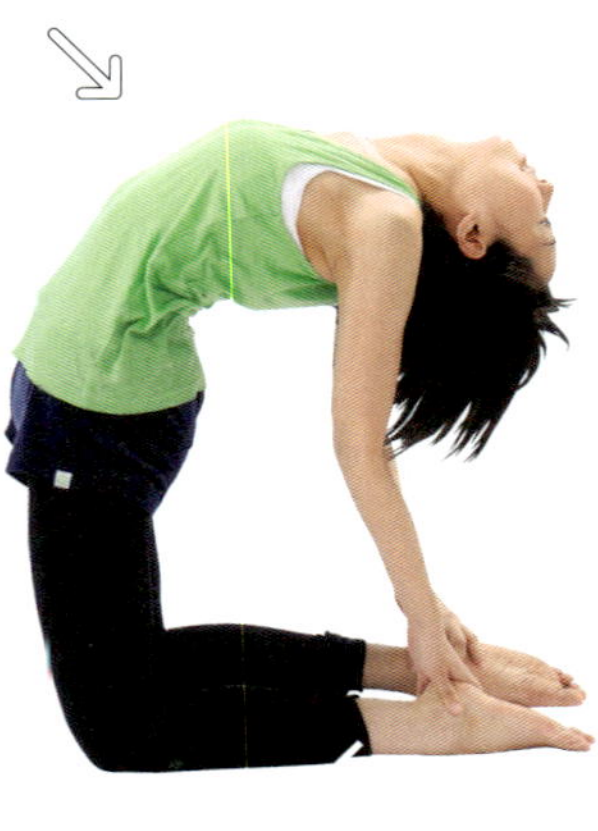

2

息を吐きながら、腰から手を離して両膝で床を押すようにして、片手で順番にかかとをつかむ。あごを引いて首の後ろを伸ばし、胸を開いて3呼吸。みぞおちが太陽の光を放射しているかのようにイメージして胸を開く。

胃腸の不調2

ねじりのポーズ・バリエーション

体をねじることで肝臓や胃の働きが活発になります。元気のいい消化の火を心身に点火しましょう。

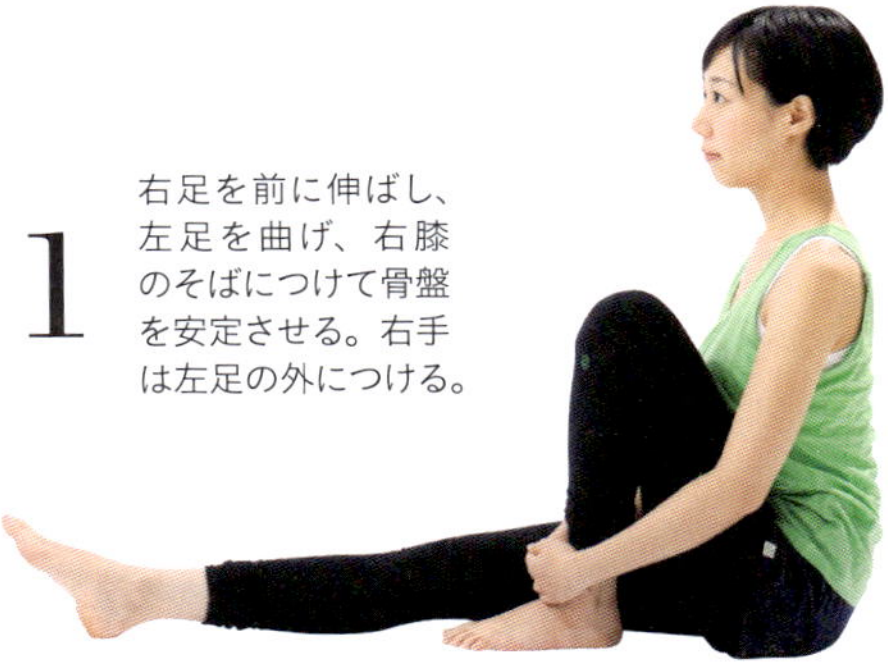

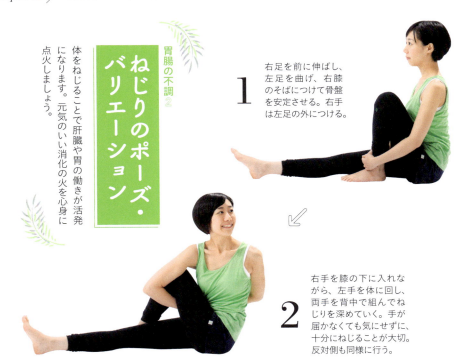

1 右足を前に伸ばし、左足を曲げ、右膝のそばにつけて骨盤を安定させる。右手は左足の外につける。

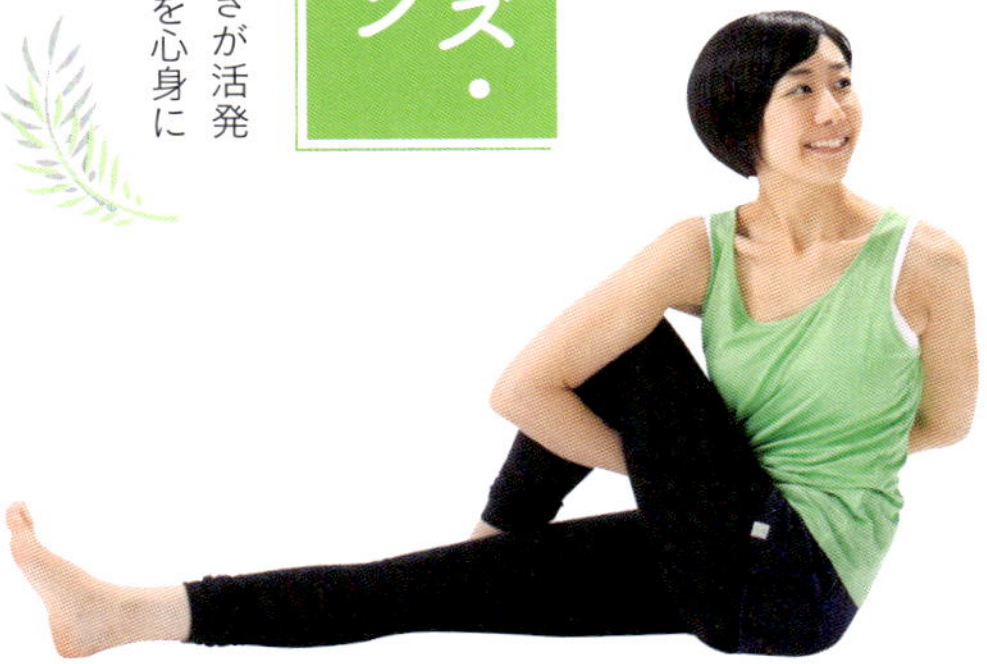

2 右手を膝の下に入れながら、左手を体に回し、両手を背中で組んでねじりを深めていく。手が届かなくても気にせずに、十分にねじることが大切。反対側も同様に行う。

胃腸の不調3

スフィンクスのポーズ

肩甲骨まわりの疲れをとると、肩が開き胸が開きます。下腹部のマルマ（134ページ参照）を刺激して代謝を上げます。

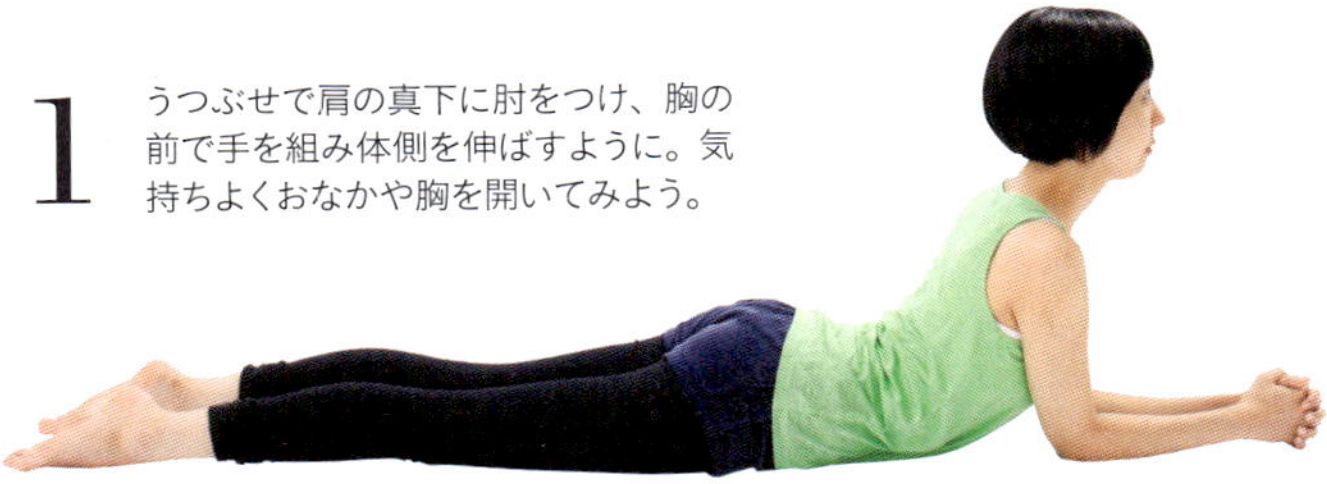

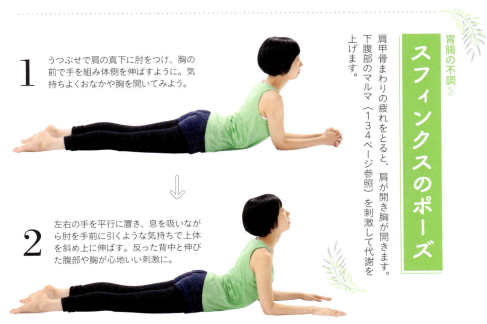

1 うつぶせで肩の真下に肘をつけ、胸の前で手を組み体側を伸ばすように。気持ちよくおなかや胸を開いてみよう。

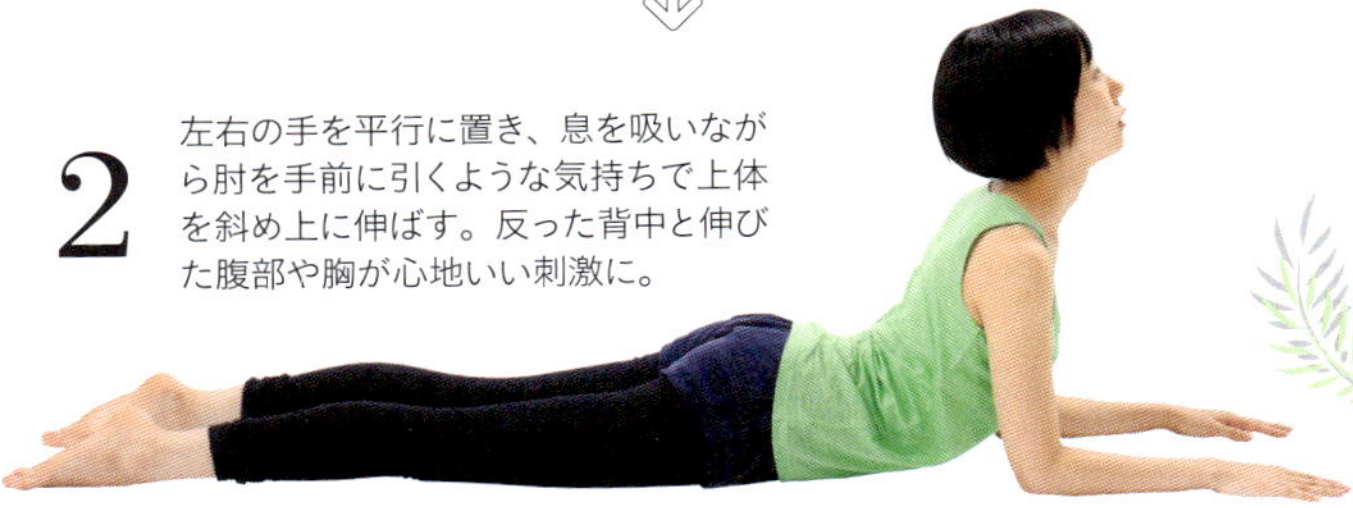

2 左右の手を平行に置き、息を吸いながら肘を手前に引くような気持ちで上体を斜め上に伸ばす。反った背中と伸びた腹部や胸が心地いい刺激に。

風邪

風邪は万病のもと。早めにヨーガで対処して、早くバランスを取り戻して。

アーマ（未消化物）が蓄積してスロータス（通路）が詰まると、それを解毒・排泄するように風邪をひくという体の知恵が働きます。寒さや乾燥の季節は特に、軽い食事で消化力を高めてリラックス。ヨーガで体のこわばりをとり初期症状から早めに対処しましょう。

風邪1

肩立ちのポーズ

風邪は体の毒素を排泄するものともいわれます。全身を逆さにするポーズで解毒・排泄作用をスムーズにします。

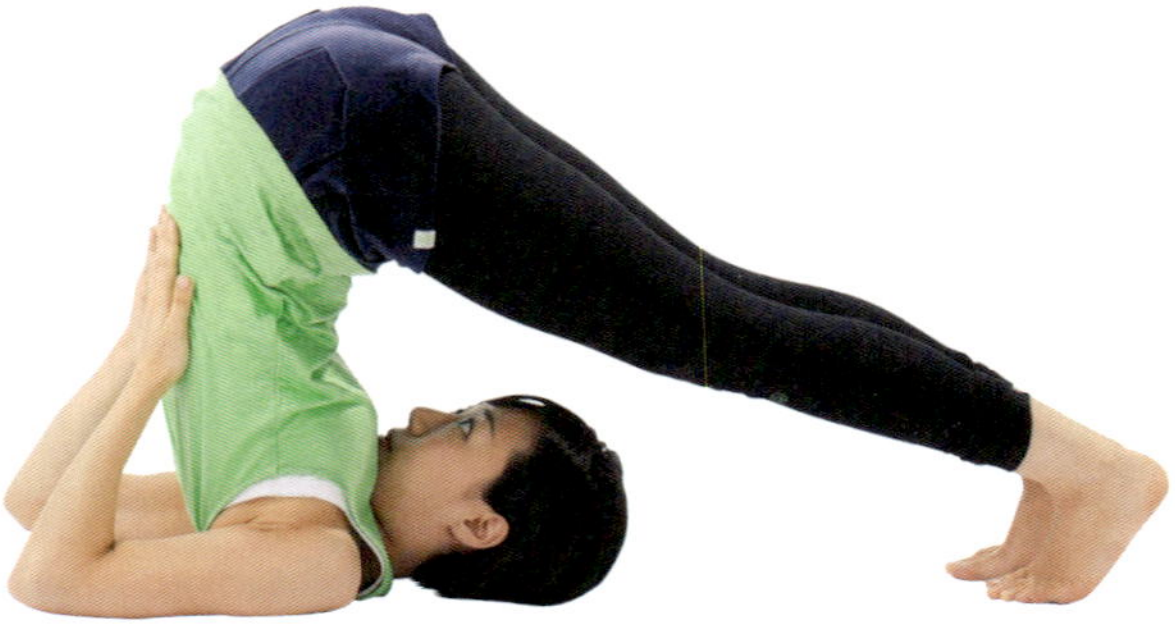

1

足をそろえて床から垂直に伸ばし、さらに上半身を折りたたむように、足先を頭上の床までもっていく。ここで喉を意識して3呼吸。

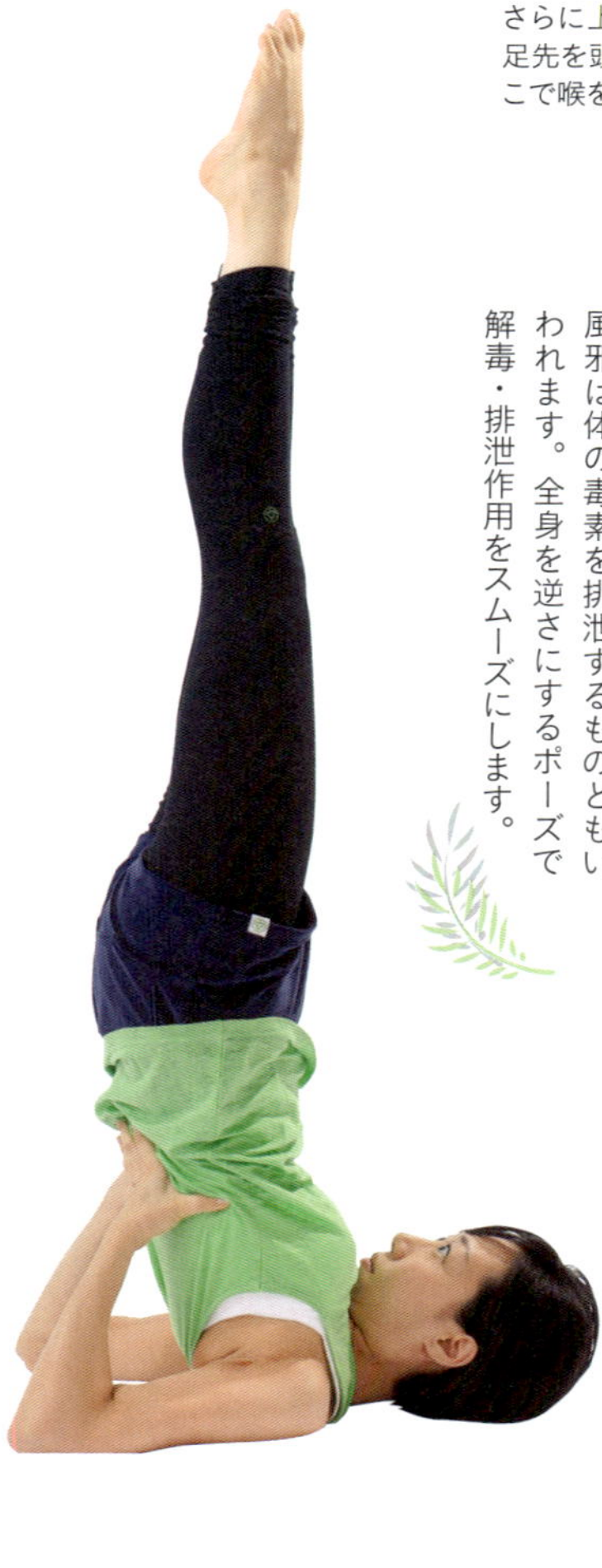

2

1のポーズから両手で背中を支え、両足先を天井へ垂直に向ける。腹筋と背筋をほどよく使い、全身のバランスを肩でとるように。

風邪2

背中を伸ばすポーズ

風邪のひき始め、背中がバリバリにこわばる症状が現れます。背中をほぐして、風邪を早く体から通過させましょう。

1

足を前に伸ばし、息を吸いながら両手を天井方向に伸ばし、吐きながら背中から腰、膝裏の伸びを感じて、背中をよく伸ばすようにする。

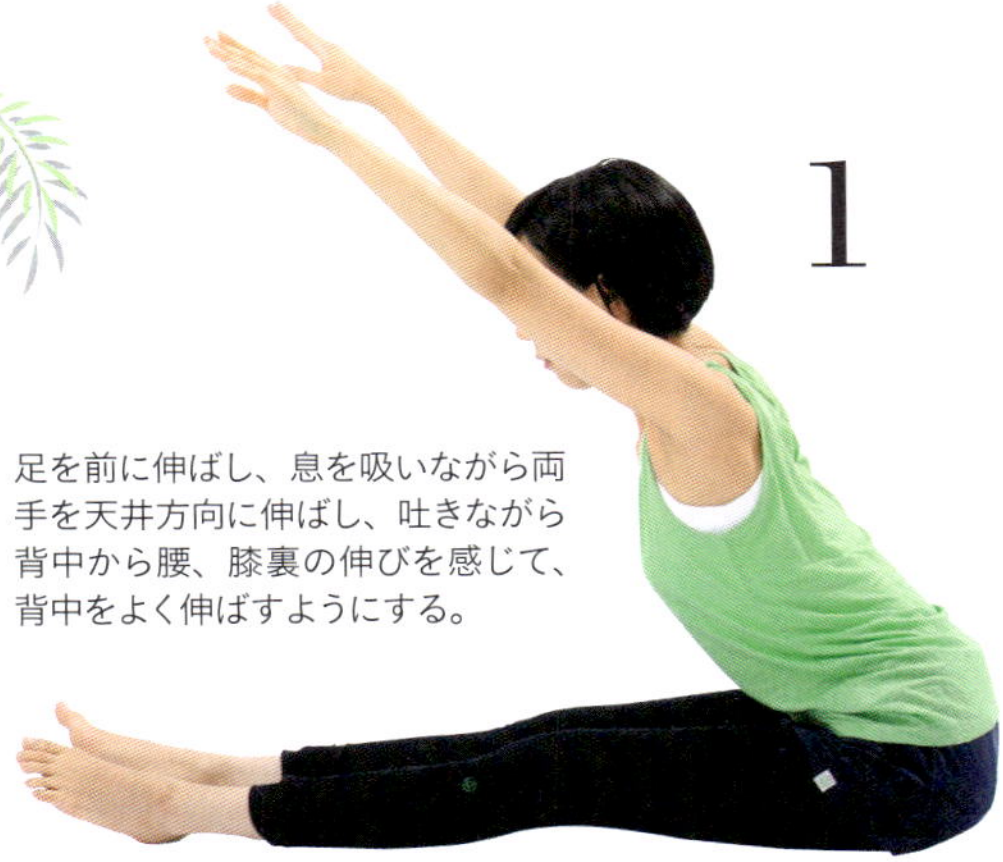

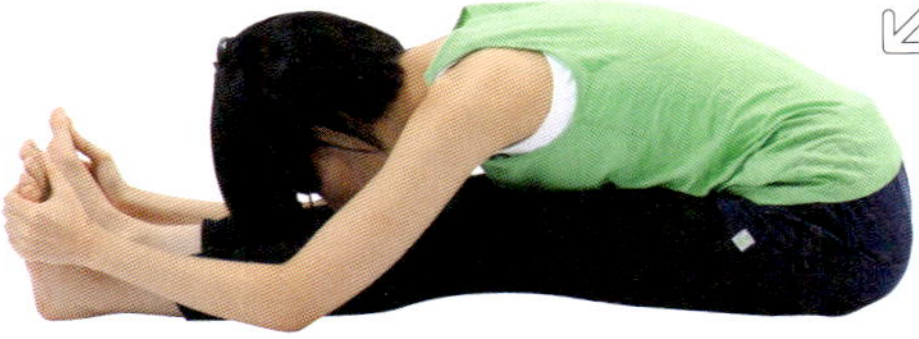

2

手が無理なく足を持てるところまで、上体を倒し背中を十分に開き伸ばす。風邪のひき始めにこわばった背中をゆるめるように。

風邪3

しかばねのポーズ（シャヴァアーサナ）

全身をリラックスさせ床にまかせるように。ヨーガでは大変重要なポーズのひとつです。ポーズの効果を高め、さらには自然治癒力を全開にします。

足を腰幅に開き、手のひらを上に向けて緊張をゆるめる。足先から腰、背中、肩、腕、首、頭が均等に床に沈むようにリラックス。

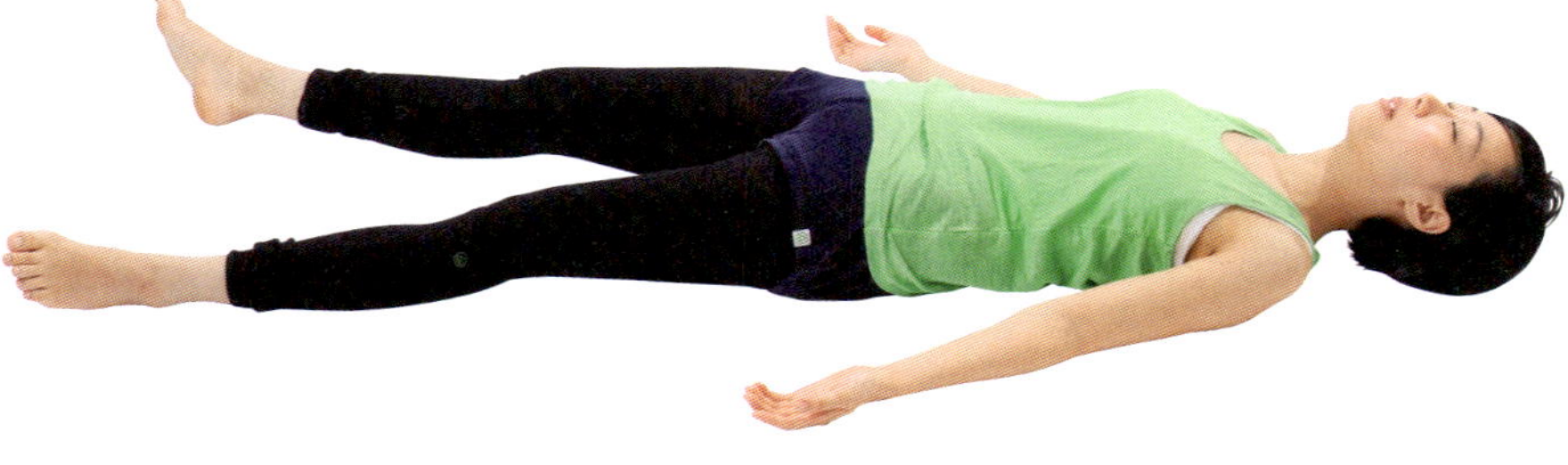

不眠

日中の緊張を就寝前に解きほぐし、一日に感謝して眠りましょう。

体全体をゆるめる練習をすると、ヴァータやピッタを鎮め、眠りを健やかにしてくれます。自分自身のコントロール法を身につけ、良質な眠りを手に入れましょう。インドでは「熟睡は神様からのプレゼント」と考えられているようです。すてきなプレゼントを受け取りましょう。

不眠1

あおむけの合せきのポーズ

股関節をゆるめ、体のバランスを整えて、偏りのない状態に戻していきましょう。

column

不眠時の呼吸法

耳も目もふさぎ、内なる音に耳を傾けるように口を閉じ、「んー」と息を吐く音を鼻に抜けるように出してみましょう。頭がすっきりして雑念や考えすぎから解放されやすくなります。重い心を音の振動で洗濯機のように洗い落とせます。

1

あおむけになり、膝を左右に開きながら足の裏を合わせる。無理に膝を床につけようとせず、おなかや腰をリラックス。

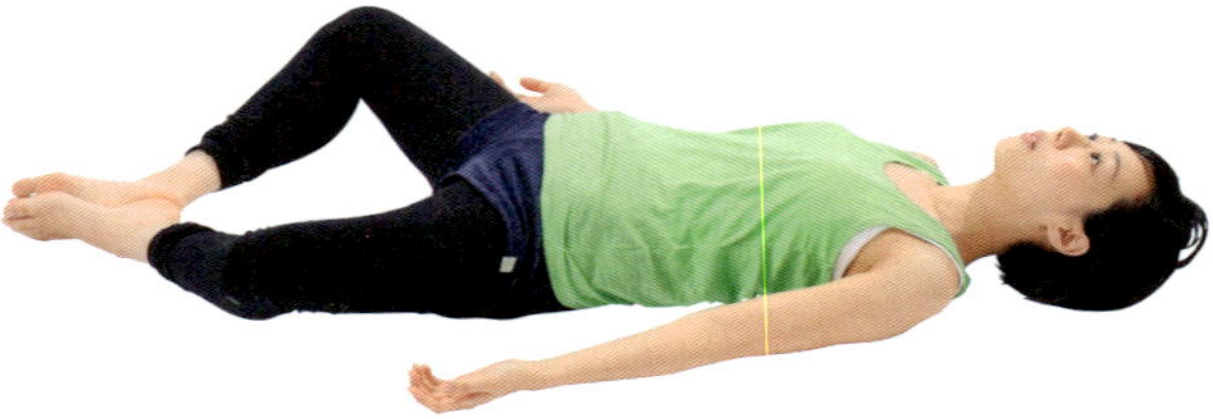

2

無理のないところまで左右のかかとを恥骨に近づける。両手は頭上に伸ばし、自然の呼吸で体全体の緊張をゆるめる。

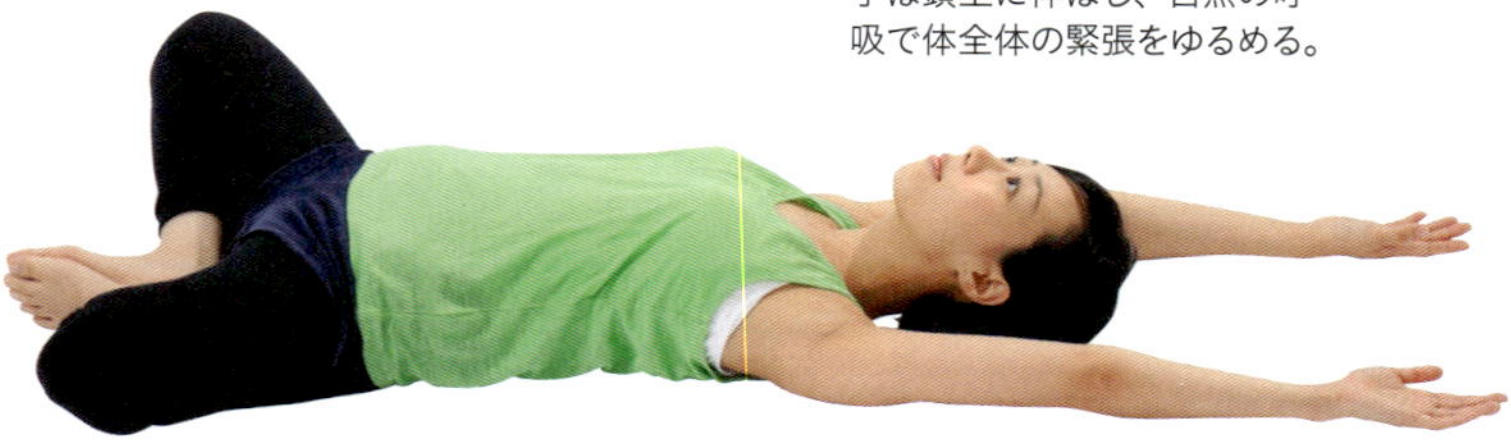

不眠2

首から背中の緊張をとる ウサギのポーズ

首から背中の緊張をゆるめ、頭を休め深い眠りに誘っていきましょう。このポーズはすべてへの感謝を表します。

1 首ったけ、借金で首が回らない、などは、首が柔軟な動きを制限されると自分を見失うというたとえ。頭から背骨まで流れをつけていくようにポーズをとろう。正座から頭頂を床につける。

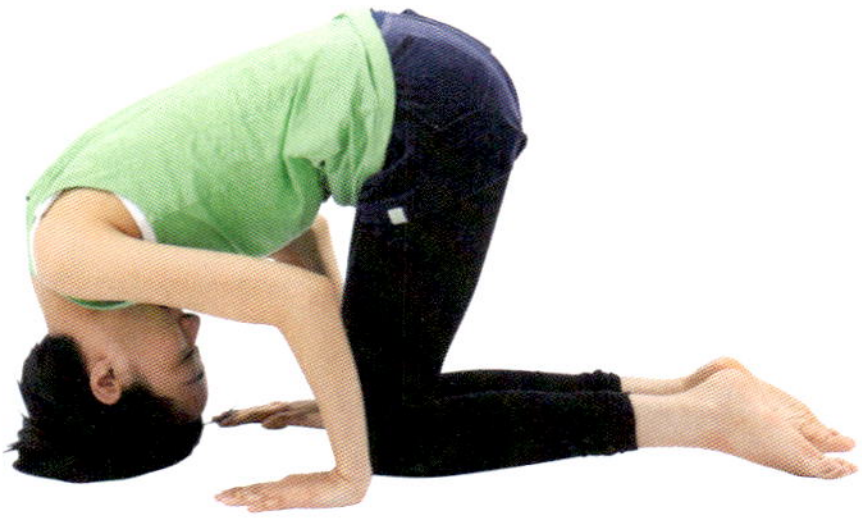

2 肩甲骨を寄せ合い、背中の後ろで手を組んで、息を吐きながら両腕を上に伸ばす。副交感神経を刺激し心身のリラックスに効果的。

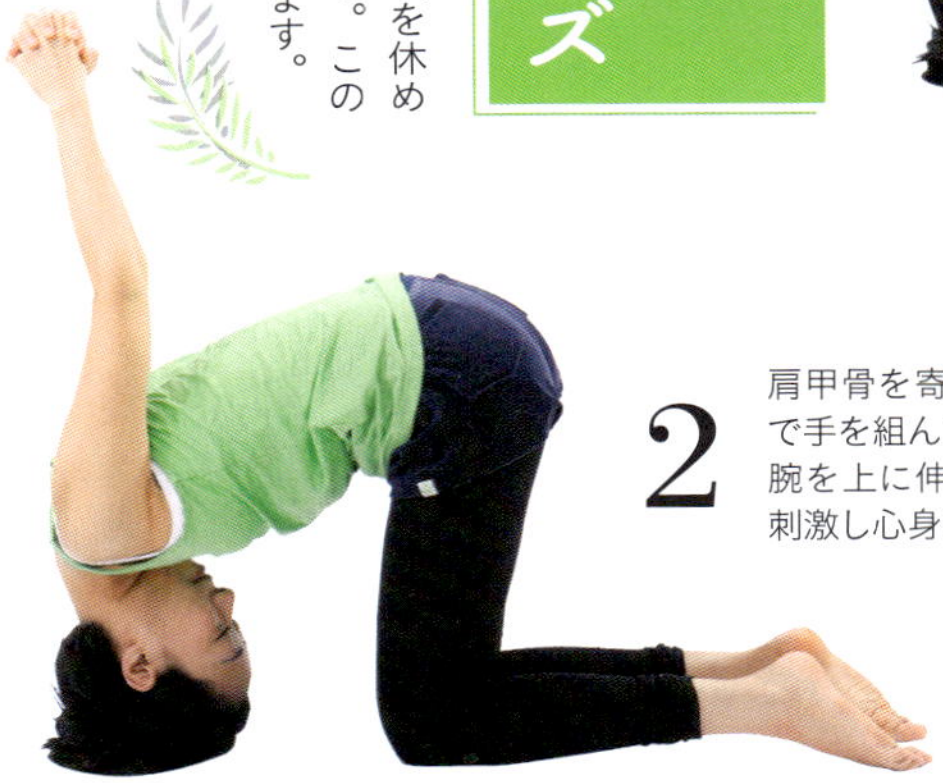

不眠3

魚のポーズ

首の緊張をゆるめると頭が休まります。頭のてっぺんのマルマを、ほどよく刺激してみましょう。

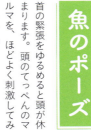

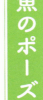

1 あおむけになり、手のひらは下に向けてお尻の下に置く。あごを引き、視線は天井に向ける。

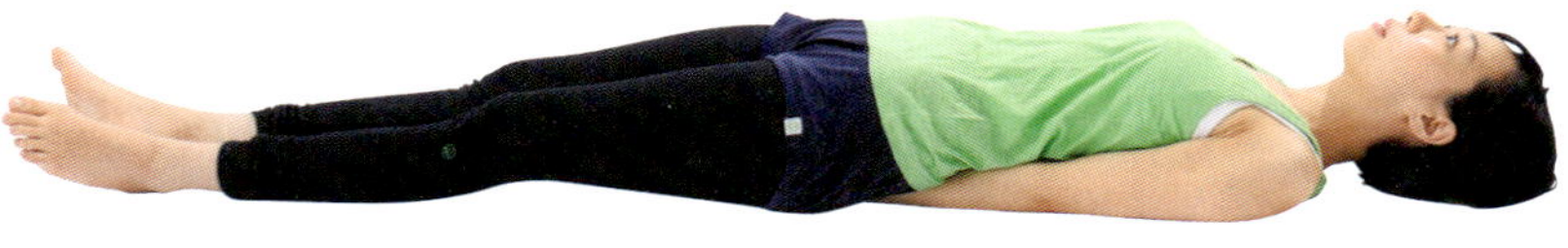

2 息を吸いながら胸を開き背中を反らせる。肩甲骨あたりの凝り固まった筋肉をほぐし深い眠りに導きやすくする。

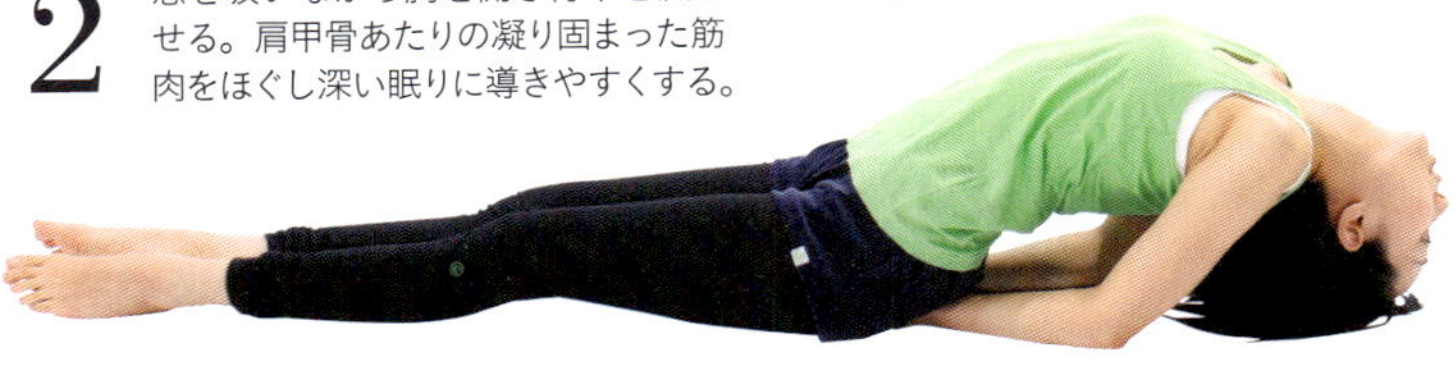

生理痛

十分な休息でヴァータを鎮め、意識を自分の内側へ導いて。

生理中は体のサイクルでは、ヴァータが強くなる時期です。十分な休息をとり、仕事も少しセーブして風のエネルギーを鎮めてゆったり過ごすといいでしょう。冷たいものや刺激的なものは控え、浄化をスムーズにさせるよう意識を内側へ向けてみましょう。

生理痛1

合せきのポーズ

恥骨のゆがみは生理痛の原因のひとつ。それを矯正し、さらに骨盤底にある筋膜をバランスしましょう。

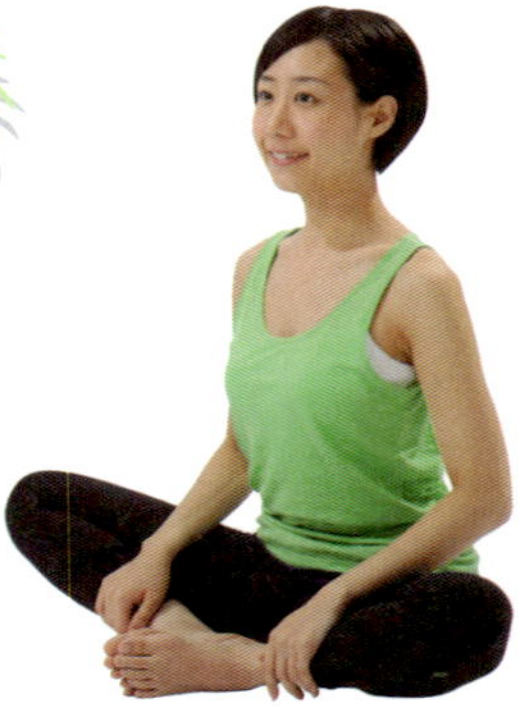

1 両膝を曲げて足を左右に開き、足の裏を合わせて座る。息を吸いながら背筋を伸ばし、両手でかかとを恥骨に引き寄せるようにする。

↓

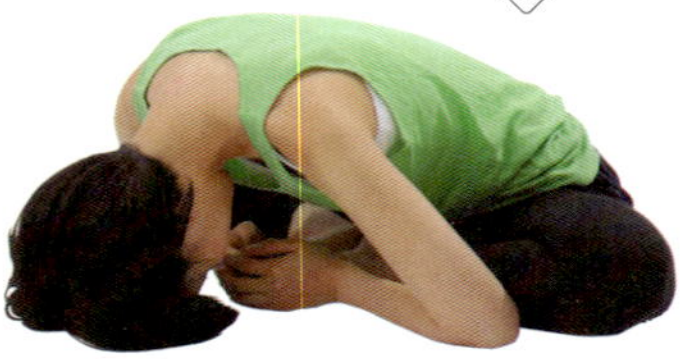

2 息を吐きながら上体を前に倒す。内ももがつけ根から膝に向かい伸びるように、座骨も床から浮かないように注意。

生理痛2

合せきのポーズ・バリエーション

生理痛のバランスポイントに仙骨があります。優しい刺激を与えて、イキイキとした仙骨を目指しましょう。

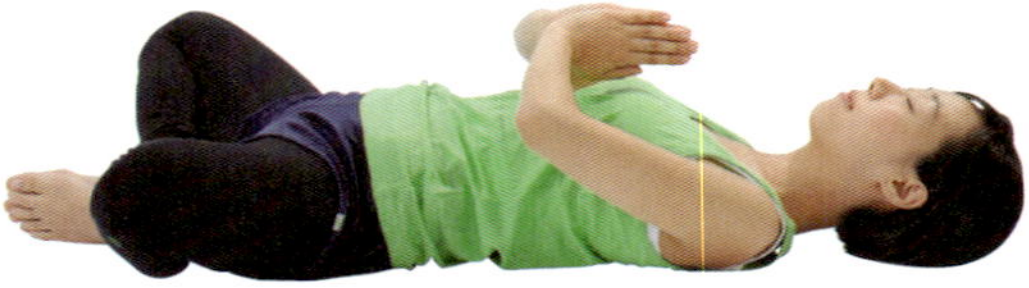

1 あおむけになり、足の裏を合わせて恥骨に引き寄せる。3呼吸の間、息を吐くたびに股関節の緊張がとれていくイメージを。

↓

2 息を吸うたびに腰を床から持ち上げ、息を吐くときに腰を軽く床にストンと落とす。股関節は無理に広げないで大丈夫。

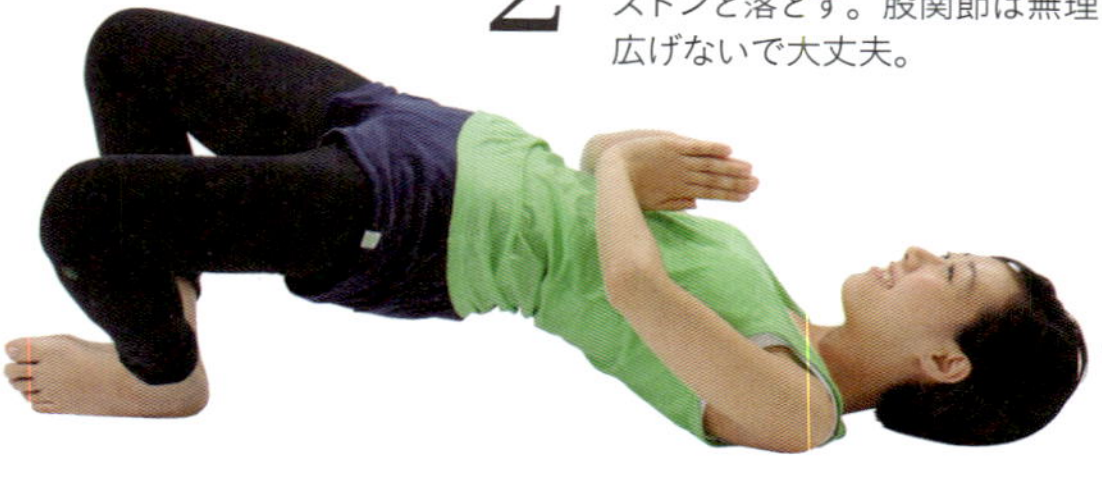

生理痛③

ガス抜きのポーズのねじり

おなかの張りや緊張は生理痛につながります。
過剰なガスを取り除き、すっきりとした腹部に。

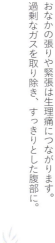

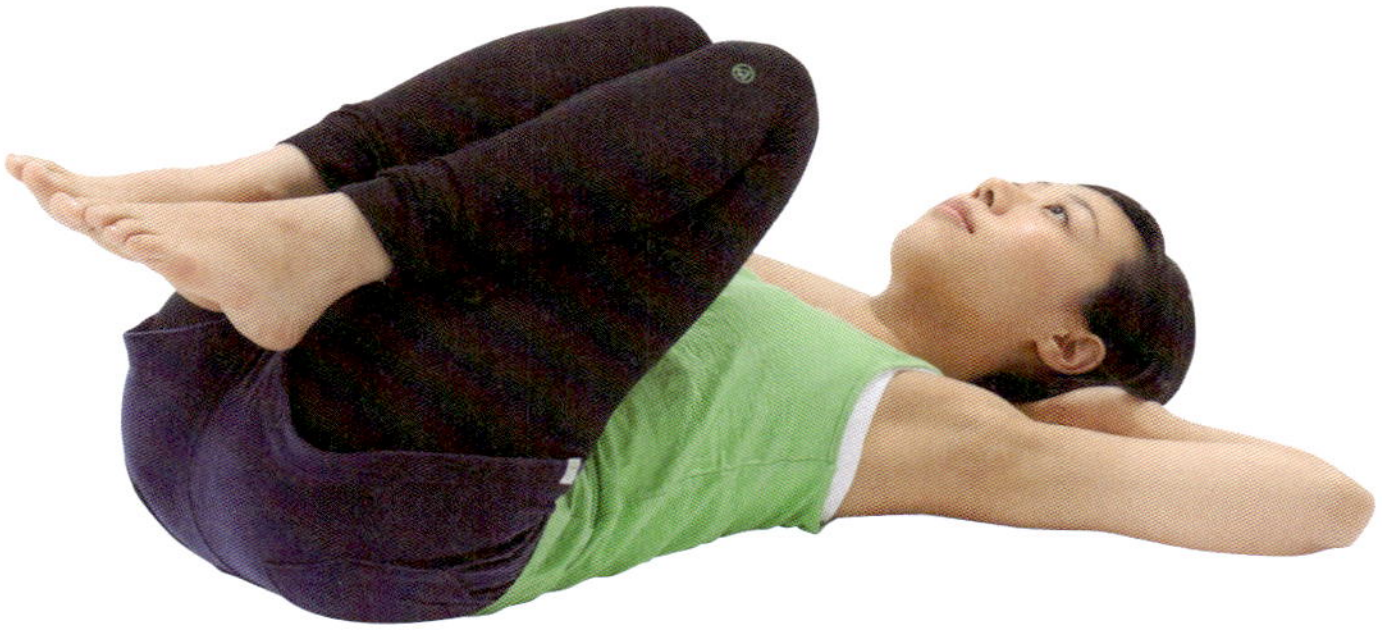

1 両膝をおなかに両手を使って抱える。その姿勢で3呼吸。背中やおなかをリラックスさせていき、指を組んで両手を頭の下に置く。

↓
↓
↓

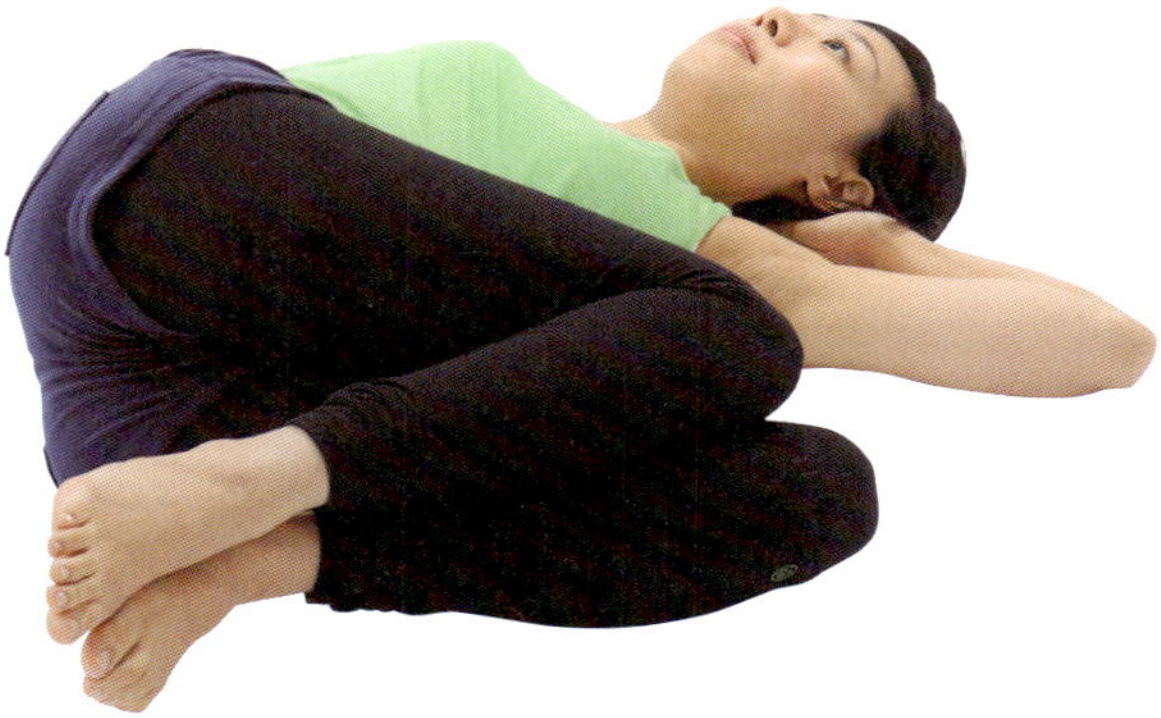

2 息を吐きながら膝ができるかぎり離れないように倒し、吸いながら正面に戻る。これを3～5呼吸する間、左右交互に行う。

冷え

リラックスは血液の循環を促します。冷えた体と心に優しい流れを。

ヴァータやカパの過剰による血液循環の悪さが、冷えを引き起こします。リラックスと運動を生活習慣に取り入れ、体と心を解放させましょう。無理に変えようと力まずに、体に自然な流れが働くように。ヨーガで体の声に耳を傾けることができるようになります。

冷え1

腰歩きのポーズ

骨盤と肩甲骨を動かし代謝をアップ。後ろに20歩、前に20歩と交互に歩いて代謝のいい体になりましょう。

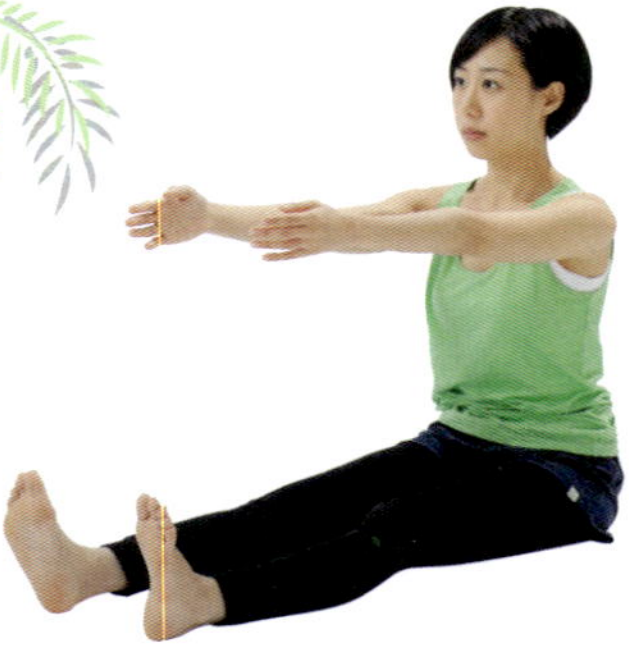

1

足を前方に腰幅に開き、腰を起こすようにして座る。両手は肩の高さ、肩幅で前方に伸ばしていく。

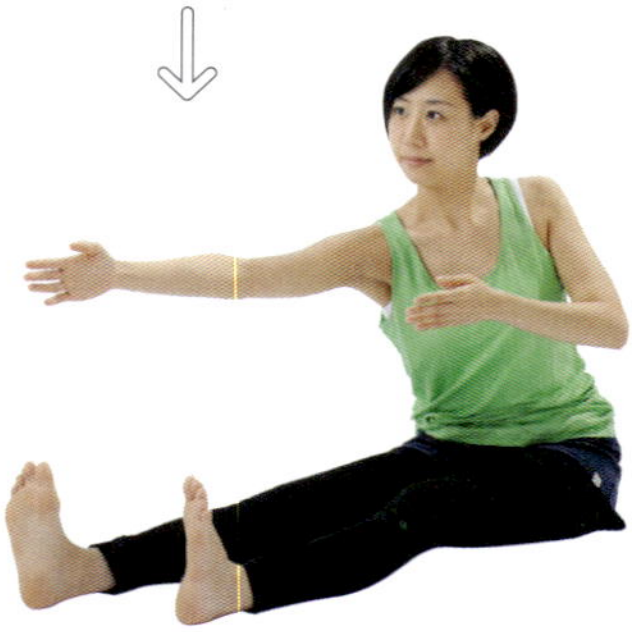

2

右の腰から足先にかけて骨盤から歩くようにし、右手は肩甲骨から前方に伸ばす。次は左足と左手で。交互に動かしながら、腰で歩くように前に進み、次は後ろへ。前後に数回繰り返し歩く。

冷え2

ピラミッドのポーズ

頭寒足熱という言葉のように、頭をすっきりと、下半身のパワーを充実させるポーズ。体のバランスが大切です。

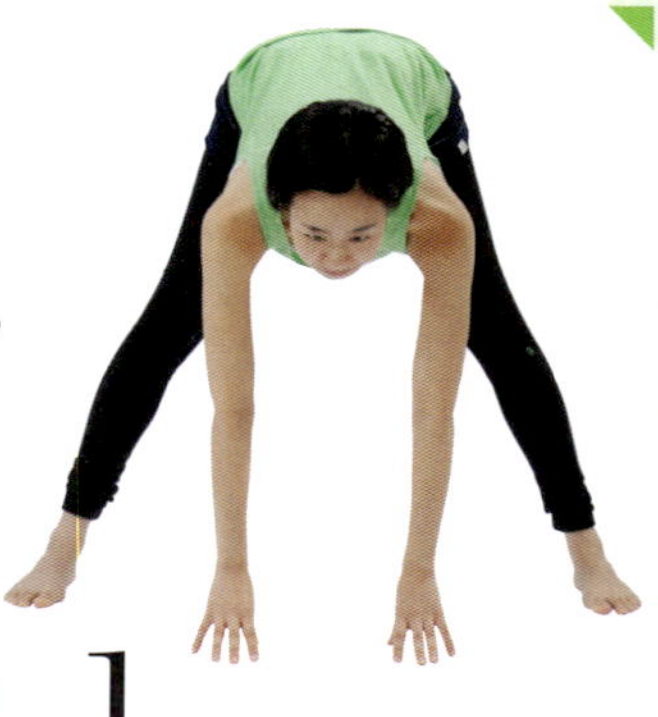

1

足を腰幅の約2倍に開いてつま先は正面に向けて、両手を床につく。背中をまっすぐに保ち、膝裏から背中を心地よく伸ばしていく。

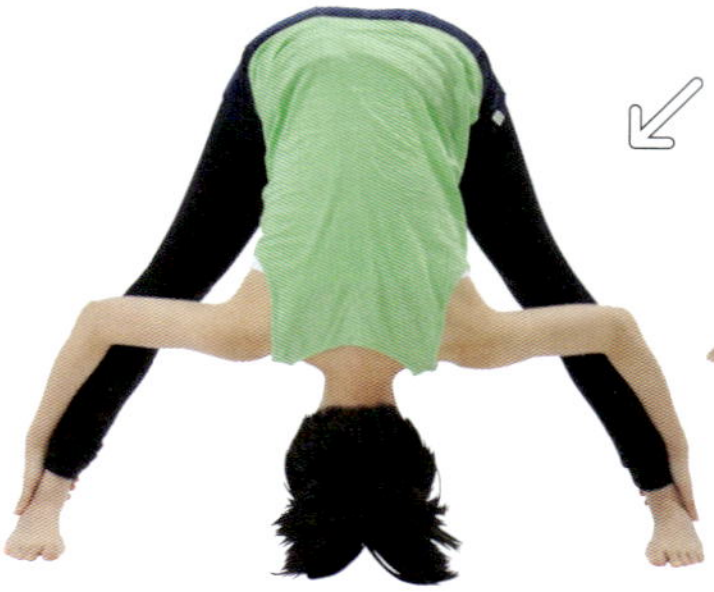

2

息を吐きながら背中を伸ばし、徐々に頭頂部を両足の間の床に近づけていくようにする。

いらいら

火は情熱をかき立てます。その火が高じたものがいらいらに。

火のエネルギーはアグニ（消化の火）にも関係します。その火のエネルギーが過剰になるといらいらを募らせ、その結果は消化の力にも影響を与えます。いらいらによって、消化力が乱れているにもかかわらず食べすぎてしまうため、アーマ（未消化物）を増やしてしまうのです。

column いらいら時の呼吸法

ピッタのバランスを整えるには、クールダウンが効果的です。冷気を体内に取り入れることができるシータリー呼吸法（53ページ参照）がおすすめ。体内に効率よく冷気を取り込み、火から起こるいらいらが鎮まっていきます。

いらいら1 バッタのポーズ

火の力はあるときは勇気に、あるときはいらいらに変換されます。火を味方につけて一歩を踏み出しましょう。

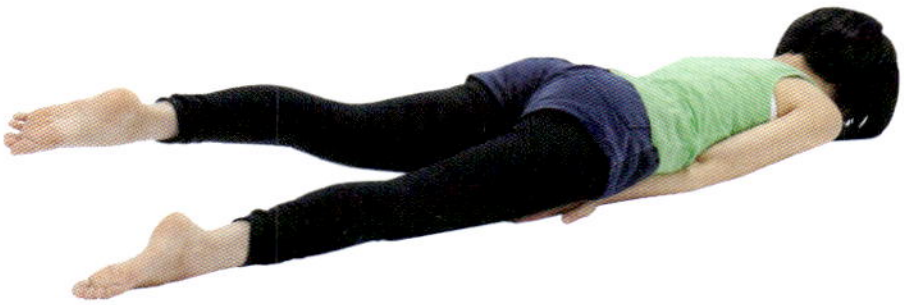

1 うつぶせになり、足を腰幅に開き、あごを床につけ、両手を体側、手のひらを上に向ける。息を吸いながら片方の足を床から5cmほど上げ、吐きながら下ろす。反対側も同様に行う。

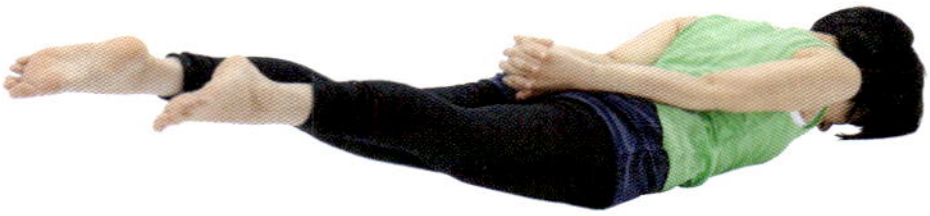

2 両足を恥骨が床から離れないようにしながら、息を吸いながら5cmほど上げる。両手は後ろに組み、上体も起こしていく。

いらいら2 月のポーズ

月は静けさ、安定、落ち着きを与えます。月が満ちて欠けていく姿を体で描き頑張りをゆるめましょう。

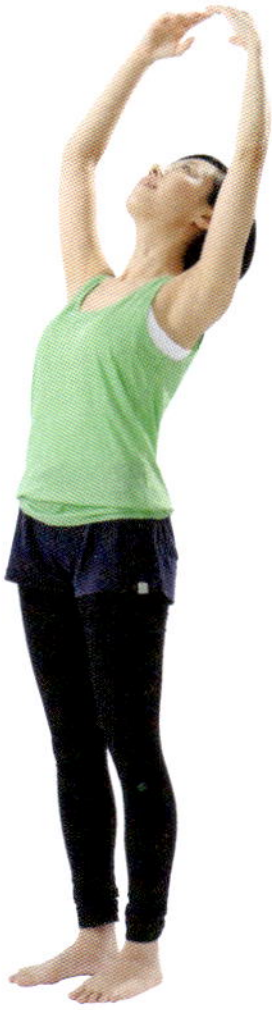

1 足をそろえて月の光を全身に浴びるようにイメージして立つ。息を吸いながら頭上に両手で満月をつくり空を仰ぐ。

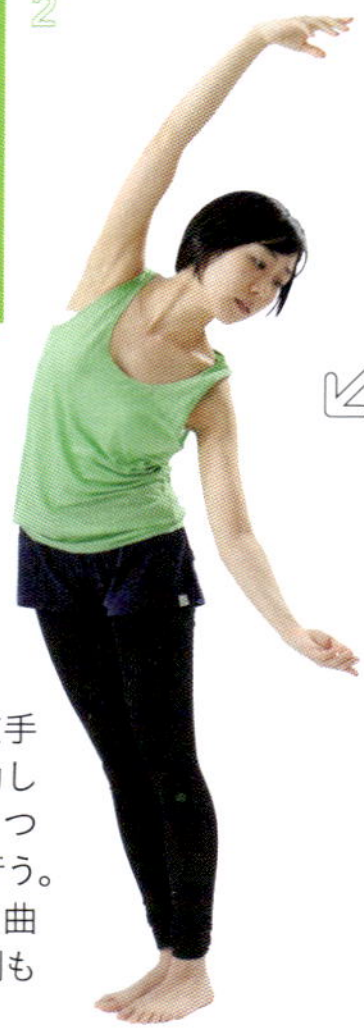

2 月が欠けていくように左手を下げ、腰を右に移動し体全体で三日月の形をつくる。反対側も同様に行う。下げていく腕は柔らかく曲線を描くように。反対側も同様に行う。

気うつ

気分がめいると、胸もすぼめがち。胸を開き深い呼吸をしてみましょう。

気がうつうつとしやすいときは、重さと停滞のカパがかかわっています。適度な軽さとリズムが、増大しているカパを動かし、気分を晴らします。少しリズミカルに同じポーズも繰り返し行っていくようにしましょう。少しずつ重く粘ったものに変化が与えられるように。

気うつ1

坂のポーズ

足と手で体にスロープをつくります。体を坂にしてマイナスを転げ落とし、心に気力が充実するポーズ。

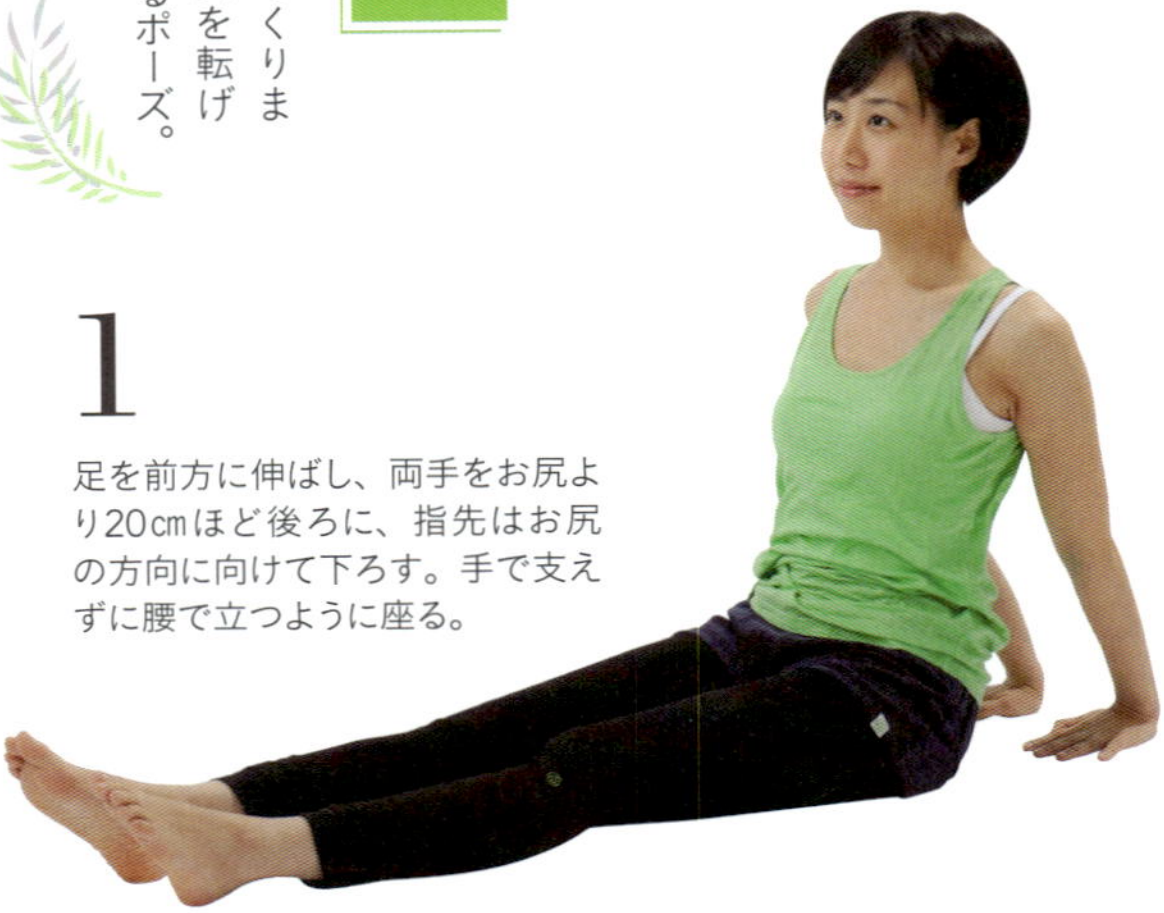

1

足を前方に伸ばし、両手をお尻より20㎝ほど後ろに、指先はお尻の方向に向けて下ろす。手で支えずに腰で立つように座る。

2

息を吸いながら手のひらで床を押し、腰を引き上げる。つま先をしっかり伸ばして体重を支え、目線は斜め上に向けて3呼吸。

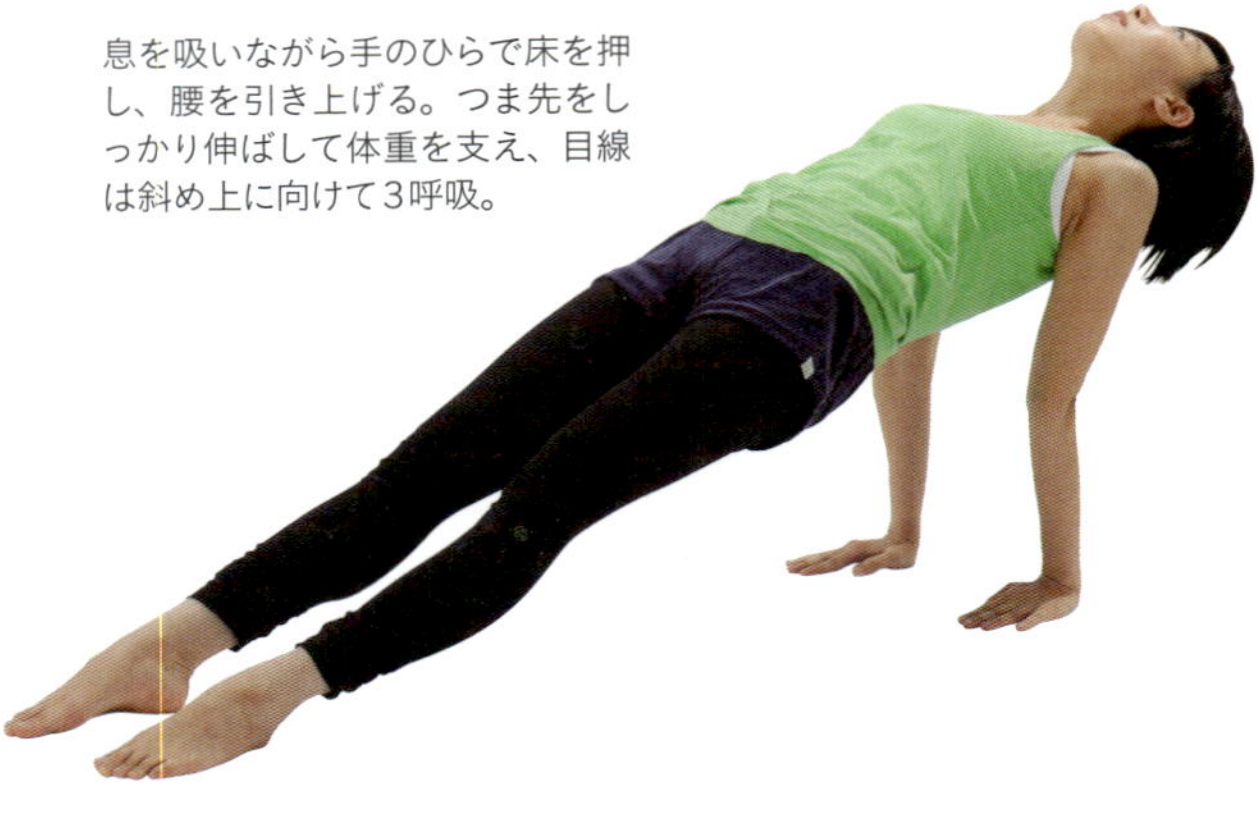

column

気うつ時の呼吸法

重さと停滞のエネルギーが増えている気うつ時は、リズミカルな火の呼吸カパラバーディ（53ページ参照）で、動きを与えていきます。また、おなかに燃える火をイメージしながら火を体内に取り入れることで冷えた重さが軽くなります。

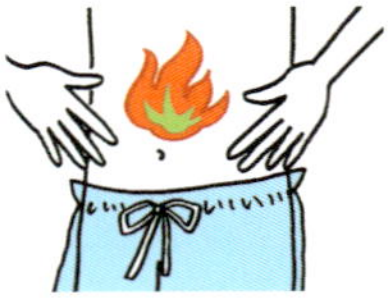

気うつ2

弓のポーズ

弓は武術の道具。的に向かって引かれる弓のように、今この瞬間に目標に向かって射ってみましょう。

1 うつぶせになり膝を曲げ、手で両足をつかみお尻に近づける。あごを床につけて、ひと息吐いていく。

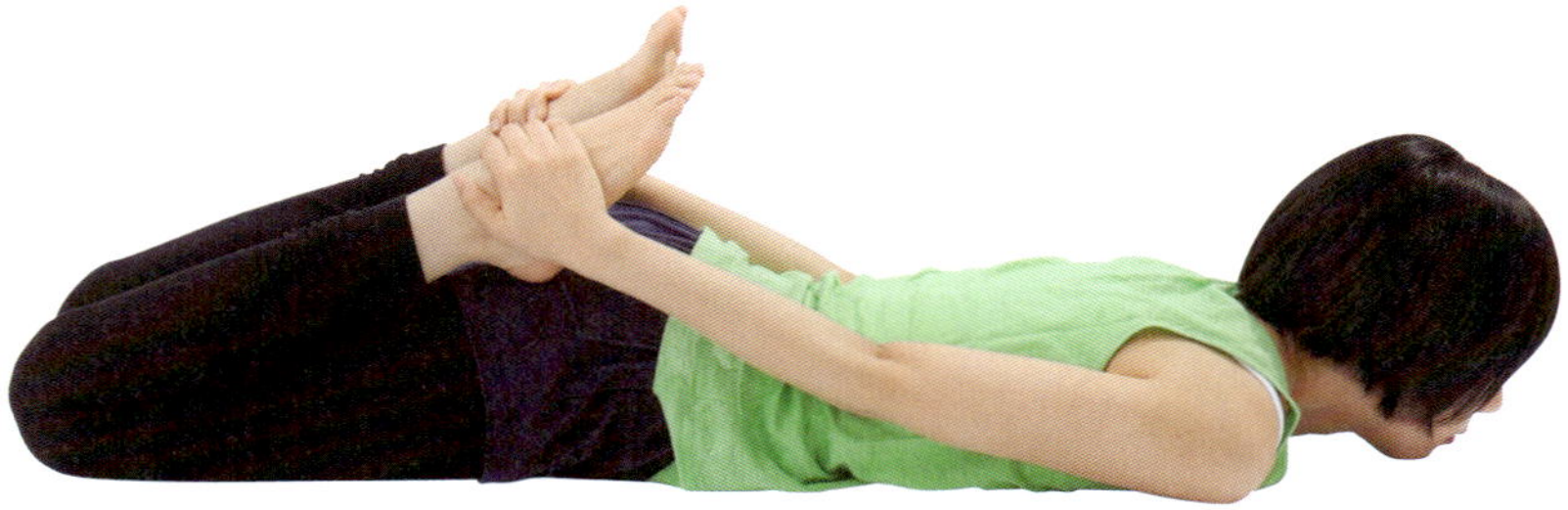

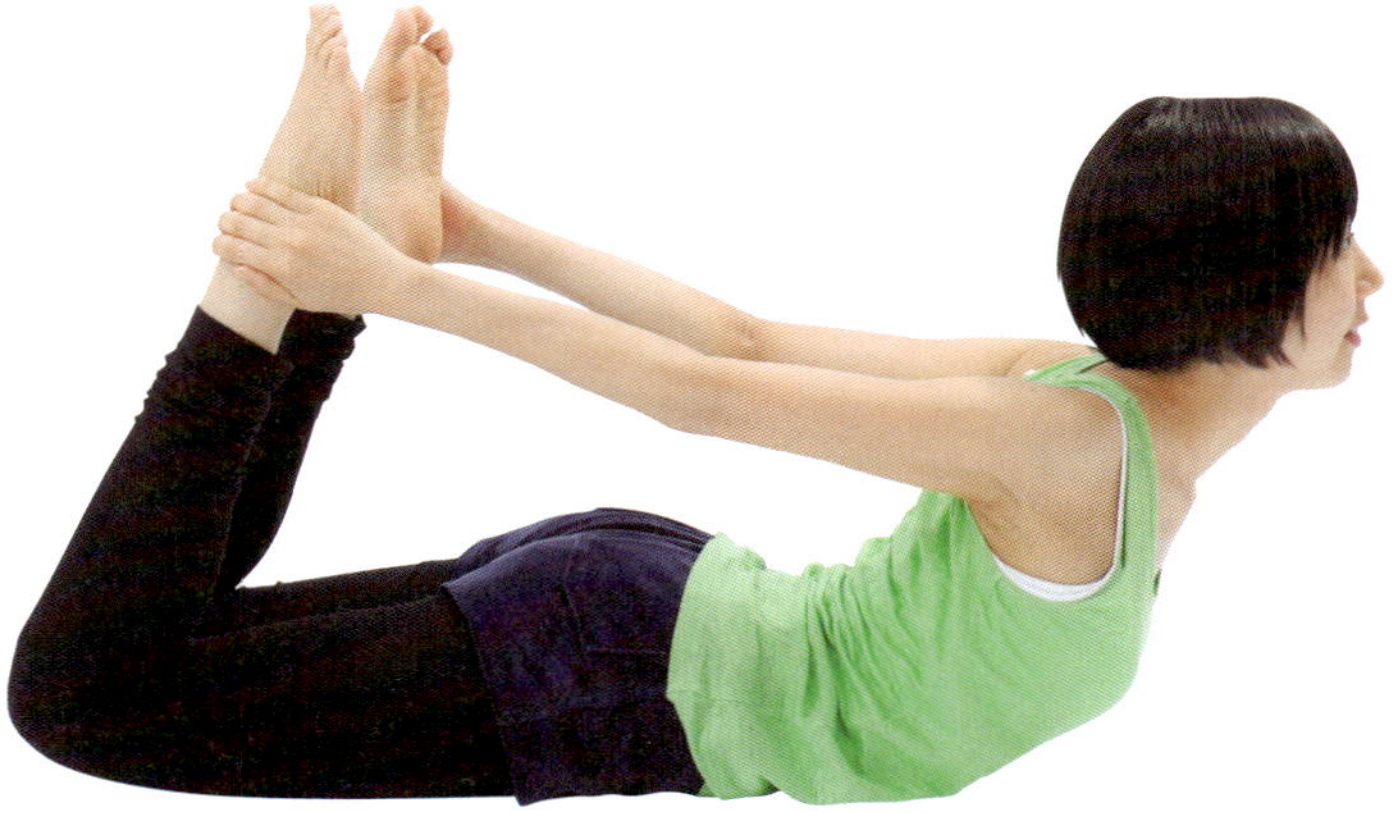

2 息を吸いながら、手でつかんでいる足をお尻から離していくように。上体も肩甲骨を寄せていくように胸を開いていく。これで膝を引き上げ３呼吸。両足で行うのが難しい場合は片足ずつ行って。

腰痛

痛みこそ自分の師匠です。痛みと闘わず向き合ってみて。

ヨーガは腰痛の予防および治療に適しています。ただし急性の場合はゆっくり休むことが大切。前屈がしにくいときは椎間板ヘルニア、後屈がしにくいときは脊椎分離症の可能性があります。注意しながら、臆病にならずに、痛い部分に教えを請うようにポーズしましょう。

腰痛1

太鼓橋のポーズ

腰痛にはこのポーズが効果的です。無理せずに行い、気持ちいい腰の感覚を呼び戻してみましょう。

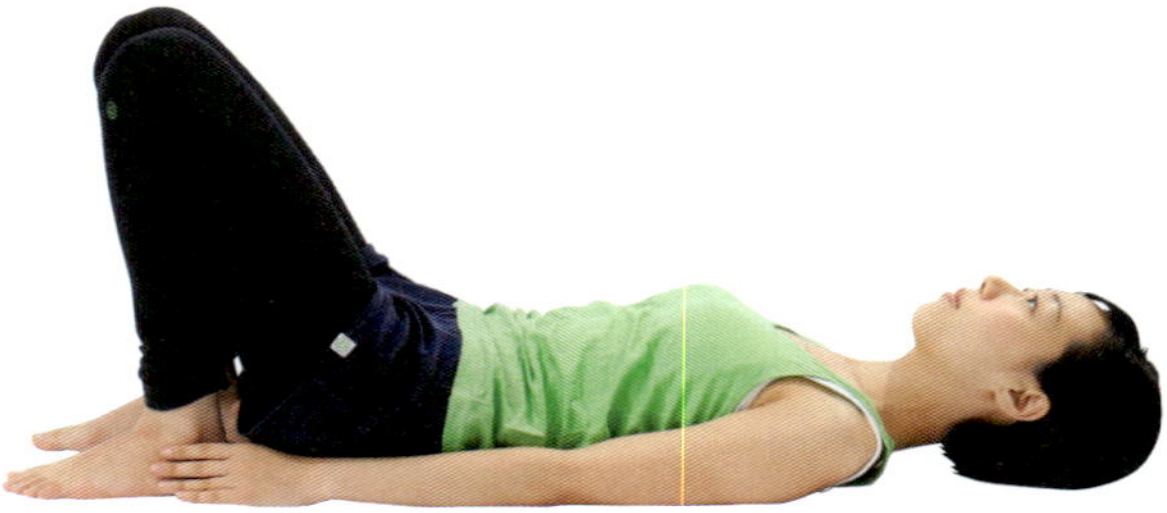

1　あおむけになり足を腰幅に開いて両膝を立て、腕は両脇に手のひらを下に向け伸ばす。できればかかとの位置を体に近づけるように。

↓

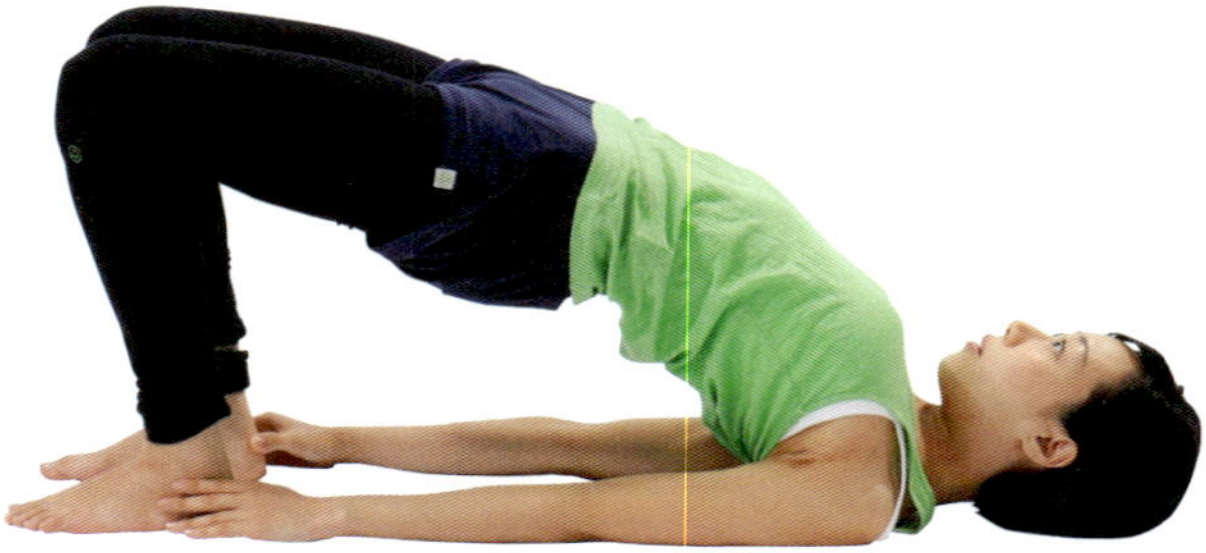

2　息を吸いながら腰を天井の方向に引き上げる。肩から腕、両足裏で体重を支え、できれば両手の指を組み肩甲骨も寄せていく。この姿勢で3呼吸。

腰痛2

ハッピーベイビーのポーズ

腰周辺の緊張をほぐしておなかもゆるむと、ヴァータが鎮まり腰が軽くなることでしょう。おもしろい形ですが効果は見た目以上です。

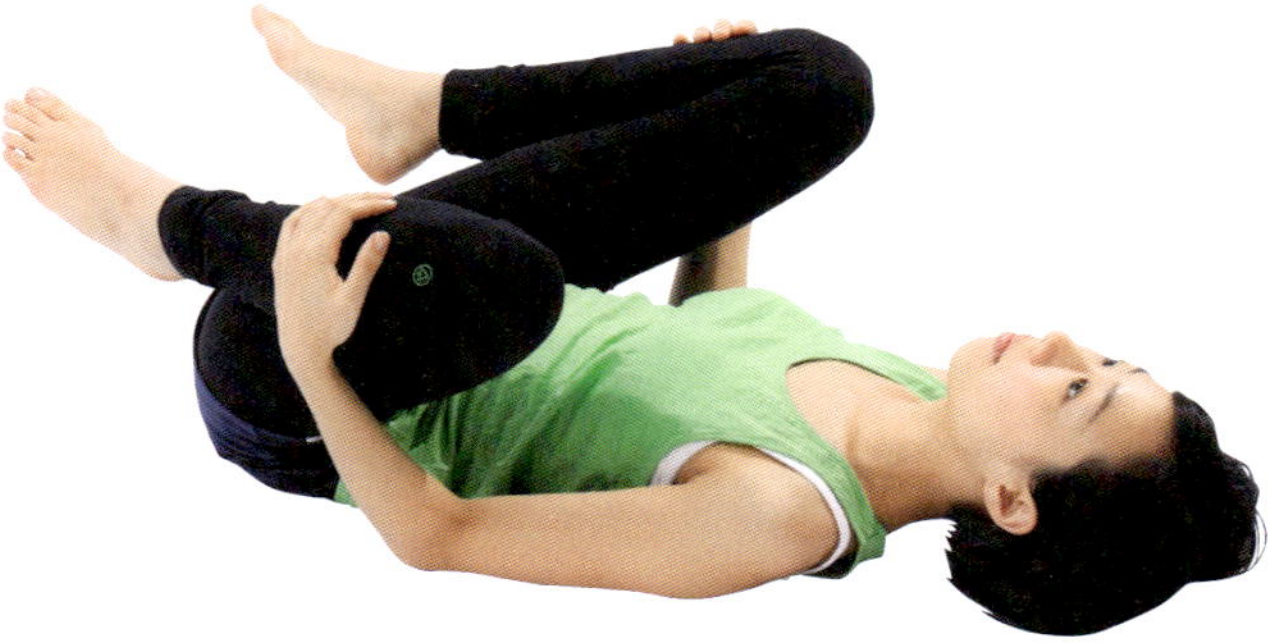

1 あおむけになり、息を吐きながら両膝を抱え、おなかに引き寄せる。次に息を吸いながら膝を外側に開く。このとき骨盤を安定させる。

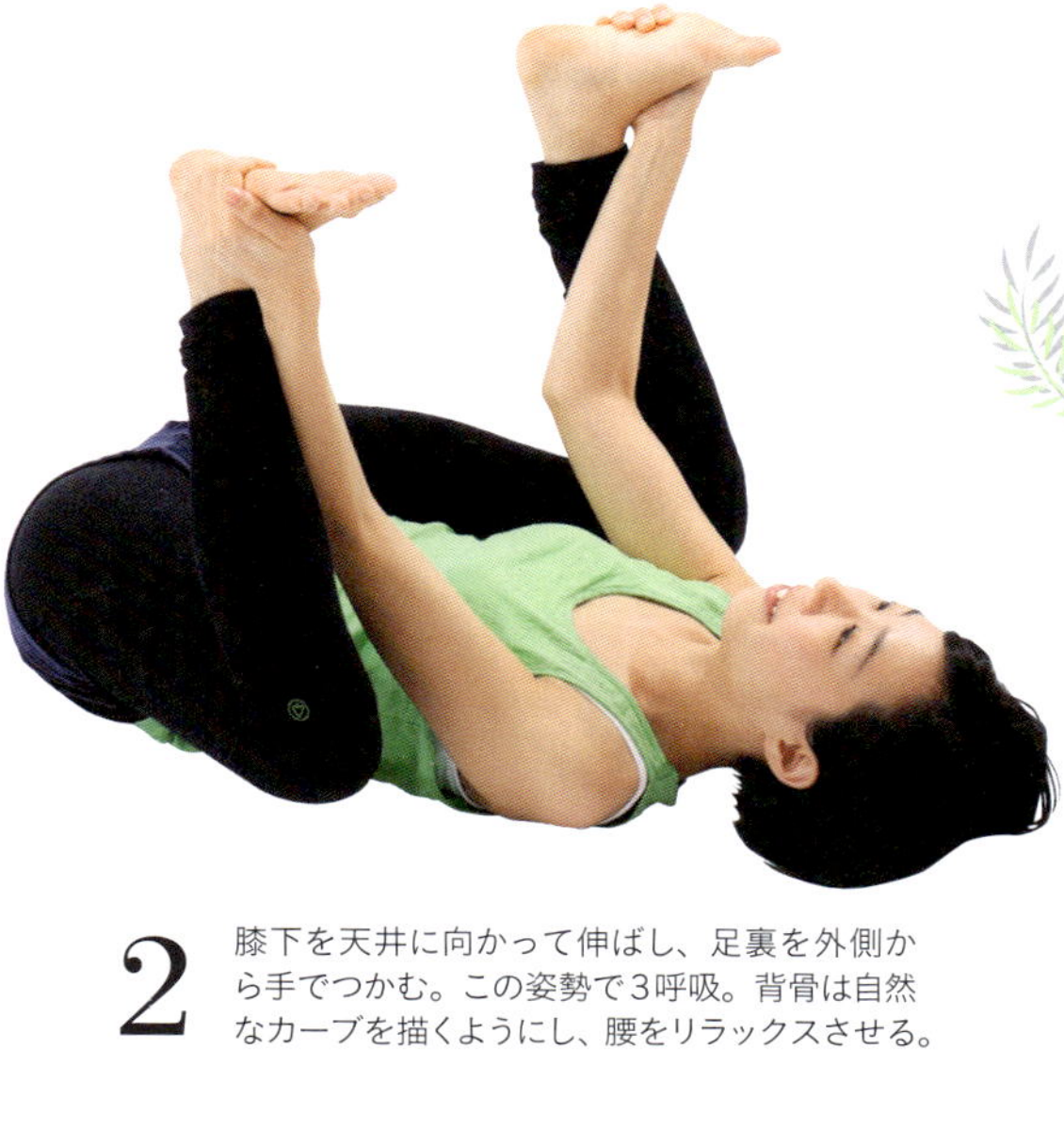

2 膝下を天井に向かって伸ばし、足裏を外側から手でつかむ。この姿勢で3呼吸。背骨は自然なカーブを描くようにし、腰をリラックスさせる。

肩こり

過剰なストレスを肩の荷とともに下ろし、血行を促進しましょう。

慢性的な肩こりは、長時間同じ姿勢で座ることによる、ヴァータやカパの乱れとアーマ（未消化物）の蓄積によって起こります。また無理や睡眠不足などが重なることでも、ヴァータやカパの乱れからも起こりやすくなるのです。

肩こり1

糸通しのポーズ

肩甲骨周辺を刺激して、柔軟性のある肩にします。片側の肩甲骨は開き、もう一方の肩甲骨に寄せて肩の血流を促します。

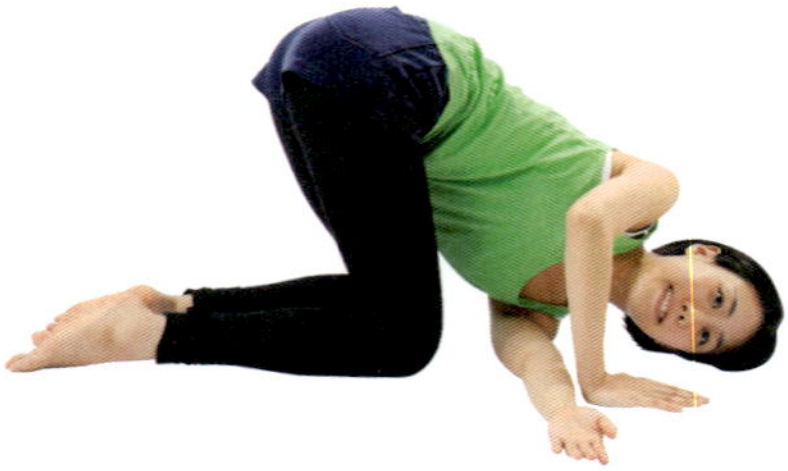

1　四つんばいになり、息を吐きながら左腕を下ろし、右の脇を通して左肩を床につける。左腕は伸ばす。

↓

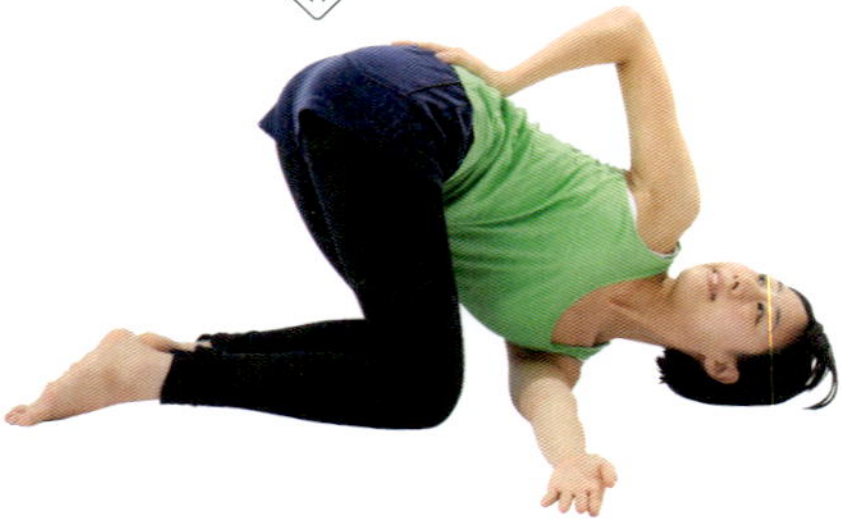

2　右手を腰に置き、右の腰を安定させる。右手を肩の高さで胸から開くように、さらに肩甲骨の周りを大きく動かし血流を促す。反対側も同様に行う。

肩こり2

牛の顔のポーズ

後ろで指が組めないときはタオルを使って肩甲骨を動かし、腕のつけ根のリンパの流れをよくしましょう。

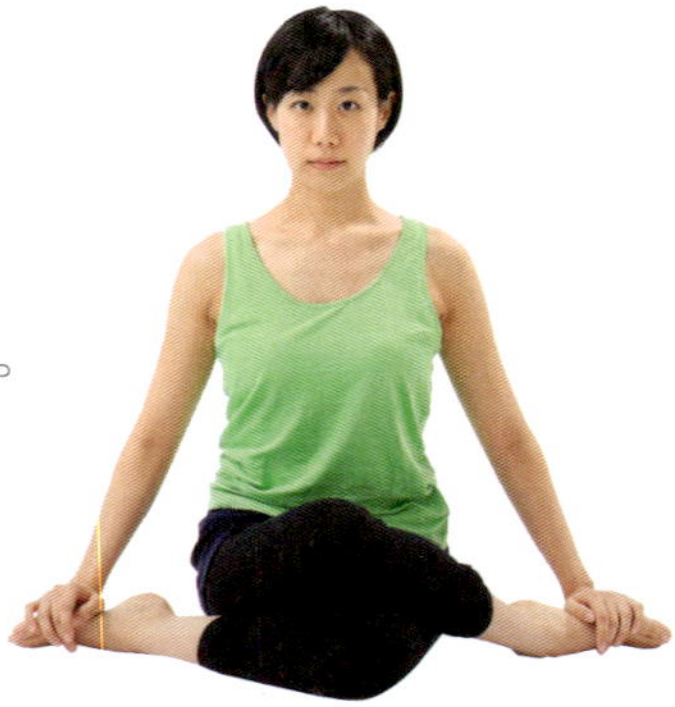

1　左右の足を交差するようにし、お尻の横に足の甲が床に向くようにする。両足が無理のない程度に体の中心で重なるように。

←

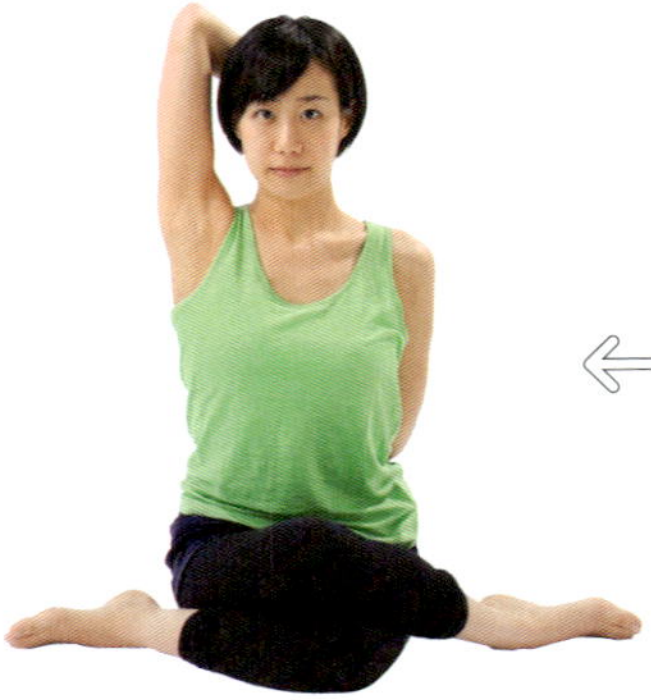

2　息を吸いながら右手を上に伸ばし、息を吐きながら背中で両手を組み3呼吸。手足を入れかえて同様に。肩周りのゆがみを解消し血行を促す。反対側も同様に行う。

膝痛

ひざまずくとは、屈服を表す言葉。膝は人生の方向性を示し、柔軟な膝は生き方も楽にします。

膝には日頃から体重の何倍もの重さがかかり、負担が重なりやすいところです。ましてや年齢を重ねると、ヴァータの過剰が筋肉や骨までも弱くします。砂糖類をとりすぎてカパが乱れているときにも水がたまってきます。

膝痛1 両足を伸ばして、片足を上げていくポーズ

簡単そうで実はももの筋力が問われるポーズ。背中の伸びも忘れずに片足を十分に上げながらバランスを。見た目より効くポーズです。

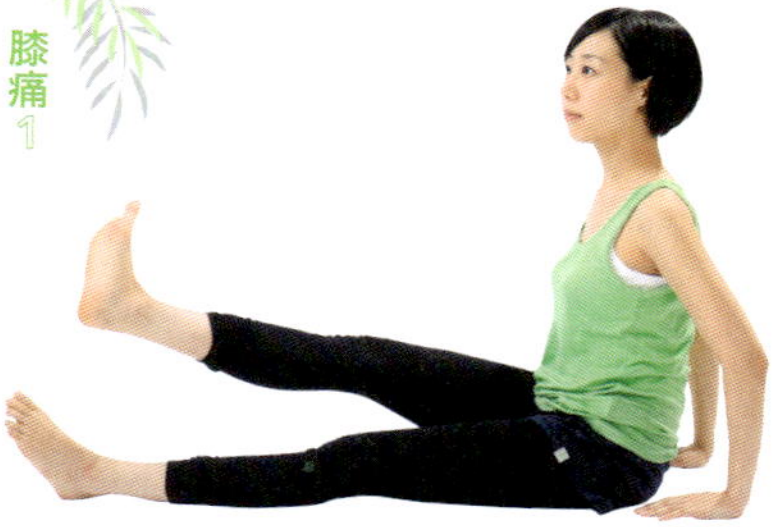

1 足を前に伸ばして座る。次に胸の前で合掌して息を吐く。

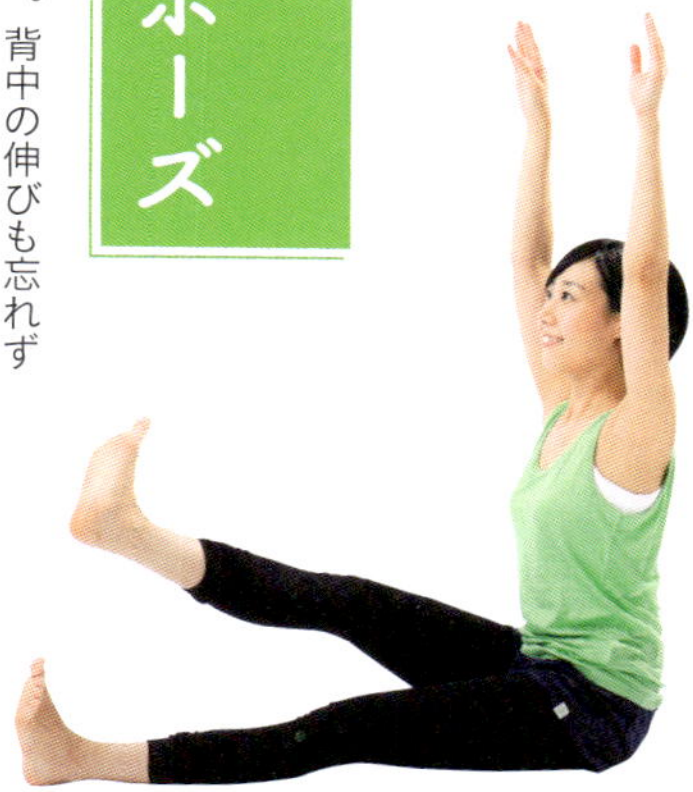

2 息を吸いながら両手を頭上に伸ばし、右足を左足の上に一直線に伸ばすように上げる。重心が腰に逃げないように注意。ももを丈夫にして膝を支える力をつけよう。反対側も同様に行う。

膝痛2 下向きの犬のステップ

膝の痛みは、膝裏の詰まりにも起因します。ふくらはぎの詰まりをとって、膝裏を気持ちよくほぐしましょう。

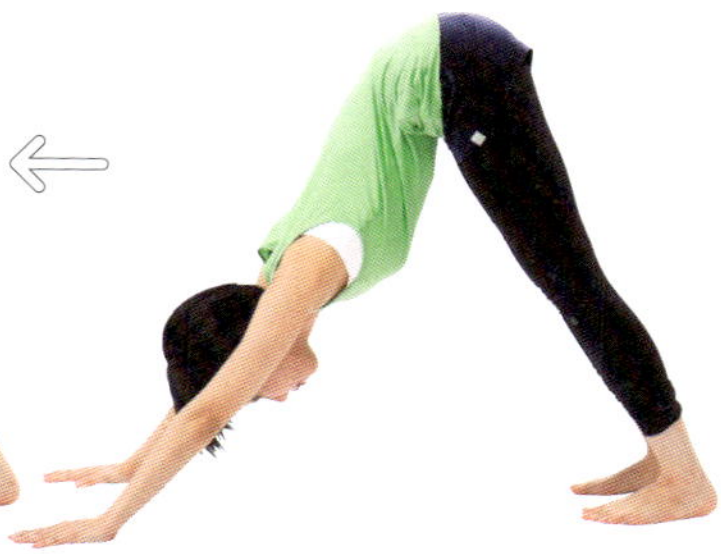

1 四つんばいの姿勢から、お尻を天井の方向に引き上げる。両手両足は肩幅に広げて体を支える。

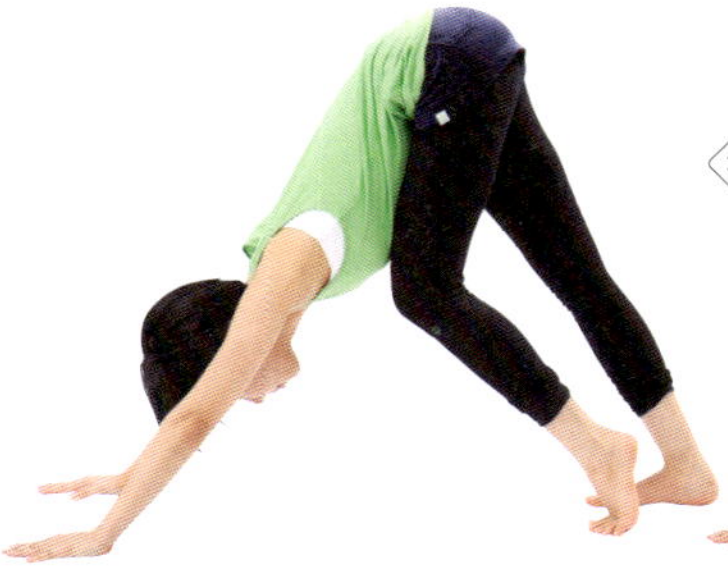

2 左足はつま先立ちでおなかとももを近づけ、右足はかかとを床につけて膝裏からももを伸ばす。膝に力を入れずステップするように両足交互に。

2人ヨーガ

本来ヨーガは1人で行うものと思われています。しかし、恋人や夫婦、さらには同性の友達同士でも、2人で行うとお互いのコミュニケーションが図れ、エネルギーの交流ができます。むしろ自身の内側への気づきが高まることがあります。

2人ヨーガ1

V字バランス×ラクダのポーズ

1人は体が反れ、1人は腹筋にと一石二鳥の効果。相手の様子も気遣って、仲よく息を合わせて行いましょう。

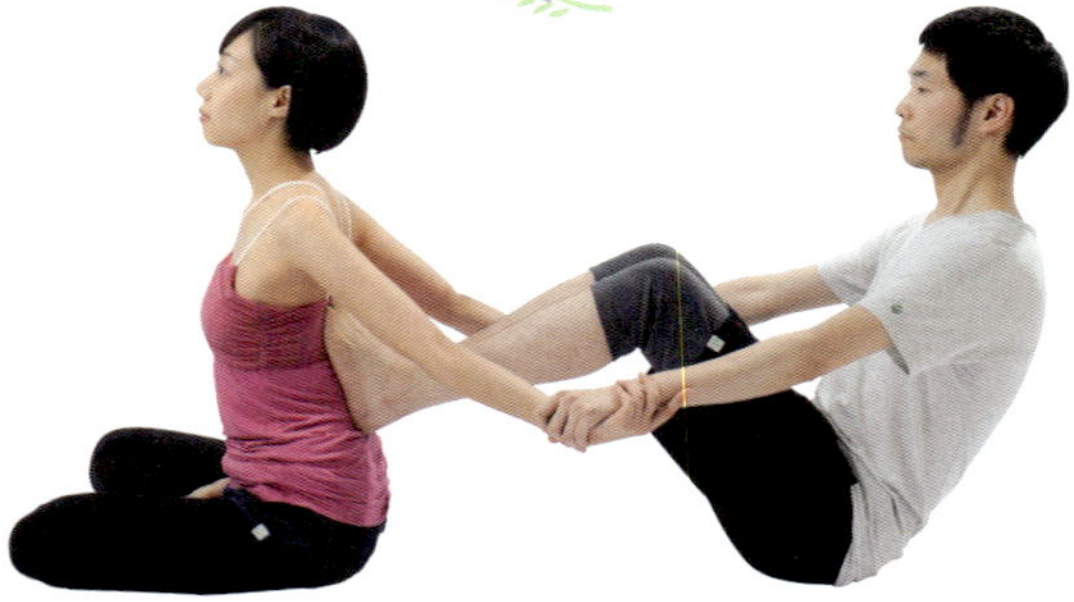

1　1人は足を前方にあぐらをかいて座る。後ろからもう1人が両手をつかみ、両足を背中にあてがう。

↓

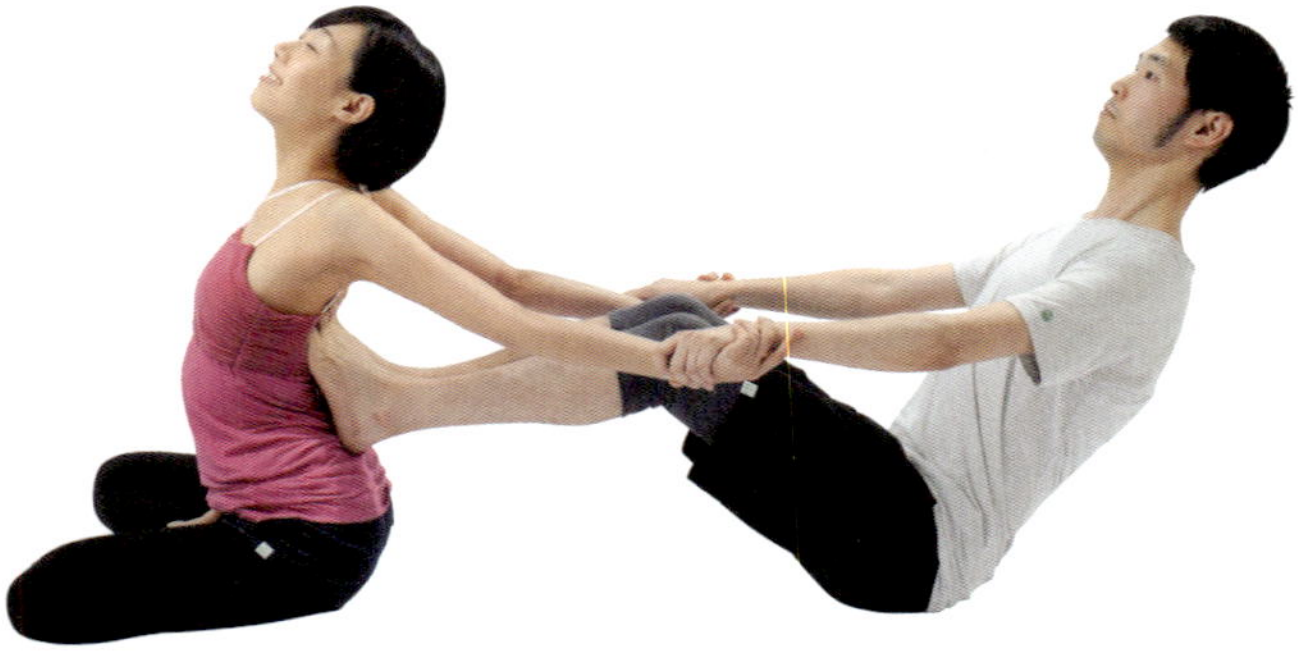

2　胸が開け肩甲骨を引き寄せて背筋が伸びるように足裏で背中を踏む。さらに後ろの人は腰で体を支えV字バランス。役割を交代して交互に行う。

2人ヨーガ2

下を向いた犬のポーズ

背中に互いの手が乗ると、それが気持ちよく足の後ろまで伸ばされていきます。背丈の違いを考慮して。

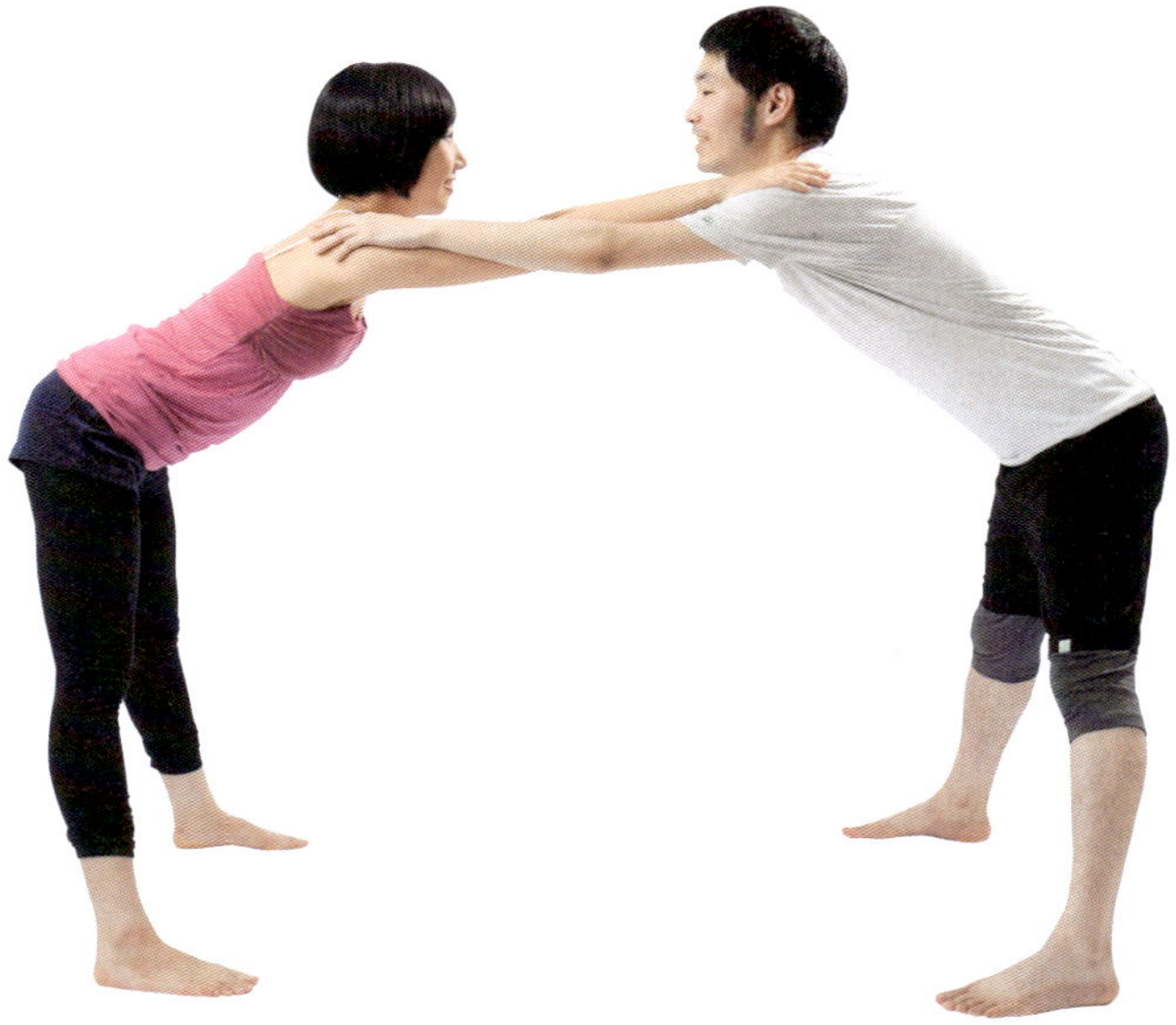

1 お互いの肩に手を置きながら、足を肩幅の約 1.5 倍に開き、後ろに下がっていく。

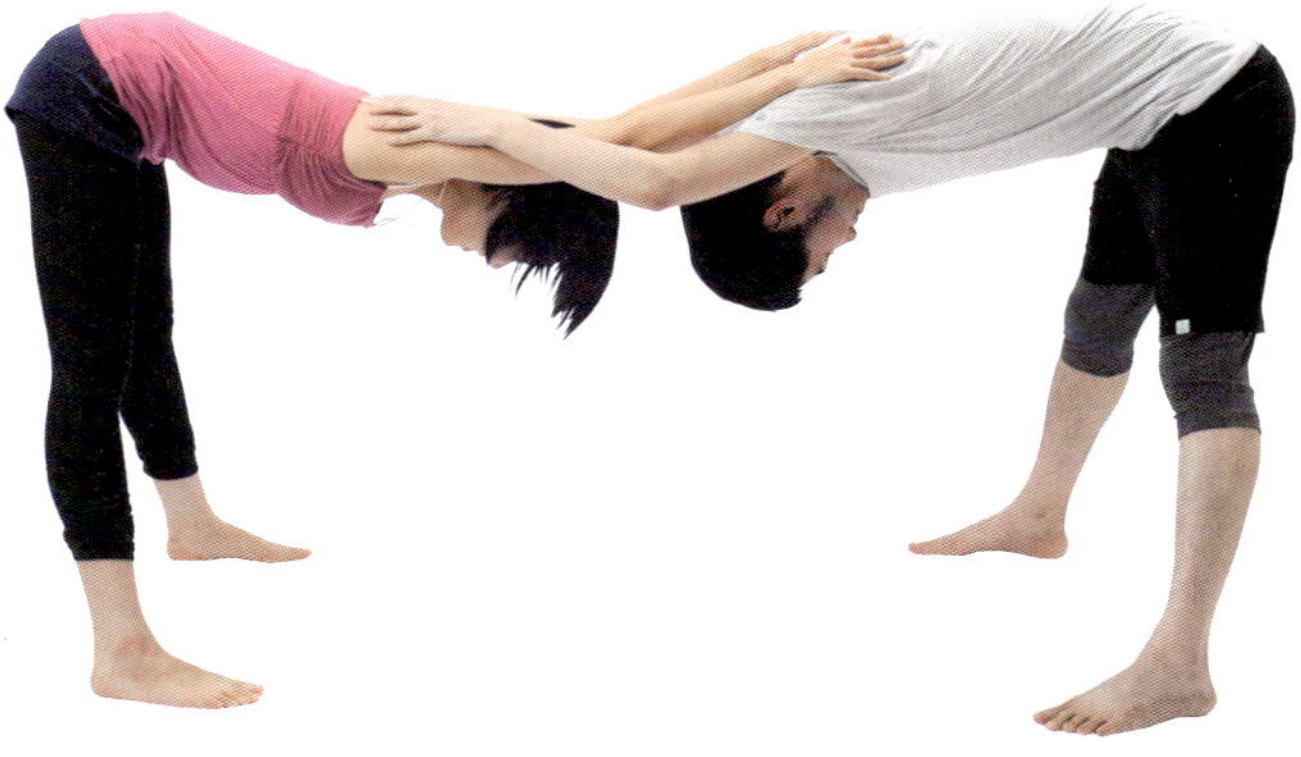

2 息を吐きながらお互いが乗せている手に重さをかける。肩は外側に、肘は内側に回転させるように、背中や腰を丸めず一直線をつくっていくようにポーズをとる。

2人ヨーガ3

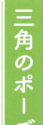

三角のポーズ

1人が力を入れすぎると、もう1人はバランスを崩します。お互いの引かれる感覚をみながら、気持ちよく脇を伸ばしましょう。

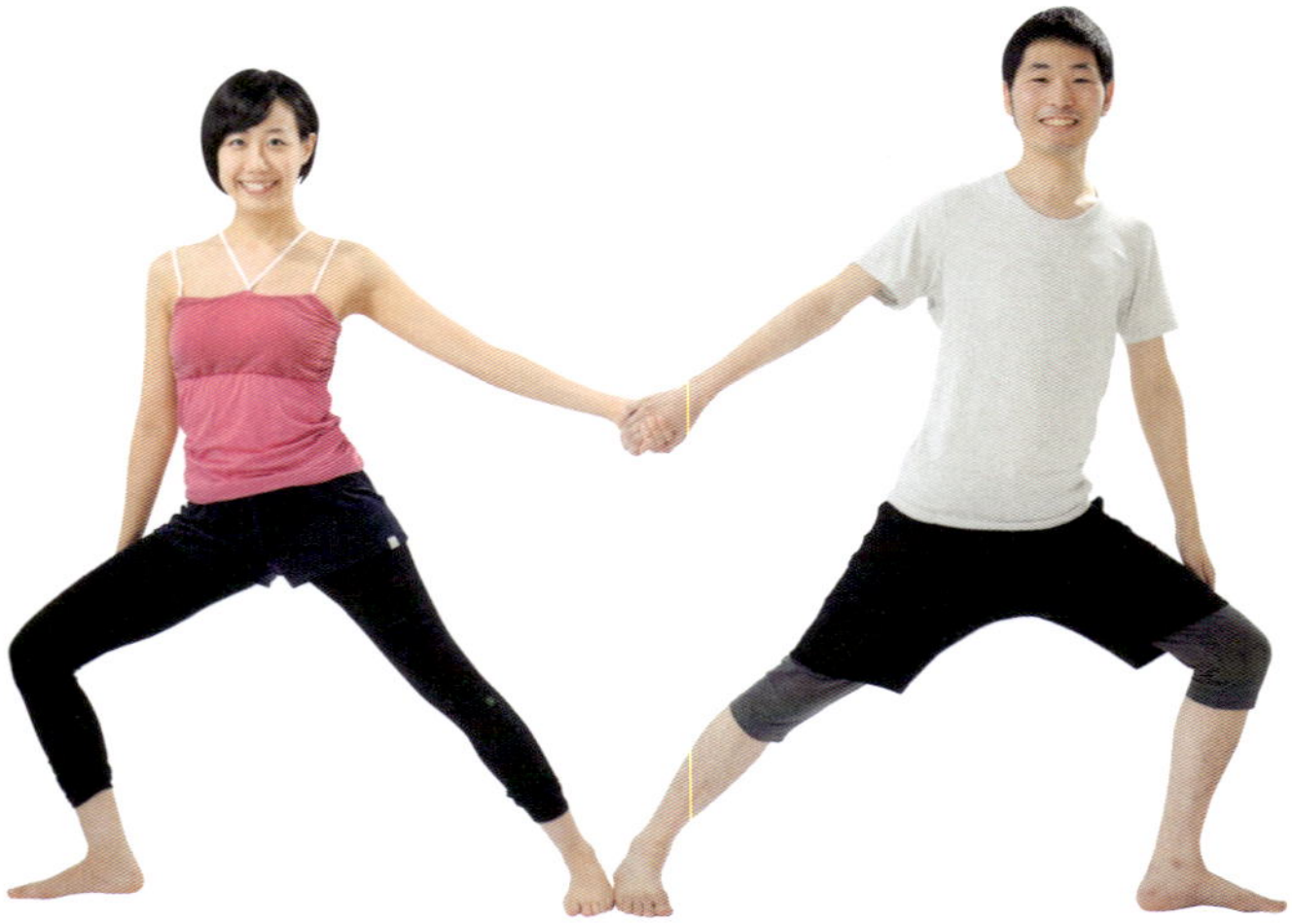

1 お互いに片足の側面を合わせて、一直線上に足を腰幅の約 2.5 倍に開き、手をつなぐ。

↓

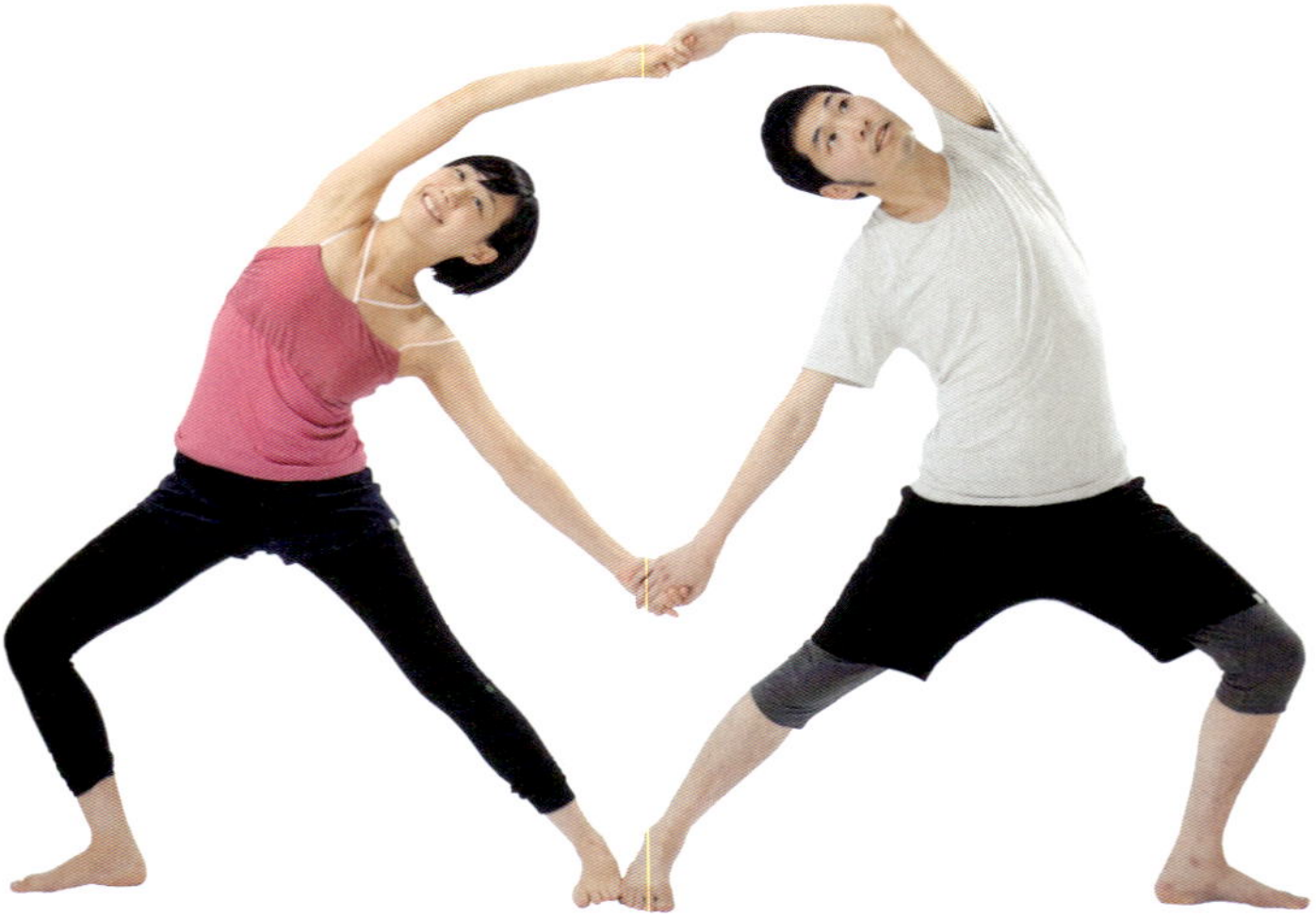

2 息を吐きながら外側の膝を横に開き、もう一方の手を上げて手をつなぎ体側を開いていく。お互いを感じとりながらポーズを深めよう。立ち位置を入れかえて反対側も同様に行う。

— *Chapter.3* —

実践！
アーユルヴェーダの食事

消化力アグニが消化しきれるだけの食事をすることが基本です。
アグニが弱っている人にはアグニを高め、
強すぎる人にはアグニを鎮め、
アグニに応じた食事をしましょう。

※１カップは200㎖、大さじ１は15㎖、小さじ１は5㎖です。

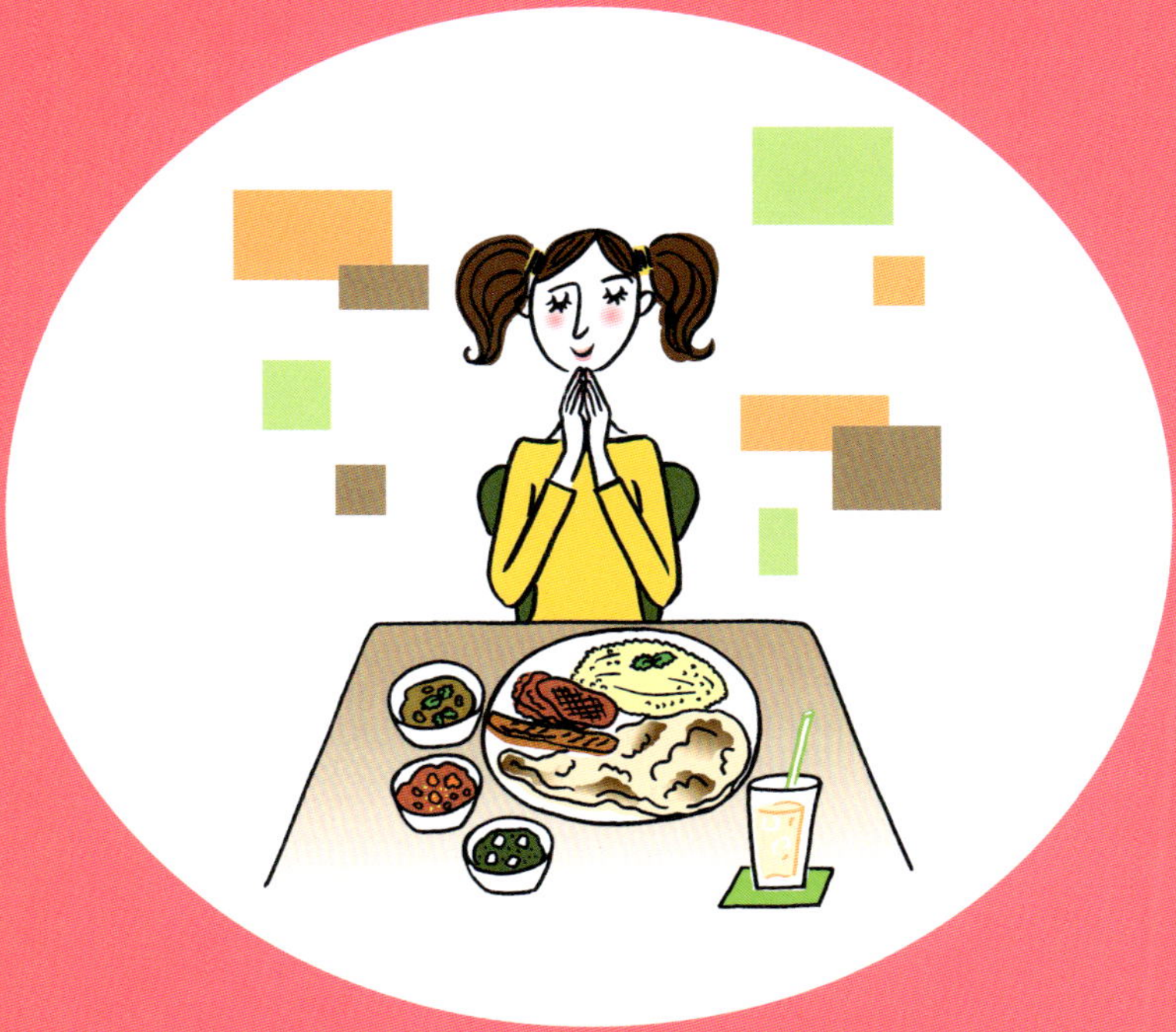

アーユルヴェーダ的食事とは

昨今、さまざまな食事療法が提唱されています。マクロビオティック、完全菜食（動物性食品制限食）、糖質制限食や断糖食（動物性食品の多量摂取）、小麦と乳製品制限食、断食療法など。アーユルヴェーダの食事療法は、季節や体質・体調によって適切な食事が異なるため、食事法は多種にわたり、昨今の相反する食事療法をすべて肯定しながら、個人差に応じてすすめます。

重要なのは、６味（１０２ページ参照）をまんべんなく食べること、土地の旬を食べること。ただ６味の食物の量は、体質・体調によっていくらか異なります。最近は、アーユルヴェーダの体質論が強調されすぎて、「この食物は、私の体質にはよくないから食べてはいけない」と、食材に神経質になりすぎる傾向にありますが、次ページのような９つの法則を参照して食事を楽しんでください。食材選びがストレスになってはいけません。

食べ合わせに注意することも特長です。特に牛乳との食べ合わせは注意が必要で、塩や、魚、果物を一緒に食べることをすすめません。これは酸によって凝乳ができたり、たとえば紅茶のポリフェノールなどが牛乳のカゼインで凝集させられ、ポリフェノールの健康効果がなくなってしまうからです。アグニを障害し、アーマをつくり、腸内細菌叢の異常を起こすと推定されます。

正しい食べ方も重視します。目指すのは、食事をした後、満足感と軽快感があること。規則正しく食べ、食べることに集中し、決して食べすぎず腹七〜八分に抑えます。

Memo **アーユルヴェーダにおける「糖質制限」**

糖質制限は、カパが過剰な状態には確かに有効ですが、ヴァータやピッタが過剰な状態では、かえってドーシャが乱れ、不眠、便秘、痩せ、脱毛などの危険性があります。「糖質が人類を滅ぼす！」という説まであります が、アーユルヴェーダでは、存在するものすべてに意味があると考えます。あくまで個々人に応じた、満足感を得られる継続可能な食生活を心がけましょう。

心がけたい9の法則

正しい食事の仕方をする

1 食事によって満足感と軽快感を得る。

2 食べることに集中する。

3 規則正しい食事をする。

4 適量の食事（アグニの火に応じた食事をする。腹七分に）。

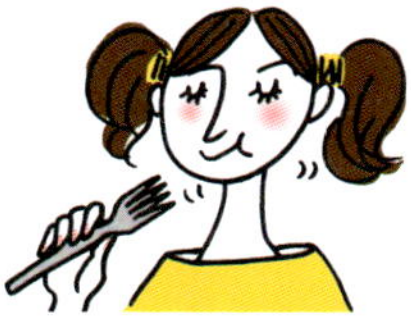

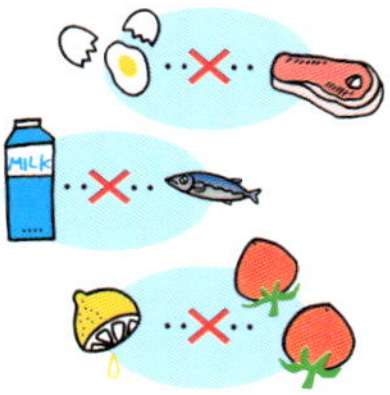

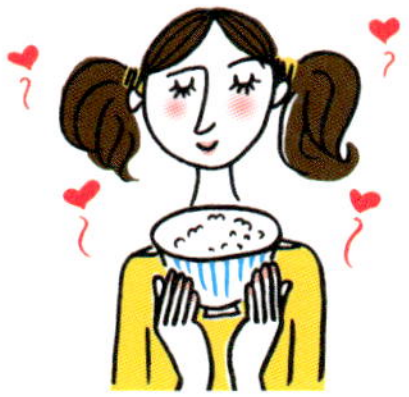

正しい食物を選ぶ

5 過剰なドーシャを鎮静化し、バランスさせる食物を選ぶ。

6 消化促進剤（白湯やスパイス）をとる。

7 身土不二に従う（住んでいる土地の食物をとる）。

8 食べ合わせに注意する（アグニを障害するため。下表参照）。

9 食べ合わせることで毒性を中和し、アグニを高める食品も取り入れる。

食べ合わせの悪い組み合わせ➡ 未消化物や異常発酵の原因となる。

対象食品	左の食品と一緒に食べてはいけない食品
牛乳	バナナ、魚、肉、メロン、酸っぱいフルーツ、酵母を含むパン、ヨーグルト、塩
メロン	穀物、でんぷん、揚げ物、乳製品、チーズ
でんぷん	卵、チャイ、乳製品、バナナ、なつめ、柿、フルーツ全般
蜂蜜	等量のギーと混ぜたり、加熱することはよくない。穀物
大根	牛乳、バナナ、干しぶどう
じゃがいも、トマト、なす	ヨーグルト、牛乳、メロン、きゅうり

対象食品	左の食品と一緒に食べてはいけない食品
ヨーグルト	牛乳、酸っぱいフルーツ、バナナメロン、魚、マンゴー、でんぷん
熱い飲み物	肉、魚、マンゴー、チーズ、でんぷん
卵	牛乳、肉、ヨーグルト、メロン、チーズ、魚、バナナ、じゃがいも
マンゴー	ヨーグルト、チーズ、きゅうり
コーン	なつめ、干しぶどう、バナナ
レモン	ヨーグルト、牛乳、きゅうり、トマト
フルーツ	他のあらゆる食物

※表は『現代に生きるアーユルヴェーダ』(Vasant Lad 著) から引用。Lad 氏は著書のなかで「科学的研究は非常に少ないが、悪い食べ合わせはアグニの正常な機能を妨げドーシャのバランスを崩す」と述べている。

食事でドーシャを整える

食物の味（ラサ）と性質がドーシャのバランスに影響します。これは「似た物が似た物を増やし、異なる物が異なる物を減らす」というドーシャの法則で理解できます。

触って熱い食品や揚げた食品は、ピッタを増やし、冷たい飲食物はヴァータとカパを増大させます。油物は重いのでカパを増やします。スパイシーな食品は、ホットスパイスといわれているようにピッタを増やし、カパとヴァータを減らします。

6味では、甘味、酸味、塩味がヴァータを減らしてカパを増やし、辛味、苦味、渋味がヴァータを増やしカパを減らします。ピッタを減らすのは甘味、苦味、渋味です。

食物の6味と6性質が、ドーシャに与える影響

食物の味とドーシャ

味	食物の例	V	P	K
甘味	砂糖、米、小麦、牛乳、さつまいも	↓	↓	↑
酸味	ヨーグルト、レモン、チーズ、発酵食品、柑橘類	↓	↑	↑
塩味	塩、昆布	↓	↑	↑
辛味	ピリッとした食物、しょうが、こしょう	↑	↑	↓
苦味	よもぎ、にがうり、ケール、ごぼう、ターメリック	↑	↓	↓
渋味	豆類、ほうれんそう、セロリ、レタスなど緑葉野菜	↑	↓	↓

食物の性質とドーシャ

性質	食物の例	V	P	K
重性	チーズ、ヨーグルト、小麦	↓	↓	↑
軽性	大麦、ほうれんそう、コーン、りんご	↑	↑	↓
油性	乳製品、油、油っぽい食品	↓	↓	↑
乾性	大麦、コーン、じゃがいも類、豆類	↑	↑	↓
熱性	温度の高い飲食物、スパイス類	↓	↑	↓
冷性	冷たい飲食物、緑葉野菜	↑	↓	↑

※ V= ヴァータ、P= ピッタ、K= カパ　※↑＝ドーシャを増加。↓＝ドーシャを減少。

※ただしこれらには特異作用と呼ばれる例外事項があります。たとえば、はちみつは甘味ですが、カパを増やしません。ライムは酸味ですが、ピッタを増やしません。

ヴァータを整える食物

ヴァータを鎮静化するのは、甘味、酸味、塩味、重性、油性、熱性の食物です。食後１時間ほどすると、脈診でみてピッタが強く触れるはずですが、１時間後にヴァータが強く触れるままの状態なら、これはアグニが弱っている証拠です。燃えない火アグニを、一生懸命あおいでいるため、ヴァータが食後１時間で強く触れるのです。

	好ましい食物	少量か、とりすぎに注意する食物
食べ方	甘味・酸味・塩味の食物、十分な量、油を含んだ食物、温かい飲食物	辛味・苦味・渋味、軽く乾燥した食物、冷たい飲食物、少なすぎる量の食事
穀物	米類（胚芽米や発芽玄米がよい）、小麦製品、オーツ麦（調理して）、イーストを使わないパン	大麦、ライ麦、雑穀、そば、シリアル、グラノーラ、イーストを使ったパン、麺類
豆類	ムング豆、大豆製品、赤レンズ豆	左欄を除くすべての豆類
野菜	アスパラガス、きゅうり、ズッキーニ、オクラ、さやいんげん、葉野菜（適量）、レタス、白菜、春菊、からし菜、クレソン、香菜、大根、かぶ、にんじん、かぼちゃ、さつまいも	キャベツ（生）、カリフラワー（生）、ブロッコリー、ケール、セロリ、なす、トマト（生）、にがうり、さやえんどう類、ピーマン、唐辛子、きのこ、じゃがいも、れんこん、たけのこ
乳製品	ほとんどすべての乳製品。ヨーグルトは水で薄める	粉状のミルク
甘味料	生はちみつ、麦芽・玄米水飴、甘酒、メープルシロップ、黒糖、てんさい糖、デーツ	精白糖
油類	特にごま油。ギー、オリーブ油、ひまわり油、他のほとんどの油	亜麻仁油
ナッツ・種	適量ならほとんどすべての種実類	
スパイス	ほとんどすべてのスパイス。しょうが、クミン、カルダモン、フェンネル、黒コショウ、長こしょう、さんしょう、クローブ、シナモン、アジョワン、オレガノ、タイム、ヒング、塩、レモン汁	チリペッパー、ホットパプリカ
果物	甘い果物、ぶどう、レーズン、甘いオレンジ、みかん、レモン、ライム、メロン、桃、いちご、さくらんぼ、ベリー類、キウイ、デーツ、プルーン、プラム、パイナップル、マンゴー	りんご（生）、洋梨、すいか、クランベリー、ざくろ、干しいちじく、干し柿、熟していない、乾燥した、酸っぱい果物
お茶	アジョワン、フェンネル、シナモン、クローブ、しょうが（生）、カモミール、レモンバーム、ローズヒップ	ごぼう、たんぽぽ、ハイビスカス、ブラックベリー

※ 103 ～ 105 ページの表は、『Complete book of Ayurvedic Hand Remedies』（Vasant Lad 著）を参照し、一部修正したものです。

ピッタを整える食物

ピッタを鎮静化する食物は、甘味、渋味、苦味、重性、油性、冷性のものです。基本的に暑い季節や暑い気候の場所で生育する作物はピッタを鎮静化します。ピッタが増える夏に、夏野菜を生で食べるとピッタが鎮まるのは自然の摂理です。コリアンダーや岩塩など、特定のスパイスを除き、スパイスはピッタを増やします。塩分の多い食事も控えましょう。

	好ましい食物	少量か、とりすぎに注意する食物
食べ方	甘味・苦味・渋味の食物、熱すぎない食物、ぬるめか冷たい飲み物、十分な水分摂取	酸味・辛味・塩味、熱く乾燥し過度に軽い食物、不十分な量の食事
穀物	米、小麦、大麦、オーツ麦（調理して）、セイタン（小麦グルテン）、シリアル、グラノーラ、麺類	玄米、雑穀、そば、とうもろこし、ライ麦、イーストを使ったパン
豆類	ムング豆、大豆、大豆製品、小豆、黒豆、ひよこ豆、レンズ豆、いんげん豆、えんどう豆	ウラド豆（ケツルアズキ）、トウール豆
野菜	アスパラガス、きゅうり、ズッキーニ、オクラ、なす、にがうり、ピーマン、甘いトマト、さやいんげん、さやえんどう類、レタス、キャベツ、香菜、ブロッコリー、カリフラワー、かぼちゃ、れんこん	辛味の野菜、からし菜、にんじん、だいこん、かぶ、酸味の強いトマト、玉ねぎ（生）、ねぎ類（生）、にんにく、唐辛子
乳製品	牛乳、やぎ乳、甘いラッシー、クリーム、新鮮で柔らかいチーズ、カテージ・クリームチーズ、バター、ギー	バターミルク、ヨーグルト、サワークリーム、チーズ（ハード）、有塩バター
甘味料	麦芽・玄米水飴、メープルシロップ、黒糖、てんさい糖、デーツ、濃縮果汁	精白糖、糖みつ、はちみつ（適量に）
油類	ひまわり油、ギー、菜種油、オリーブ油、ココナッツ油、亜麻仁油	ごま油、べにばな油、コーン油、アーモンド油
ナッツ・種	アーモンド（浸水して皮をとる）、ひまわりの種、亜麻の実、かぼちゃの種	左欄を除くすべての種実類
スパイス	クミン、フェンネル、コリアンダー、サフラン、カルダモン、しょうが（生）、ターメリック、ディル、ミント、バニラ、黒こしょう（適量）、岩塩	チリペッパー、ホットパプリカ、クローブ、乾燥しょうが、長こしょう、ヒング、アジョワン、マジョラム、マスタードシード、ナツメグ、オレガノ、ローズマリー、セージ、タイム
果物	甘い果物（りんご、オレンジ、ぶどう、ベリー類、さくらんぼ、マンゴー、パイナップル、プラム）、レーズン、デーツ、ナツメ、メロン、洋梨、いちじく、ざくろ、ココナッツ、すいか、ライム	酸味の強い果物（りんご、オレンジ、ぶどう、ベリー類、さくらんぼ、キウイ、パイナップル、プラム）、桃、柿、バナナ、いちご、クランベリー、グレープフルーツ、レモン
お茶	フェンネル、ディル、しょうが（生）、ハイビスカス、ばらの花、ジャスミン、菊、ミント、レモングラス、たんぽぽ	クローブ、乾燥しょうが、アジョワン、フェヌグリーク、セージ、ユーカリ、ヒソップ、レッドジンガー

カパを整える食物

辛味、苦味、渋味、軽性、乾性、熱性のものはカパを鎮静化させます。特にスパイス類は体を温めてカパを鎮めるので、頻用するとよいでしょう。。極端に刺激性の食物もカパを鎮静化してくれます。カパはアーマをためやすい体質なので、定期的なプチ断食や小食を行うとよいでしょう。お酒は体を温めてくれるのですが、ラジャスを増やし依存性があるので注意しましょう。

	好ましい食物	少量か、とりすぎに注意する食物
食べ方	辛味・苦味・渋味の食物、乾燥させたものや軽く温かい食事、熱めの飲み物	甘味・酸味・塩味、多めの食事(特に夜)、油を含んだ食事、冷たい、重い食事
穀物	1年以上たった古い穀物、雑穀、大麦、そば、オーツ麦（乾燥）、ライ麦、シリアル、グラノーラ	新しい穀物、米、玄米、小麦、オーツ麦（調理した）、イーストを使ったパン、パスタ、もち
豆類	ムング豆、大豆製品、小豆、黒豆、ひよこ豆、レンズ豆、いんげん豆、エンドウ豆	大豆、赤いんげん豆、ウラド豆（ケツルアズキ）
野菜	アスパラガス、なす、さやいんげん、さやえんどう類、葉野菜、ほうれん草、レタス、キャベツ、白菜、セロリ、香菜、ブロッコリー、カリフラワー、大根、かぶ、にんじん、ごぼう、唐辛子	きゅうり、トマト（生）、冬かぼちゃ、さつまいも、じゃがいも、れんこん
乳製品	少量のギー、バターミルク、低脂肪乳（とくにやぎ乳）、ラッシー	牛乳、ヨーグルト、クリーム、サワークリーム、バター、すべてのチーズ類
甘味料	生はちみつ、濃縮果汁	左欄以外の甘味料
油類	すべて少量。ギー、ひまわり油、なたね油、コーン油、アーモンド油	ココナッツ油、紅花油、大豆油、ゴマ油、オリーブ油
ナッツ・種	かぼちゃの種、ひまわりの種、亜麻の実（適量）	左欄を除くすべての種実類
スパイス	ほとんどすべてのスパイス。しょうが、クミン、カルダモン、コリアンダー、フェンネル、黒こしょう、長こしょう、さんしょう、シナモン、アジョワン、ナツメグ、オレガノ、タイム、岩塩、レモン汁	海塩
果物	渋味のあるフルーツ、りんご、ベリー類、クランベリー、さくらんぼ、ぶどう、桃、洋梨、柿、ざくろ、プルーン、いちご、レーズン、干しいちじく、レモン、ライム	甘味・酸味・水分の多い果物、アボガド、バナナ、デーツ、いちじく（生）、プラム、メロン、すいか、キウイ、オレンジ、グレープフルーツ、パイナップル、ココナッツ、マンゴー
お茶	アジョワン、ディル、フェヌグリーク、シナモン、クローブ、乾燥しょうが、ハイビスカス、ジャスミン、菊、たんぽぽ	マシュマロー、レッドジンガー

アーユルヴェーダ的食材1

スパイス&ハーブ

和のスパイスで和食アーユルヴェーダ薬膳

アーユルヴェーダの料理ではスパイスとハーブが頻繁に使われます。適量であればスパイスやハーブには、ヴァータを調整し、アグニを高め、カパを増やしすぎないようにする働きがあります。

私たちは、日本でアーユルヴェーダの食事を紹介する際に、インドのスパイスと、日本の和のスパイスを組み合わせ、日本人にも受け入れられやすい味の工夫を試みています。食事でヴァータ、ピッタ、カパのバランスを整えるためには、国ごとのハーブやスパイスの使い方も取り入れ、その国の人がおいしく食べられる料理を作っていくことが大切です。インド人が食べている料理をその通りに作っても、日本人の舌に合わないこともあるので、アーユルヴェーダ的食材を使う場合は、部分的に日本の食材に置き換える（和食アーユルヴェーダ薬膳）などの工夫を試みるとよいでしょう。

Memo **薬力源（ヴィールヤ）とは**

食物（スパイス＆ハーブも含む）は、6味（ラサ→102ページ参照）の作用とともに、熱性、温性、冷性の作用である薬力源（ヴィールヤ）をもっている。

よく使われるスパイス＆ハーブ

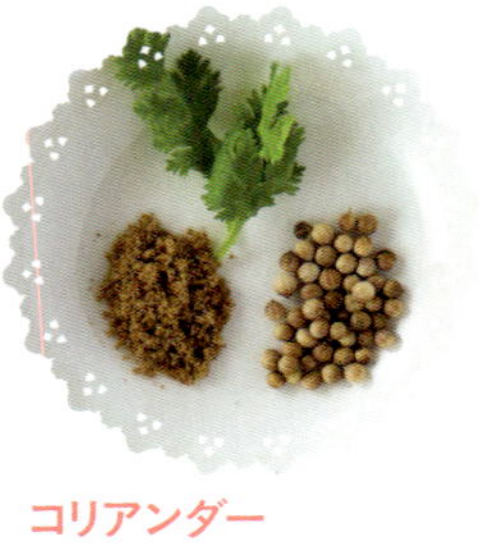

コリアンダー

V◎ P◎ K◎　(冷)

ピッタにも使える。体を冷まし、消化促進、解毒、利尿作用がある。

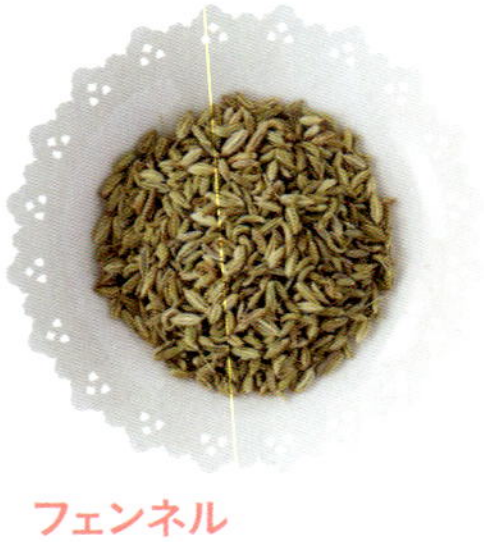

フェンネル

V◎ P◎ K◎　(冷)

腹痛を軽減、腸内のガスを消散。急性の腹痛や下痢にも効果的。

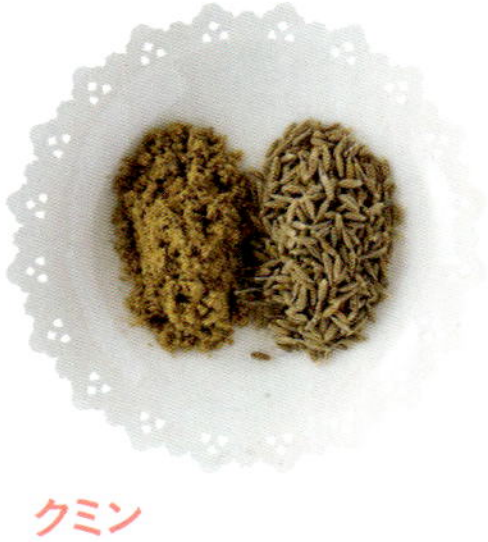

クミン

V◎ P◎ K◎　(冷)

消化を促進し、腹満や吐き気を改善。いって使うと違う香りになる。

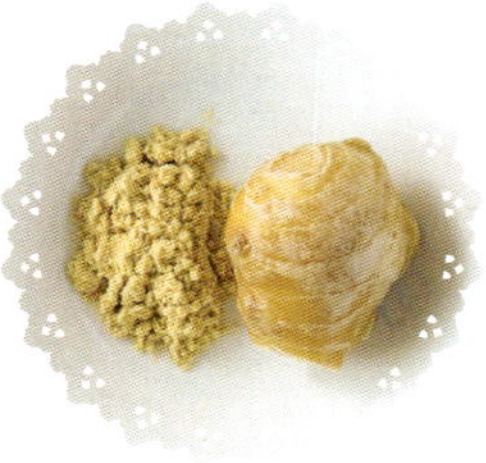

しょうが

V◎ P◎ K◎ （温）

乾燥、生ともに食物の消化・促進を促す。腹痛や関節痛にも効果的。

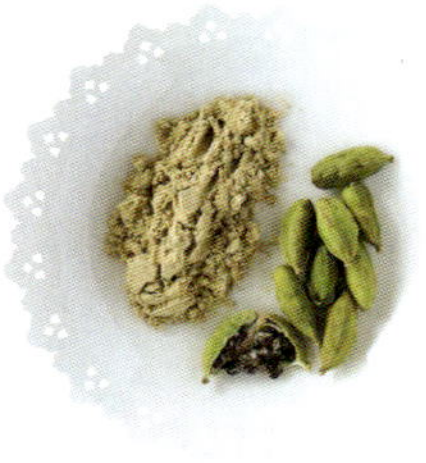

カルダモン

V◎ P◎ K◎ （温）

刺激作用やリフレッシュ作用がある。最も安全な消化促進剤のひとつ。

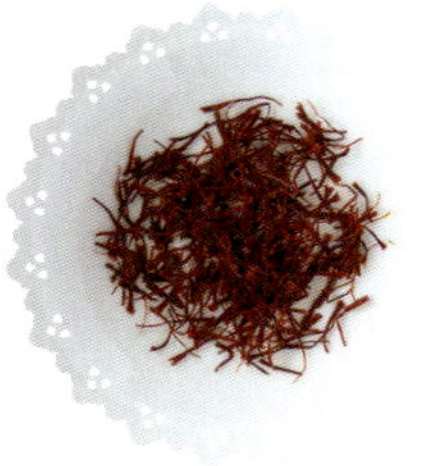

サフラン

V◎ P◎ K◎ （冷）

代謝を促進し、血液や女性の生殖器系を活性化。心の浄化も促す。

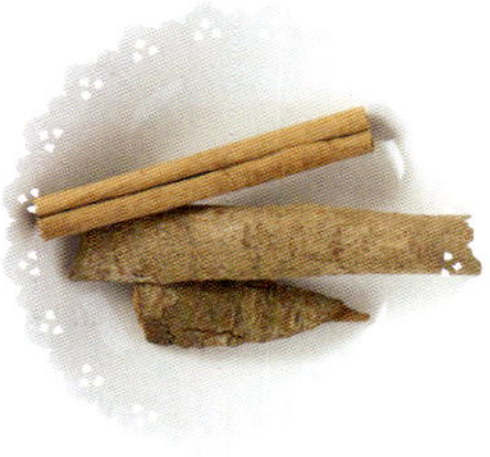

シナモン

V◎ P△ K◎ （温）

鎮痛作用があり、筋肉の緊張を解く。循環を助け、消化を促す。

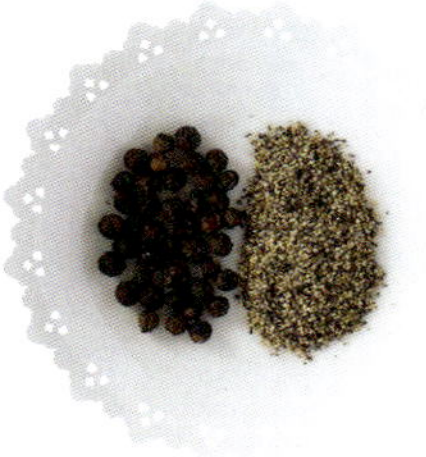

黒こしょう

V◎ P△ K◎ （温）

消化液の分泌を促し食物の味をよくする。解毒作用、咳予防にもよい。

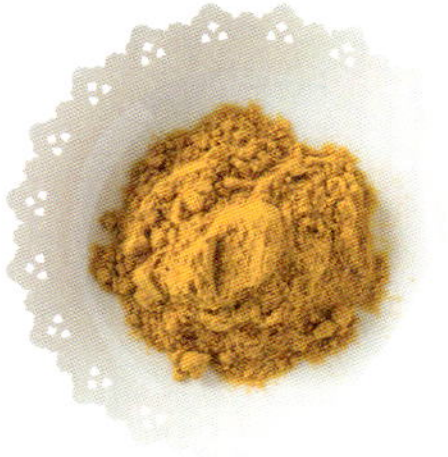

ターメリック

V○ P◎ K◎ （温）

肝機能を高め、皮膚炎に効果的。過剰にとるとヴァータを増大させる。

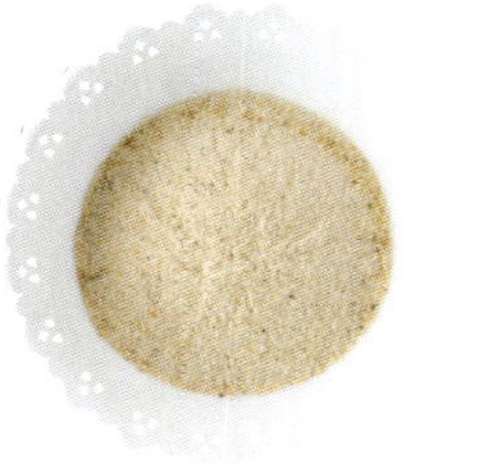

ヒーング

V◎ P△ K◎ （温）

独特のくせのある強い臭いが特徴。消化を助けガスを抜く作用がある。

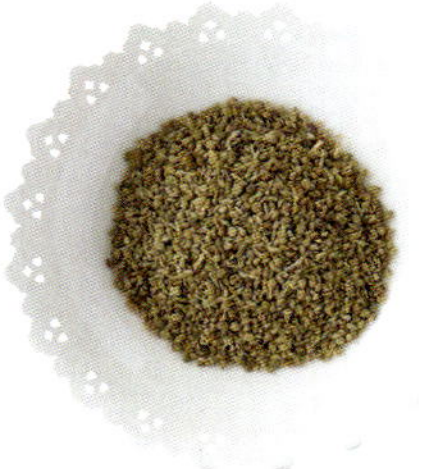

アジョワン

V◎ P△ K◎ （温）

呼吸器、消化器の鬱血を取り去る。腎臓機能を高め、精神を活性化する。

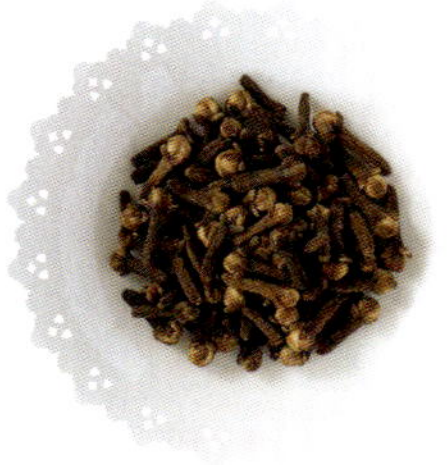

クローブ

V◎ P△ K◎ （温）

消化不良、鼻炎、気管支炎によく、体を温めリンパ液を浄化する。

※ V= ヴァータ体質、P= ピッタ体質、K= カパ体質
◎ = そのドーシャを減少させ、鎮静化させるスパイス
○ = そのドーシャに対して何も影響しないスパイス
△ = 少量ならば可（体に聞いて摂取）

（冷）（温）＝薬力源（ヴィールヤ）を記しています

アーユルヴェーダ的食材2

ギー

食欲を増進させる最高の油

ギーは無塩バターからたんぱく質、糖質などを除去した精製バターで、保存性がよい油です。アーユルヴェーダの古典では「ピッタとヴァータを鎮め、液体、精液、生命力のために有効であり、冷却性があり、身体を柔軟にし、声と顔色をよくする」と褒めたたえられ、すべての油脂類のなかで最も優れた油とされています。アグニを燃えたたせて食物の味をよくする食欲増進剤であり、とりわけピッタが増悪した場合に効果があります。

夜、温かいミルクに入れて飲むと、便秘を改善します。また、慢性の発熱、貧血、血液の異常を軽快させ、解毒剤としても使われます。コレステロールを上げないという研究報告も多数されています。しかし油ですので、多くとりすぎるとカパを増やし、体の消化の通路（スロータス）を閉塞する場合があるので注意は必要です。

トリファラーギー

古来からインドで重用されてきた強力な浄化薬、トリファラー（188ページ参照）を加えた薬用ギーです。滋養強壮薬として毎日少量を飲用しましょう。外用で、皮膚炎や目の疾患にも。

材料（1人分）

トリファラー大さじ3　ギー200mℓ　水800mℓ

作り方

1. 鍋にトリファラー、水を入れ、沸騰したら弱火にし、約200mℓになるまで煎じ、ペーパータオルでこす。
2. 1の煎じ液にギーを加え、さらに水分がなくなるまで煮詰めたら、不溶物をこしてできあがり（所要2～3時間）。

One Point

他の薬草の薬用ギーも同方法で作れます。

ターメリックギー

胃の不調時は、茶さじ1杯を飲用してみましょう。皮疹や傷などに外用もできます。

材料（作りやすい分量）

ギー200mℓ　ターメリック大さじ1

作り方

1. お湯を張った鍋に、ギーを入れた耐熱性ガラス容器を湯煎し、ギーを溶かす。
2. ターメリックを加え、かくはんしながら約30分間湯煎する。
3. 熱いうちにペーパータオルなどでこす。

One Point

ターメリックの黄色が衣服につくと、とれにくいので注意しましょう。

ギーの作り方

One Point

沈殿物は、たんぱく質と糖質が凝集したメイラード生成物なので、ギーには混ざらないようしっかりこしましょう。

＼ギーを使う／

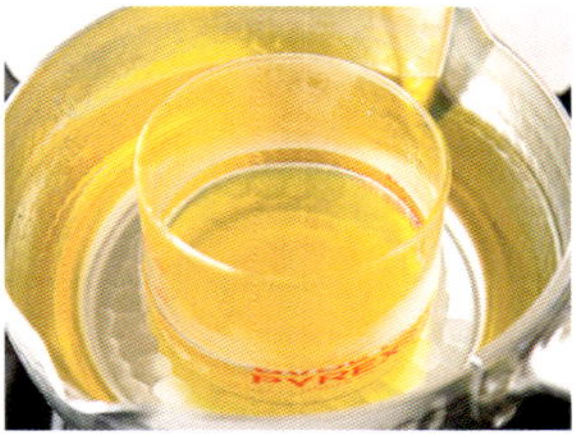

使う分を耐熱容器に入れ湯煎して使う。

column

時間がないときは市販のギーを

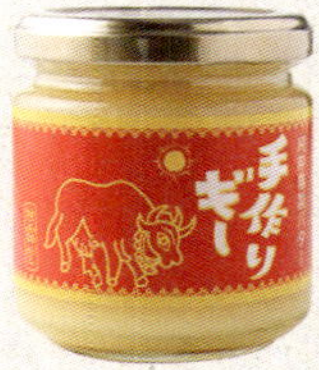

手作りギー（アムリット／問い合わせ先は202ページ参照）。希少で貴重なジャージー牛乳をぜいたくに使ったギー。

材料（作りやすい分量）と道具

無塩バター適量

鍋、へら、厚手のペーパータオル、ざる、ボウル

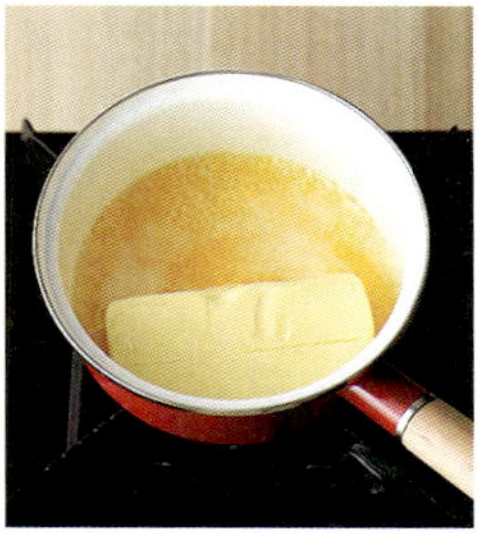

1. 鍋に無塩バターを入れ、弱火にかける。

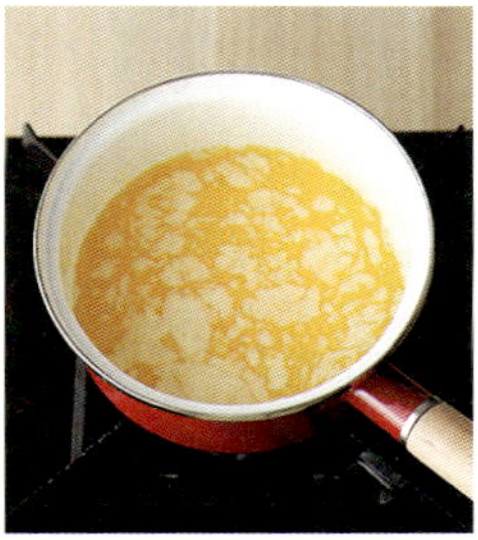

2. 無塩バターが溶けたころ、中火にすると細かい泡が出てくる。温度は100～110℃。

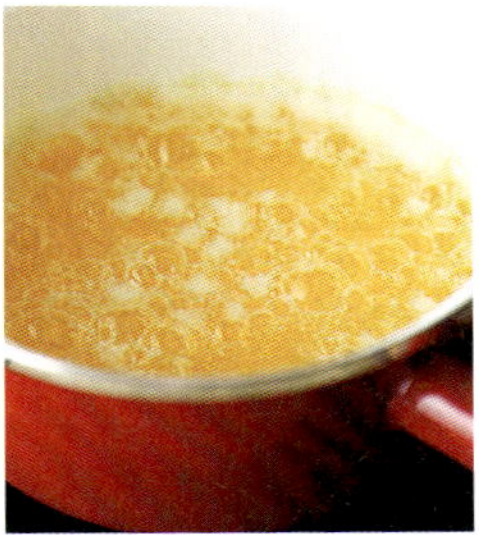

3. 加熱していると泡が大きくなる。このとき、温度は110～115℃。

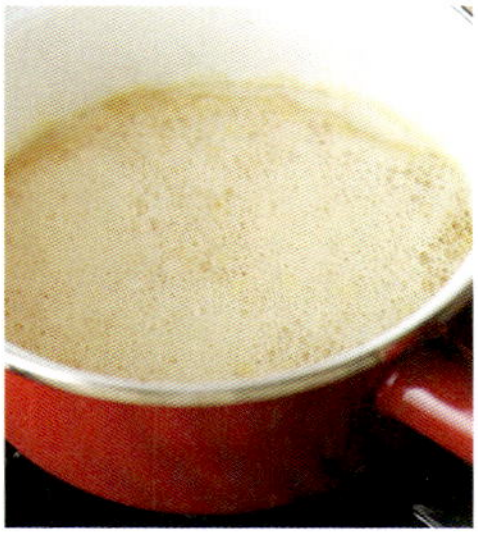

4. さらに加熱すると大きな泡に小さな泡が混ざるようになり、ポップコーンの香りがして透明な黄金色になり、底に沈殿物が見える。温度は120℃。

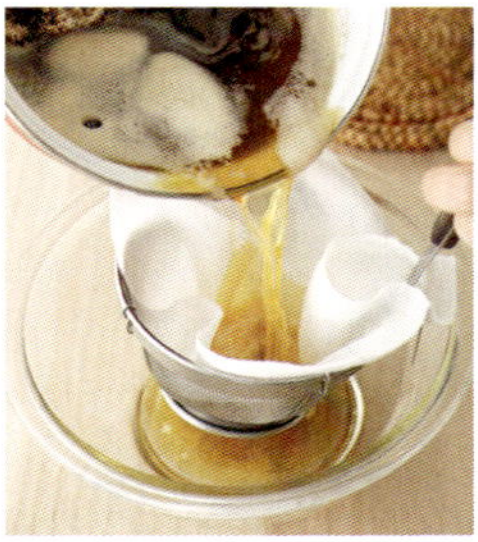

5. すぐに火を止め、ざるにのせたペーパータオルに注いでこす。

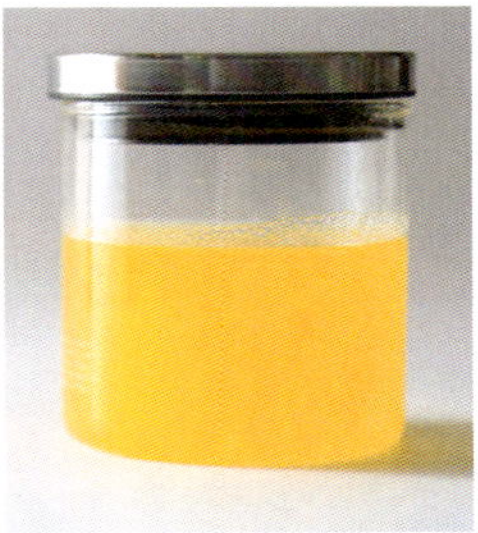

6. 保存容器に入れて、冷蔵庫で保存する。

アーユルヴェーダ的食材3

生はちみつ

熱する場合は、短時間の弱い加熱で

アーユルヴェーダの古典『チャラカ・サンヒター』などには「蜜は加熱により積極的に毒になる」「加熱したはちみつをとると死を招く」と記されています。これが真実でないことは明らかですが、確かに生で摂取すると、ビタミンB_2などの栄養素を壊さず、AGEsなどの毒素も生成しないなどの利点があります。古典では、生はちみつのよさを誇張するために、このような表現を使ったのでしょう。しかし、日本では、生のはちみつによるボツリヌス中毒の死亡例があるため、現在は加熱はちみつが公的に取引されています。

ただ漢方医学でも、アーユルヴェーダでも、治療薬には加熱したはちみつを用います。はちみつを生で用いるべきというアーユルヴェーダの古典の常識は、AGEsが生成されるためとも考えられますが、いまだ証明されていません。50〜60℃の短時間加熱は問題ないと考えられます。

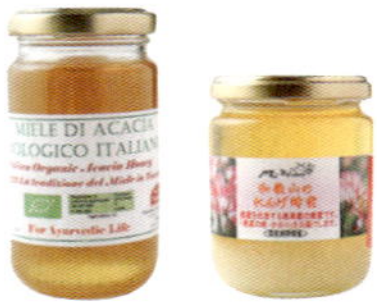

おすすめ生はちみつ

左から、アカシアの生はちみつ（イタリア製／アスパック企業）、和歌山のれんげ蜂蜜（アムリット）。問い合わせ先は202ページ参照。

スパイスラッシー

消化力を高めるラッシーに、
ドーシャを整える生はちみつを加えて。

材料（2人分）

ヨーグルト100㎖　水300㎖　生はちみつ小さじ2〜大さじ2（好みで）　おろししょうが小さじ1　カルダモンパウダー小さじ 1/2　クミンパウダー小さじ 1/2　好みでサフラン（少量の湯に 15 分ほど浸して使う）

作り方

ミキサーにすべての材料を入れて１〜２分かくはんする。

One Point

プチ断食にもおすすめの飲み物です。

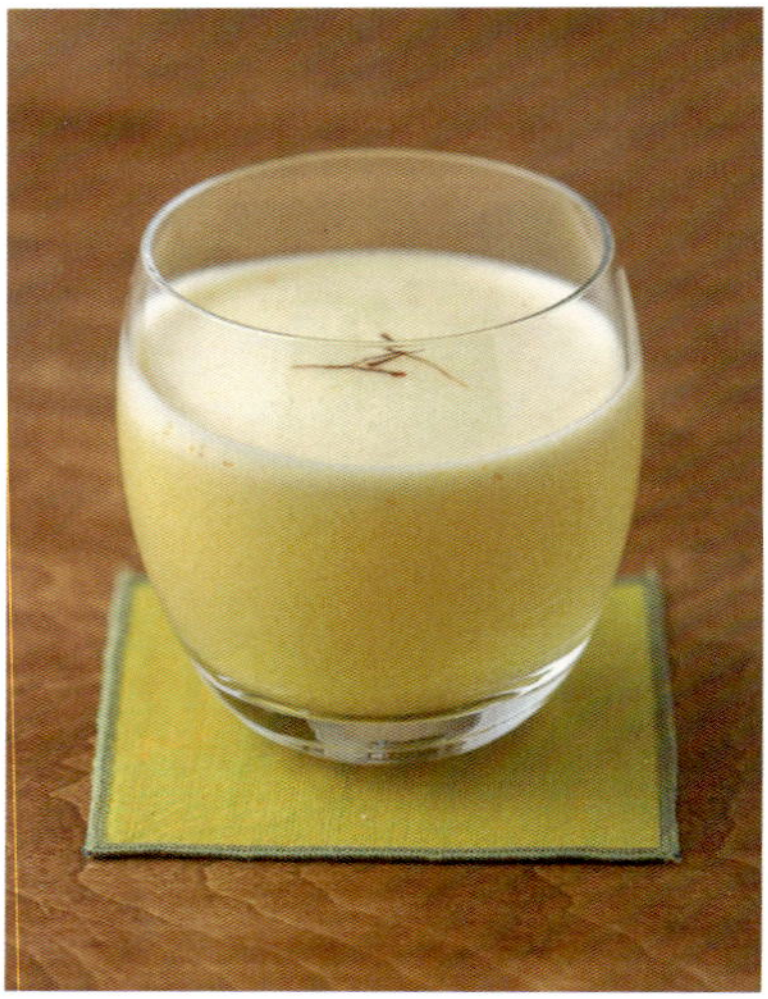

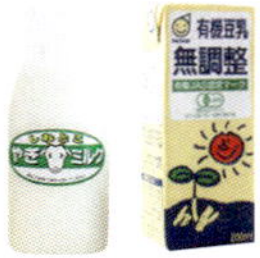

おすすめミルク＆豆乳

左から、しれとこやぎミルク（乾牧場）、有機豆乳無調整（マルサンアイ）。問い合わせ先は202ページ参照。

アーユルヴェーダ的食材4

ミルク

牛乳は食べ合わせに注意して

インドでは、ヒンドゥー教の教えもあり牛乳はオージャスを高める非常によい飲み物とされています。アーユルヴェーダの古典には、塩や魚、果物などと一緒にとることはせずに、単独で飲むようにと記されています。

チャイはインドの伝統的な飲み物と考えられていますが、16世紀頃に、くずの紅茶をおいしく飲むための苦肉の策として考え出されたもの。実は牛乳と紅茶の食べ合わせはあまりよくありません。

また牛乳がオージャスを高める原因物質と推定されるＩＧＦ－１は、乳がんや前立腺がん細胞などがん細胞の増殖を促すことが知られています。牛乳のカゼインは、ＩＧＦ－１が消化吸収の分解されるのを阻害して、直接血中にＩＧＦ－１が入っていくのです。

オージャスを高める牛乳ですが、中高年がとるミルクは、牛乳よりも豆乳にした方が無難です。

エナジードリンク

オージャスを高める栄養補給ドリンク。
牛乳のかわりに豆乳ややぎミルクでも。

材料（1人分）

牛乳（または豆乳、やぎミルク）100mℓ
水100mℓ　レーズン10g　デーツ2個
乾燥いちじく1/2～1個　乾燥プルーン1個　生アーモンド5粒

作り方

1. 水にレーズン、アーモンドと刻んだデーツ、いちじく、プルーンを漬けてやわらかくする。**2.** ミキサーに**1**を入れて回し、さらに豆乳を加えかくはんする。

One Point

朝食や食間に、たんぱく質、ビタミン、ミネラルをバランスよく補給できます。

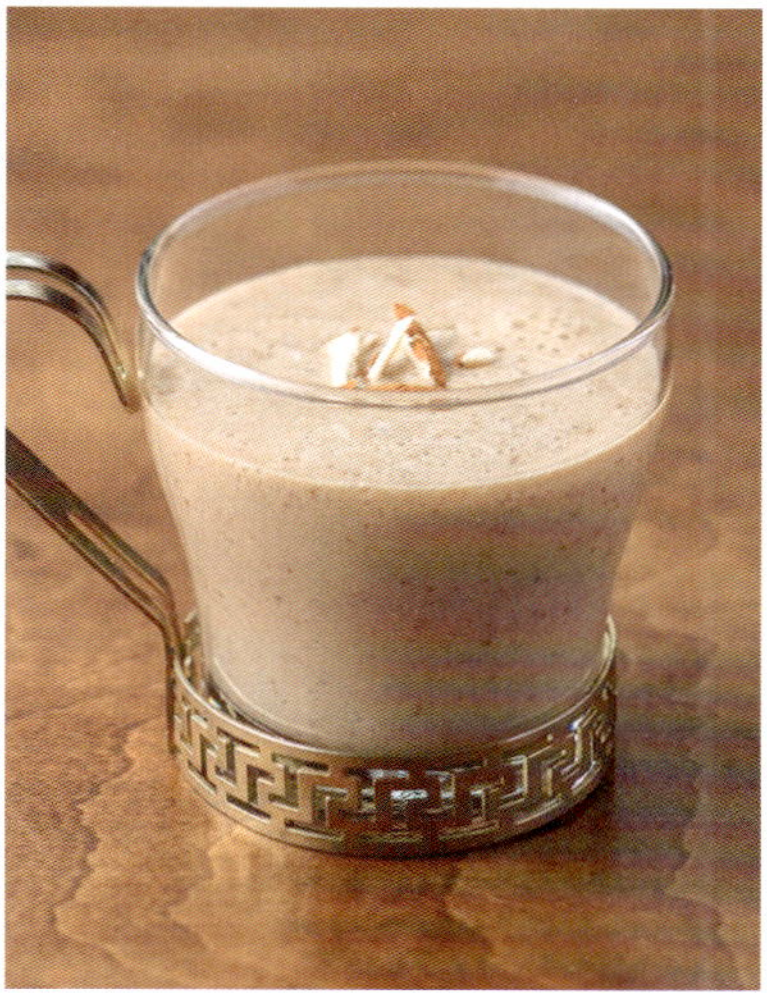

アーマパーチャナのすすめ（週末プチ断食）

脈診で脈がすぐに触れないときや、疲れがとれない、だるさやむくみ、原因不明の関節痛の症状があるときは、アーマが蓄積している証拠です。ドーシャがアンバランスになり、代謝と消化の火であるアグニが不順になり、病的な老廃物であるアーマが蓄積しているのです。このようなとき、アーユルヴェーダで最も有効で、安価で、安全な治療法は、アーマパーチャナと呼ばれるプチ断食です。アーマパーチャナの方法はとても簡単です。活動が少なくなる週末や休暇日などに、油やたんぱく質を多く含む消化しにくい食物の摂取量を減らし、白湯を一日1～2ℓ程度するようにとりながら自宅で半断食をすればよいのです。

現代医学の研究でも、1、2日間の減食ならば、体内のオートファジー系（細胞内のたんぱく質を分解する自食の仕組み）が活性化され、蓄積した異常なたんぱく質が自己の細胞内で解毒されることが知られています。長寿遺伝子として知られるサーチュイン遺伝子はカロリー制限によって活性化することもわかっています。古代インド人が考えたアーユルヴェーダの知恵も、アーマという体内の毒素を解毒して、若返りと健康長寿をめざすもの。実際にアーマパーチャナを行うと、頭がさえ、体も軽くなり、その後も食事がおいしく感じられるようになります。この章でご紹介したアーマパーチャナのレシピは、普段の食事にも取り入れて役に立つものばかりです。

アーマパーチャナ（週末プチ断食）プログラム例

金曜日	朝食・昼食	普通食
	夕食	キチュリなど消化によい食事
土曜日	朝食	ホットスムージー
	昼食	キチュリなどのおかゆ
	夕食	季節のスープ
日曜日	朝食	ホットスムージー
	昼食	腹３分の２の普通食。肉や揚げ物など消化に重いものは控える
	夕食	昼食の３分の２の量の食事。肉や揚げ物など消化に重いものは控える

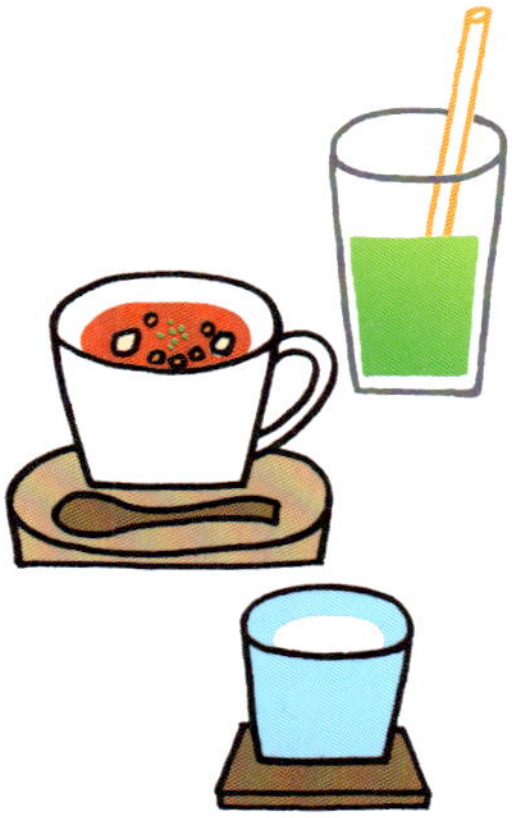

注意事項

- 金曜の夜から日曜まで就寝は22時、起床は日の出前96分（165ページ参照）～午前５時半までにするようにしましょう。
- 激しい活動は控え、ヨーガなどの静かな運動をしましょう。
- 白湯は毎日１～２ℓ程度するように飲みましょう。ときどきスパイスティーなどで変化をつけるとよいでしょう。
- プチ断食時にはちみつレモン水を飲むのもおすすめ。本来の活力を保持でき食欲も抑え、ガスもためません。はちみつの量を減らせば、一日２、３杯飲んでもよいでしょう。
- できればプチ断食は週１回、隔週１回、毎月１回など規則的に行うとよいでしょう。
- 体調に応じて、無理はしないようにしましょう。
- 食前15分ほどに消化促進食をとりましょう。

お手軽消化促進食

はちみつトリカトゥ

トリカトゥ（116ページ参照）に、はちみつを加えたものを茶さじ１杯程度服用する。

はちみつレモン水

レモン汁を水で割って、はちみつを加えたドリンク。

しょうがスライス

好みで岩塩やレモン汁、はちみつをつけ、しょうがの薄切りを１、２枚食べます。

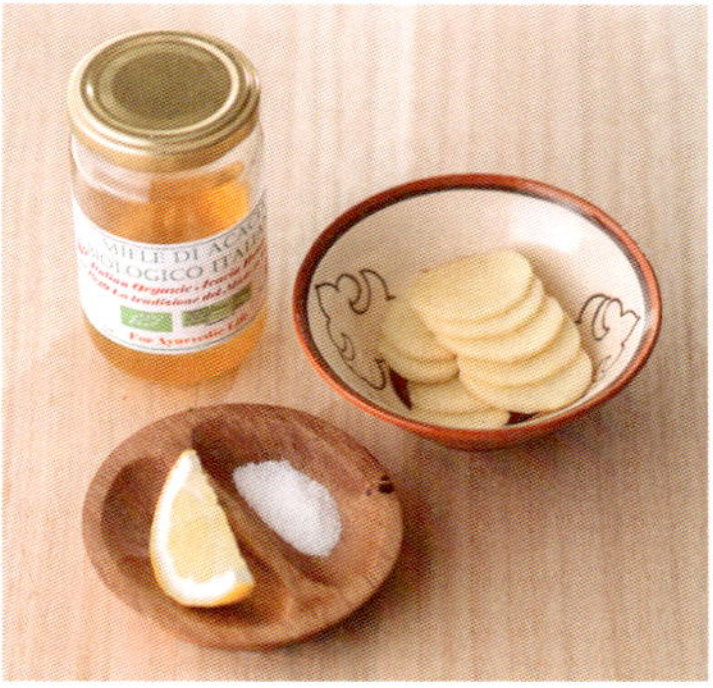

アーマパーチャナのレシピ1

白湯

白湯は最も簡単で安価な消化促進剤。水を沸騰させることで火のエネルギーが取り込まれ、それがピッタを増やし、消化促進効果をもつと考えられます。アーマパーチャナ時に限らず、毎朝、毎食の白湯飲みを続けていくと、便通や体の不調がおのずと改善されるはず。外出先や仕事場でも携帯保温水筒に白湯を入れて持ち歩きましょう。

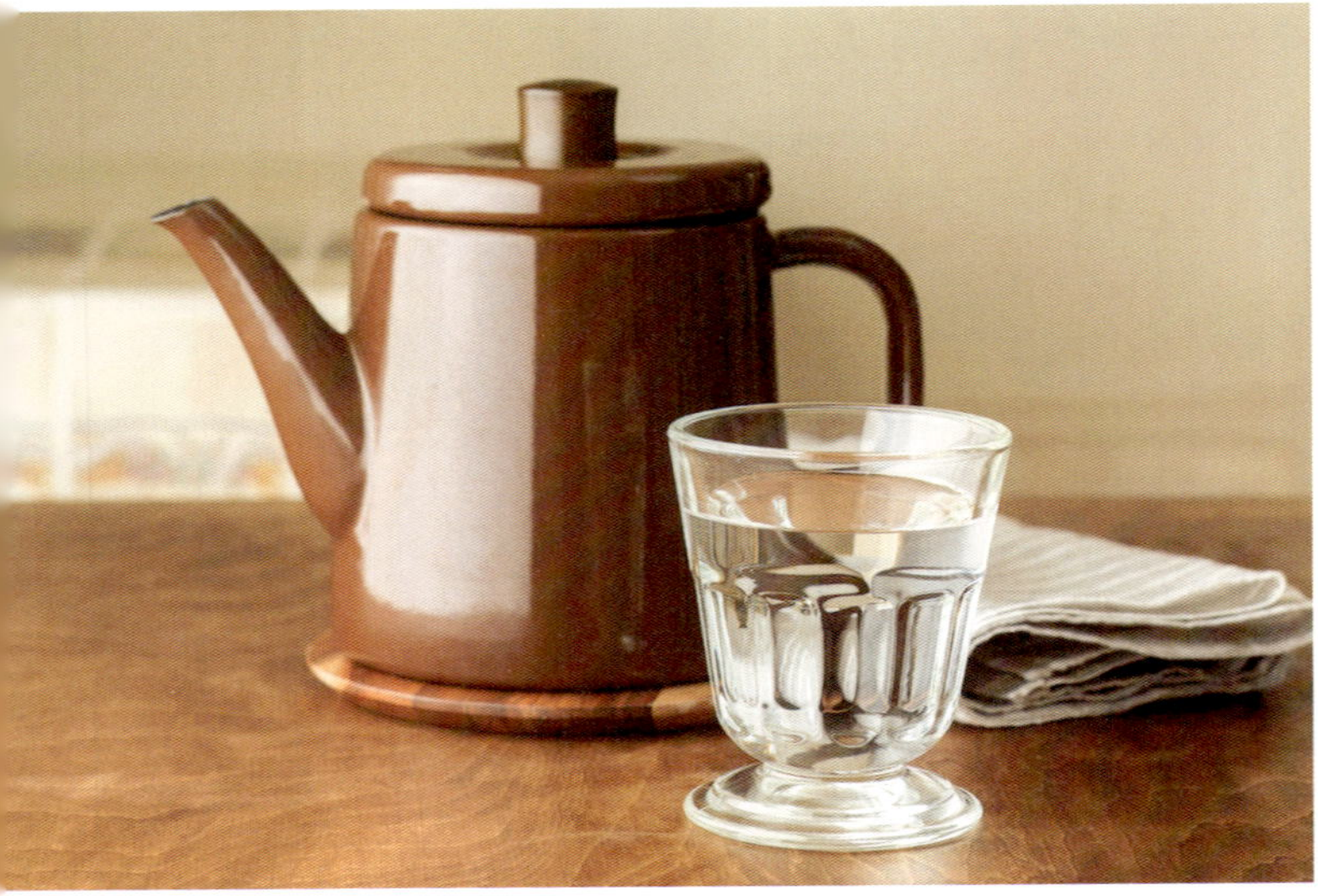

起床してすぐの白湯飲みを習慣に

最も簡単なアーマパーチャナは、温かい白湯を飲むことです。特に、起床直後15分以内にコップ1杯の白湯をゆっくり飲むことをおすすめします。プチ断食時は、2、3時間ごとに、味わいながらコップ1杯をとり、一日2ℓ程度を飲むとよいでしょう。普段でも、食事の前中後にするように摂取すると、消化を促すといわれています。

白湯の作り方は、古書には半分の量まで煮詰めることが記されていますが、水の質がよい現代では、そこまで煮詰める必要はありません。水道水の残留塩素やトリハロメタンは、やかんのふたをあけて10分以上沸騰させれば気化しますので、これを白湯とすれば十分でしょう。電気ポットでもカルキ抜きで沸騰させれば同様です。

おいしい白湯の作り方

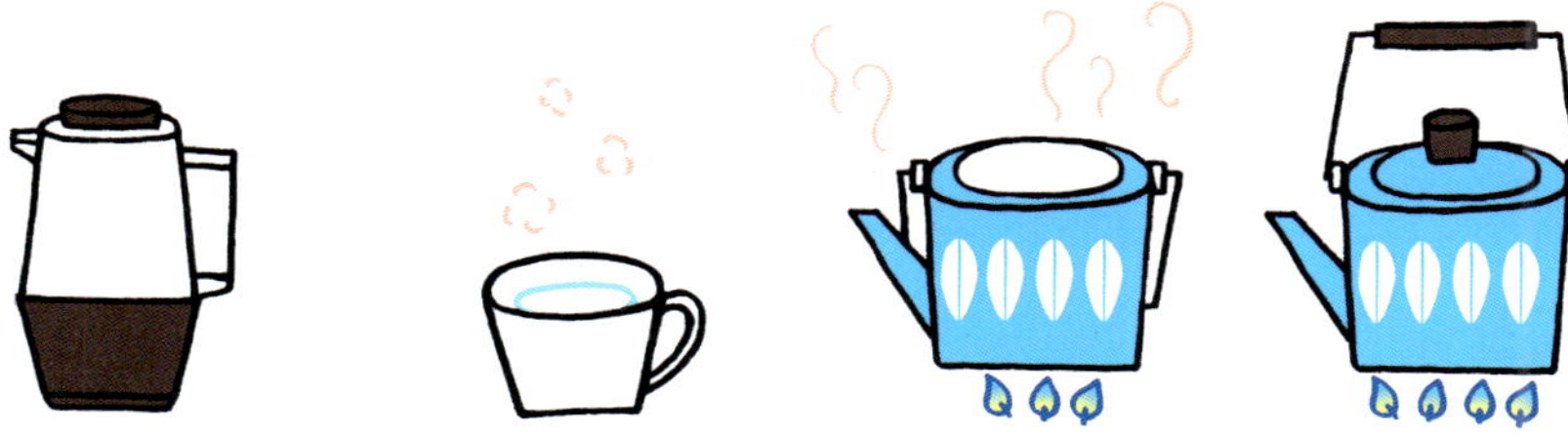

1. やかんに水を入れ、強火にかけます。

2. 沸騰し始めたらふたをとり、大きな泡が立つくらいの火にして 10 分以上沸かし続けます。

3. 火を止めて、飲めるくらいの温度に冷まして、すするようにして飲みます。

4. 残りの白湯は保温ポットに入れて、好きなときに白湯を飲みましょう。

＋ Recipe
カルダモンの白湯

２ℓの水に、カルダモン２、３粒を砕いて入れ、同様に沸騰させます。

爽やかな風味が加わり水の性質も調和します。特に起床してすぐに飲むと、体の毒素を取り除き、腸や腎臓を浄化します。

体質別白湯の飲み方

季節や体質・体調に応じて、そのときにいちばんおいしいと感じる温度で飲みましょう。下記を目安に40 〜 80℃の白湯を1〜２ℓ、喉の渇きに合わせて飲んでください。冷たい飲み物は避けましょう。

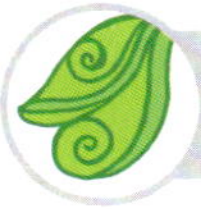

ヴァータ体質

風の質で冷えやすいヴァータは、60 〜 70℃の舌に温かいと感じる温度で、おなかが満たされる量（２ℓ 程度）で乾燥を潤します。ほのかな甘味や酸味のあるカモミールやレモングラス、ローズヒップなどのヴァータを鎮めるハーブティーもおすすめです。

ピッタ体質

熱い性質をもつピッタは、40 〜 50℃程度のぬるめの温度がおすすめです。ピッタ体質は発汗が多いため白湯は多めにとりましょう。暑い季節などは常温の水が快適なことも。ピッタを鎮めるローズウォーターやミントティーなどを飲むのもよいでしょう。
※胃腸から出血があるなど、ピッタが増大している状態には白湯はすすめられません。

カパ体質

水の質で冷えやすいカパ体質の人は、70 〜 80℃の舌に熱いと感じる温度で体を温めましょう。温性を高めるシナモンやしょうがなどを使って好みのスパイスティーを飲むのはおすすめです。

アーマパーチャナのレシピ2

トリカトゥ

トリカトゥ（三辛薬）は、しょうが、黒こしょう、長こしょうの粉末を同量ずつ混ぜた調合スパイスで、アーユルヴェーダの主要な消化促進剤です。アーマを焼失させ、アグニを若返らせ、食物の吸収を促します。過剰なカパを減らし、食欲不振、コレステロールの調節、肥満にも効果的。普段の料理の調味料としても活用できます。

トリカトゥを作ろう

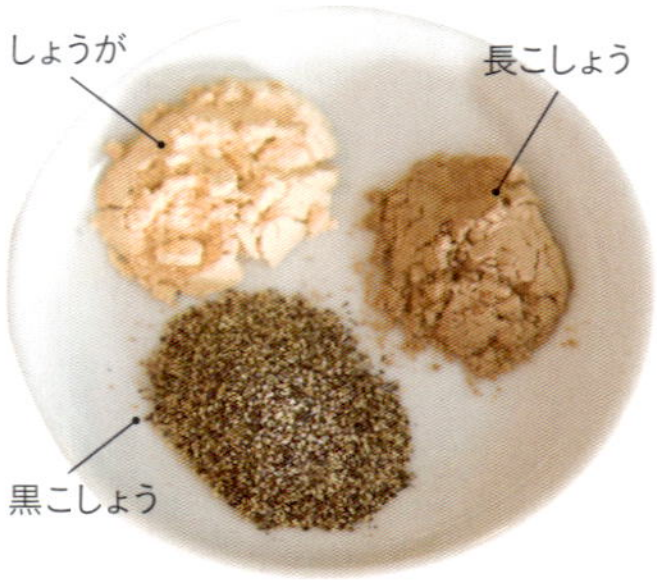

1. 3つのスパイスのパウダーを等量ずつそろえる（長こしょうがない場合は、性質の似ている粉末のさんしょうに代えてもよい）。

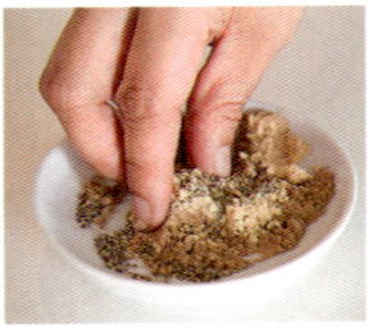

2. 手で混ぜ合わせる。

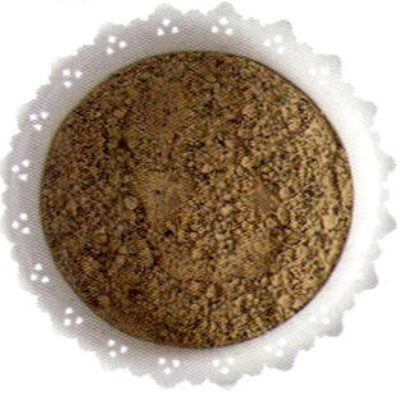

3. できあがり。

食前トリカトゥ

食事の前にとれば
強力なアーマパーチャナに

材料（1人分）

トリカトゥ小さじ1/2　はちみつ（なければ黒砂糖）小さじ1

作り方と飲み方

トリカトゥをはちみつ（なければ黒砂糖）に混ぜたものを、一日2～3回、食事15分ほど前に白湯でとる。

One Point

熱性の強い辛味のスパイスははちみつや黒砂糖と一緒にとることでピッタの増悪を抑えます。過剰なカパには、はちみつがグッド。

column 長こしょう

ひはつ（和名）、ピッパリー（サンスクリット名）、ロングペッパー（英名）のこと。トリカトゥ3スパイスのひとつ。日本では、フィファチ（仲善）、石垣島のヒバーチ（わしたショップ）を購入できる。問い合わせ先は202ページ参照。

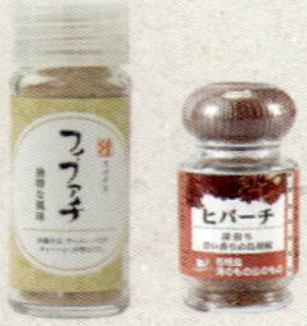

10スパイスの若返りティー

毎日のお茶として飲める
強壮効果のあるお茶です

材料（作りやすい分量）

黒こしょう小さじ1
長こしょう小さじ1
しょうがパウダー小さじ2
リコリス小さじ2
コリアンダーシード小さじ2
フェンネルシード小さじ2
カルダモンシード小さじ1
ホーリーバジル小さじ1
クローブ小さじ1
シナモン小さじ1

作り方

1. すべての材料を電動ミルで粉にし、茶こしなどで粗ごしする。
2. 1をもう一度電動ミルにかけ、よく粉砕されているか確認したら、密閉瓶などに保存しておく。
3. 鍋に2のミックスパウダー小さじ1/2と水500mℓ（分量外2人分）を加え沸騰させたら、ふたをし弱火で5分ほど加熱する。火を止めて、さらに5分おいてできあがり。カップにこして注ぐ。

One Point

チャイやブラックティーなどのスパイスとしても使えます。

アーマパーチャナのレシピ3

ホットスムージー

アーマ蓄積の原因のひとつは糖質のとりすぎ。そこでアーマパーチャナにおすすめしたいのが、糖質の少ない野菜中心の温かなスムージー。基本は、「季節の野菜2品（苦味・渋味）＋少量の果物（酸味・甘味）＋必要に応じてドーシャをバランスする食材」の組み合わせ。消化吸収しやすく、浄化作用も促進されます。

セロリとパセリのスムージー

春は、葉野菜がやわらかくおいしい季節ですが
冷性の野菜スムージーはヴァータとカパを
乱れやすくします。
組み合わせる食材で微調整しましょう。

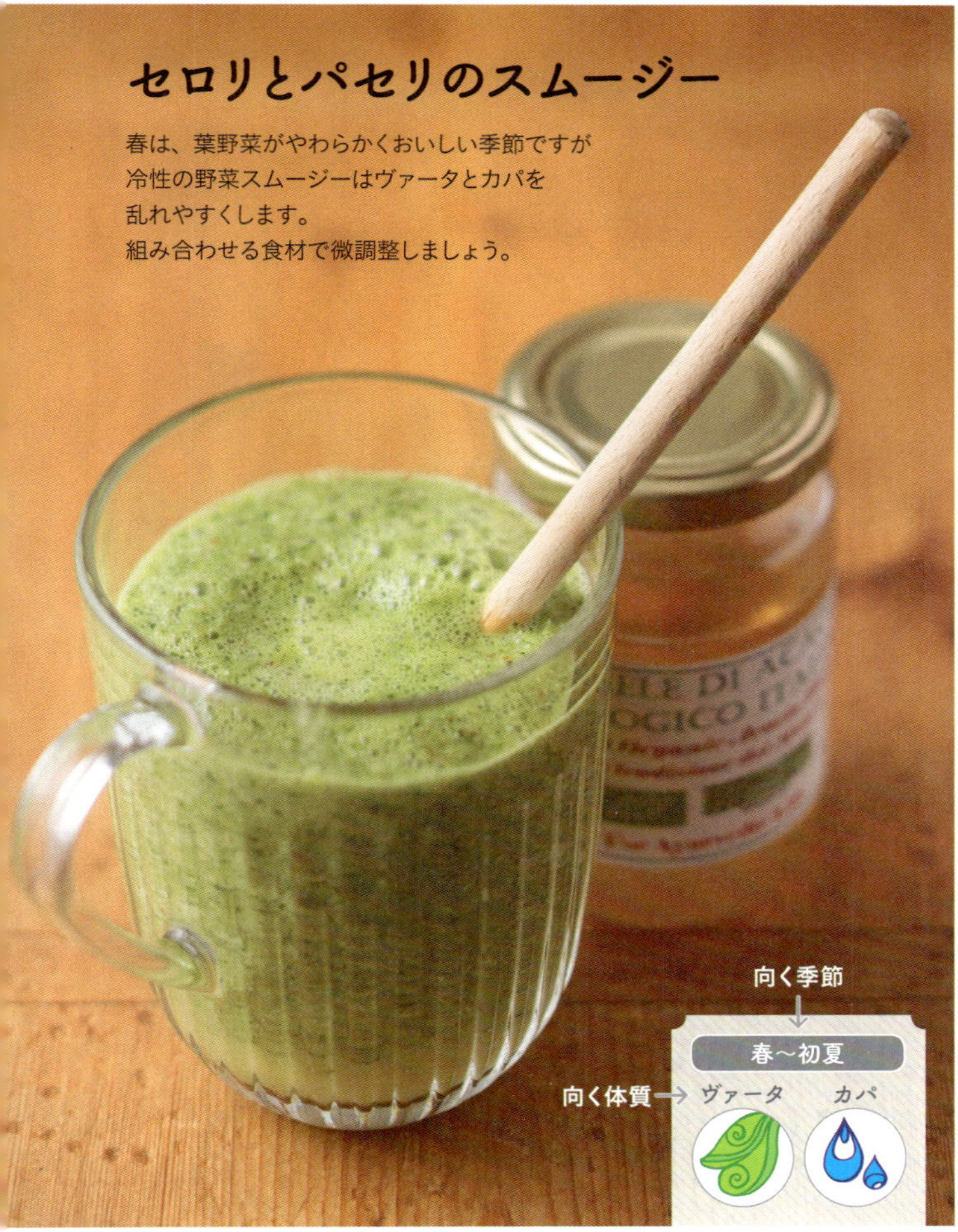
向く季節
春～初夏
向く体質
ヴァータ
カパ

材料（1人分）

セロリの葉と茎（筋をとり一口大に切る）1/2本（50g）
パセリの葉 10g
みかん（皮をむき小房に分ける）1個
生アーモンド（浸水させる）8粒
しょうが（薄切り）2枚
湯（ポット90℃）100㎖
はちみつ小さじ1～2

作り方

ミキサーに湯を入れ、かためのものから（アーモンド、しょうが、セロリ、みかん、パセリ）順に入れてかくはんする。温めたグラスに注ぐ。

One Point

特に冷えている人は、野菜をさっとお湯にくぐらせておきましょう。
ヴァータの増加時は、酸味や油分（亜麻仁油など）を適量加えるとよいでしょう。カパの増加時は黒こしょうやトリカトゥなど辛味のスパイスを少量加えるとよいでしょう。

トマトとパプリカのスムージー

トマトは、アーユルヴェーダでは熱性ですが、
漢方では冷性で余分な熱を収め夏バテ解消に最適な野菜。
日本の自然に従って旬の野菜を使うことが大切です。

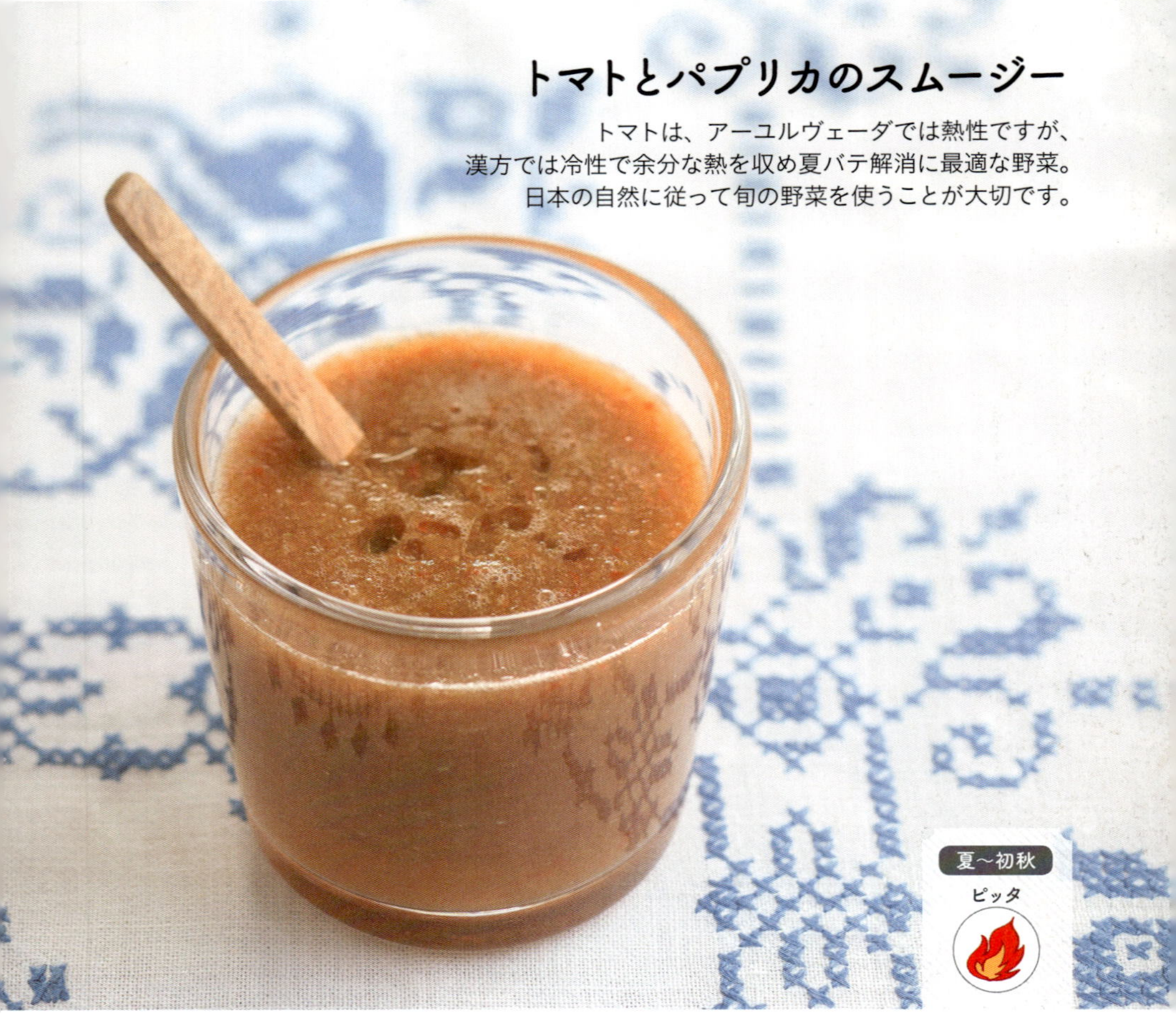

材料（1人分）

甘めのトマト1個（150g）
赤パプリカ 1/4 個（50g）
レタス3枚
（またはきゅうり 50g）
レモン（皮をむき種をとる）1/8 個（10g）
亜麻仁油（またはオリーブ油）小さじ1
湯（ポット 90℃）100㎖
コリアンダー小さじ 1/4
しそ、ミント（好みで）適宜

作り方

ミキサーに湯を入れ、コリアンダー、赤パプリカ、トマト、レモン、レタスの順に入れ、かくはんする。温めたグラスに注ぎ、亜麻仁油（カロチン類の吸収を高める）をかける。

One Point

ピッタの強い人は赤パプリカを少なめにして、葉菜類を多めに。食物の性質は、インドの古代の概念が必ずしも日本で当てはまるとは限りません。トマトでも、インドと日本では品種が違うので味と性質も異なります。アーユルヴェーダの食事を実践するときは、日本という土地をベースに柔軟に考えていく必要があるでしょう。

にんじんとカリフラワーのスムージー

ヴァータが乱れやすい寒い季節は、
温性の野菜を一緒に取り入れたり、
辛味のスパイスなども補って、熱めにして飲みましょう。

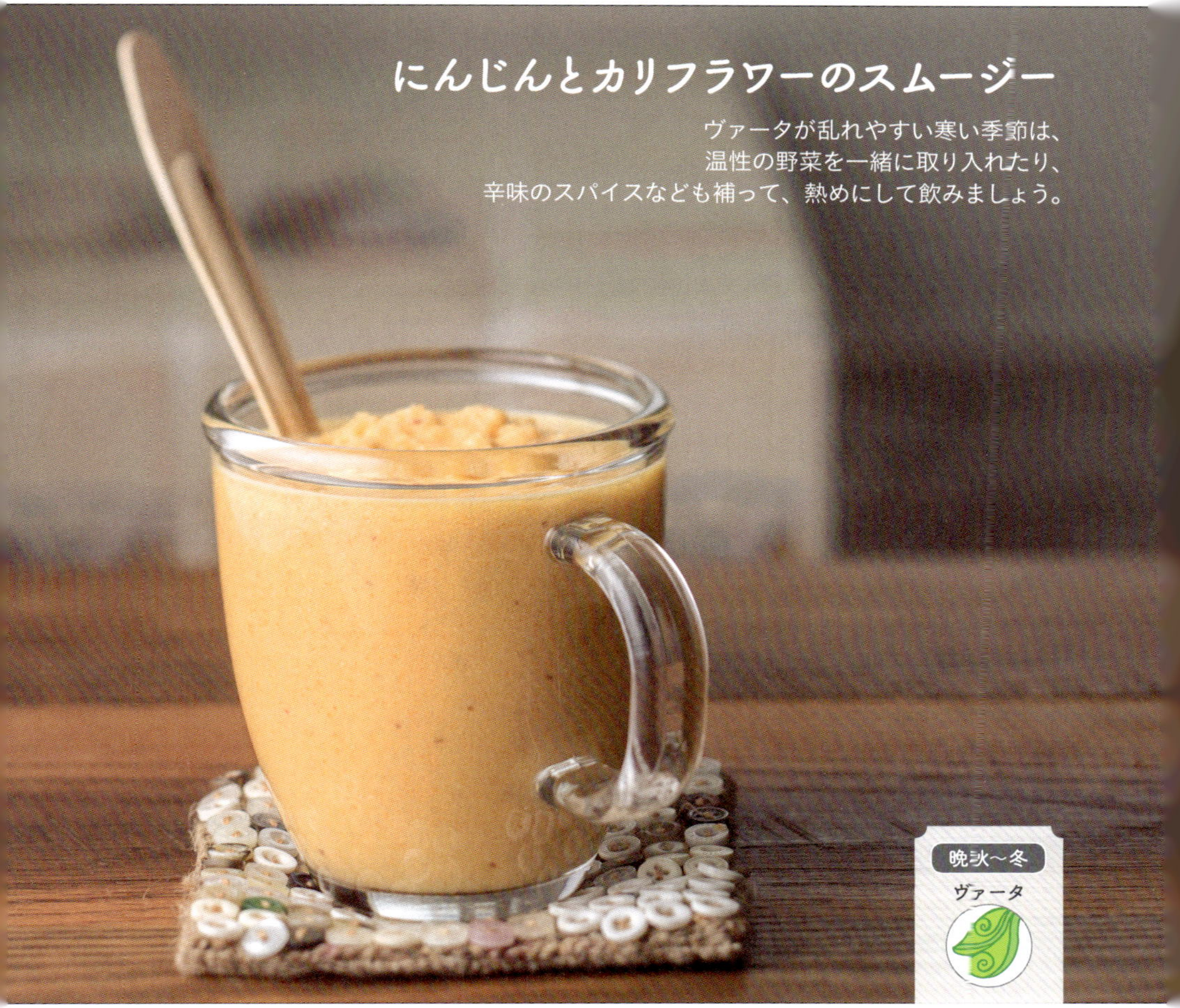

材料（1人分）

カリフラワー（小房に分ける）1/3 個（100g）
にんじん（小さめの一口大に切る）1/3 本（50g）
りんご（皮つきのまま一口大に切る）1/6 個（50g）
レモン（皮をむき種をとる）1/8 個（10g）
生くるみ 10g
シナモン（またはカルダモンパウダー、ジンジャーパウダー）小さじ 1/6
湯（ポット90℃）100㎖
はちみつ（好みで）小さじ 1〜2

作り方

ミキサーに湯を入れ、シナモン、くるみ、にんじん、りんご、カリフラワーの順に入れ、かくはんする。温めたグラスに注ぐ。

One Point

甘味、酸味、油分を適度に加えると、ヴァータを鎮めます。
油分（ナッツや油）は、現代医学的にも脂溶性ビタミンの吸収を促します。

アーマパーチャナのレシピ4

スパイスティー

プチ断食中は、白湯をとりながら、ときどきスパイスティーを取り入れることで、消化力が一層高まりアーマパーチャナを促進します。また断食による枯渇感をやわらげ、精神的にもリラックスし満足感が得られます。普段の生活でも、コーヒーなどに偏らずに、消化力をアップするスパイスティーを取り入れましょう。

消化促進スパイスティー

３つのドーシャを整えるスパイスばかりを使った
マイルドなスパイスティー。食後のお茶としても消化をよく助け、
オールマイティーに活用できます。

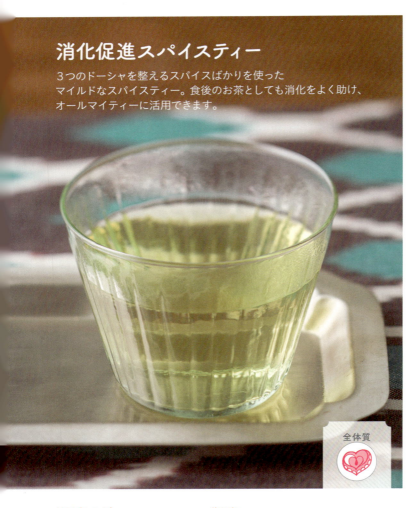

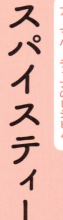

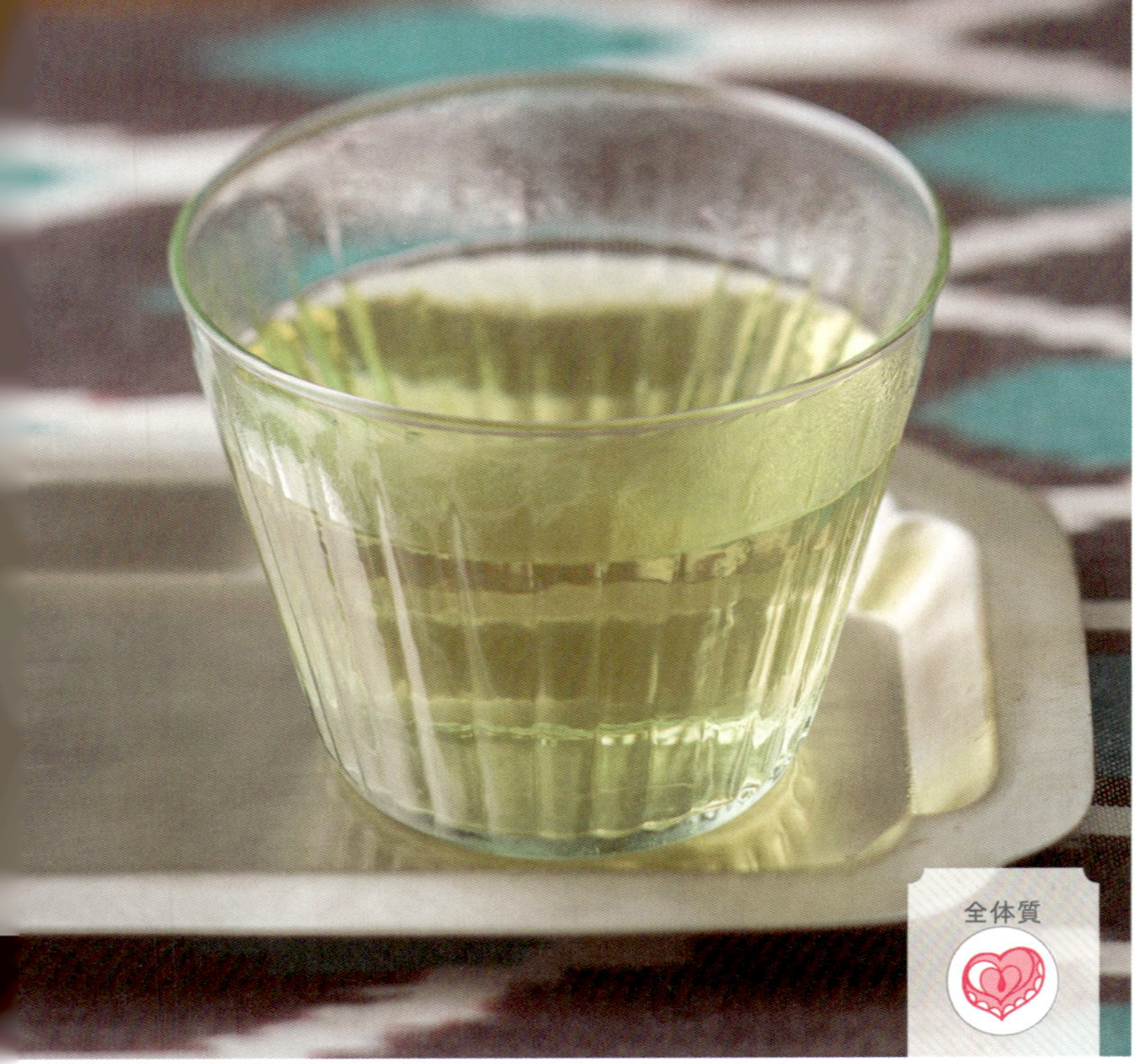

材料（1人分）

コリアンダーシード小さじ 1/3
フェンネルシード小さじ 1/3
カルダモンシード（またはクミンシード〈つぶして砕く〉）
小さじ 1/3
水 200㎖

作り方

1. 小鍋に水とスパイスを入れ煮立たせたら火を消し、ふたをして５分ほどおく。
2. こしながらカップに注ぐ。体質や好みにより甘味を加える。

One Point

冷性スパイスのブレンドによりピッタ体質の人にもおすすめです。

ヴァータティー・ベーシック

ヴァータとカパを鎮めるマイルドな温性スパイス※を使ったスパイスティー。ヴァータの働きを正常にし、消化を整え、腸内ガスなども緩和します。

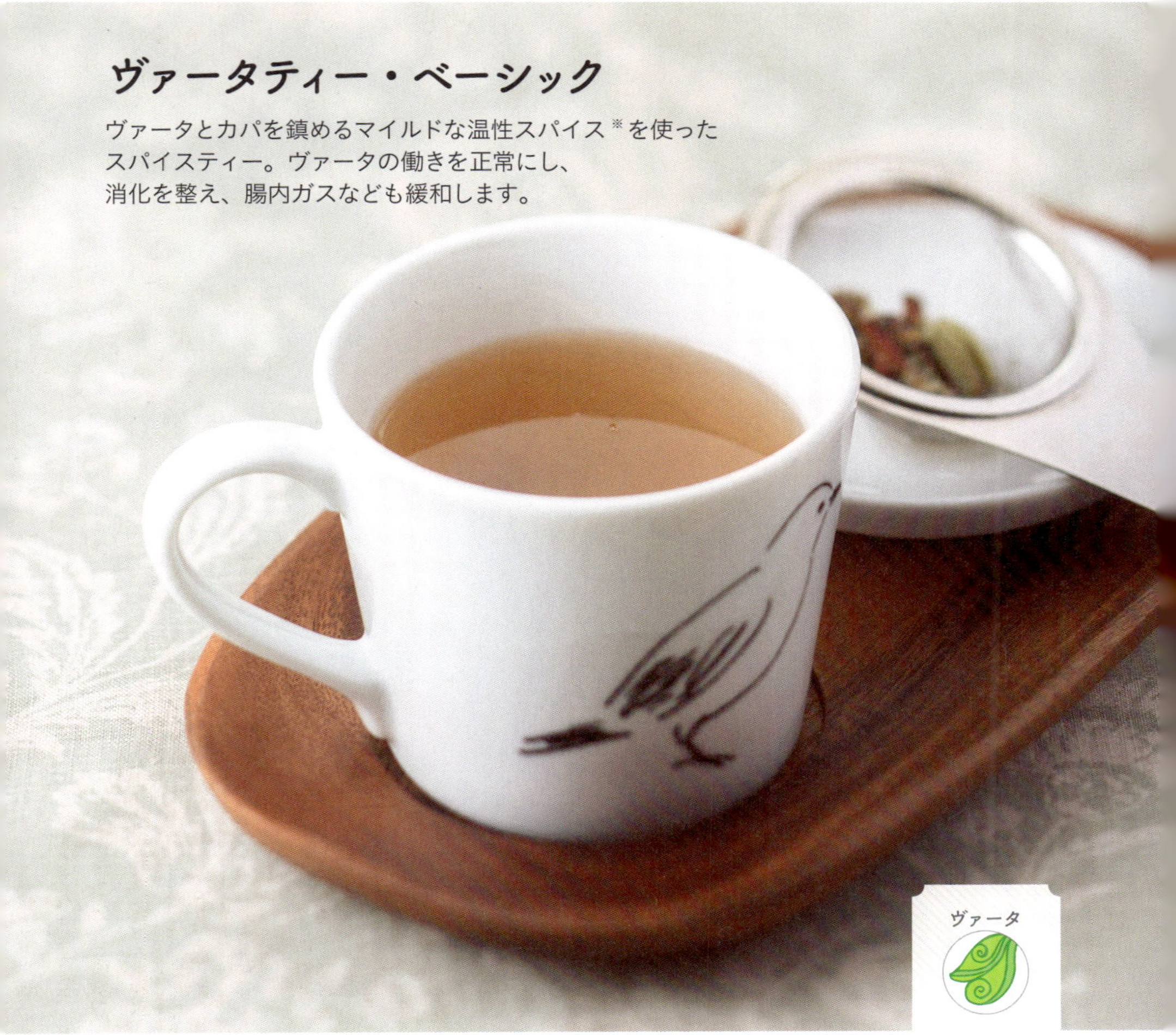

材料（1人分）

アジョワン小さじ 1/4
カルダモンシード（つぶして砕く）小さじ 1/4
シナモンスティック適量
（またはシナモンパウダー小さじ 1/4）
おろししょうが小さじ 1/4
水 200㎖

※温性スパイス、冷性スパイス：温性または冷性の薬力源（ヴィールヤ 106ページ参照）を持ったスパイス。

作り方

1. 小鍋に水とスパイスを入れ煮立たせたら火を消し、ふたをして 5 分ほどおく。
2. こしながらカップに注ぐ。体質や好みにより甘味を加える。

One Point

スパイスはアジョワンのみ、アジョワン＋しょうが、しょうが＋カルダモンでも、ヴァータ体質に向いたお茶になります。

ハイビスカスのクールドリンク

ピッタを鎮めるハイビスカスは、血液や心臓を浄化し、
肌の色つやをよくします。豊富なビタミンC、
眼精疲労によい赤いアントシアニン色素などがも含まれます。

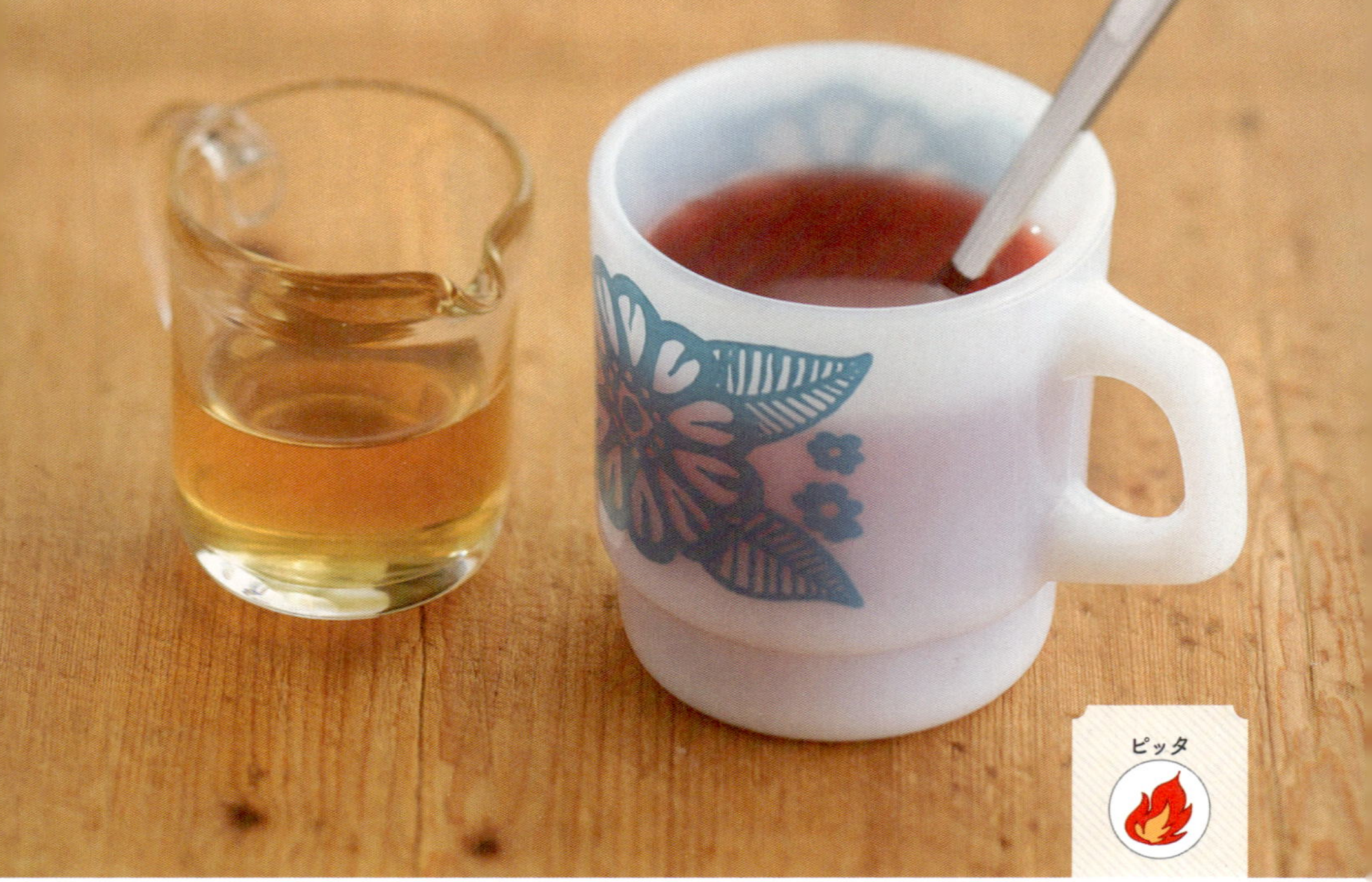

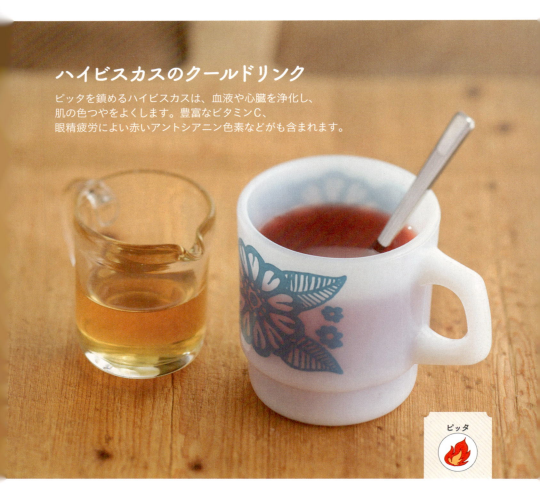

材料（1人分）

乾燥ハイビスカス小さじ山盛り1
おろししょうが小さじ1/2
シナモンスティック1/2本
水200㎖
100%オレンジジュース 小さじ1～3
はちみつ（またはメイプルシロップ）適量
※ヴィータ、カパの人にははちみつ、ピッタの人にはメイプルシロップがおすすめ。

作り方

1. 小鍋に水を沸騰させ、シナモン、しょうが、ハイビスカスを加えて火を消し、ふたをして5分ほどおく。

2. こしながらカップに注ぐ。体質や好みにより甘味を加える。

One Point

寒い時期は温かくして、夏は冷やして涼しげに飲むこともできる。

ピッタが過剰な人はしょうがやシナモンを減らし、メイプルシロップを加えると効果的。

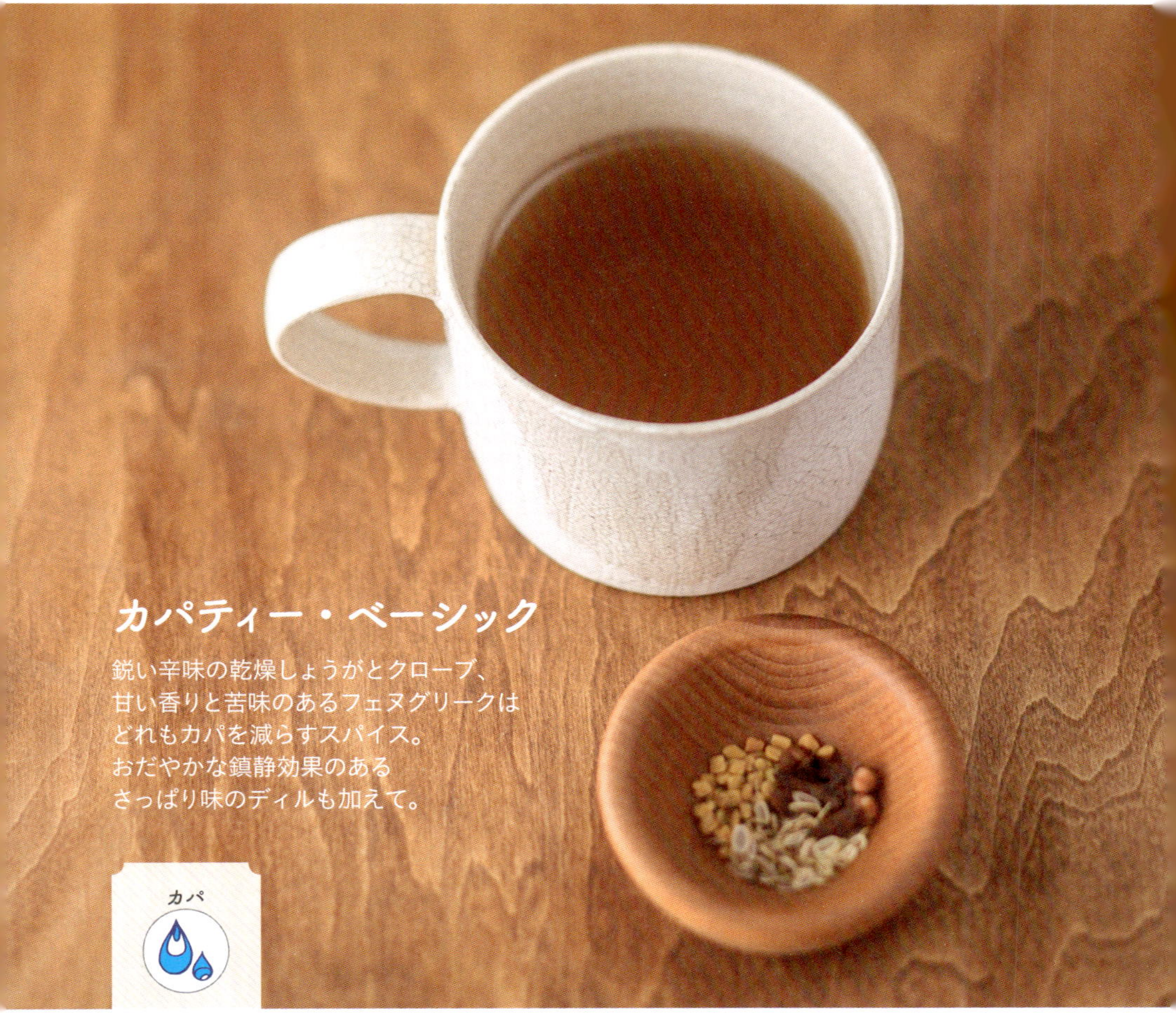

カパティー・ベーシック

鋭い辛味の乾燥しょうがとクローブ、
甘い香りと苦味のあるフェヌグリークは
どれもカパを減らすスパイス。
おだやかな鎮静効果のある
さっぱり味のディルも加えて。

カパ

材料（1人分）

しょうがパウダー小さじ 1/8
クローブ（つぶして砕く）2 個
フェヌグリークシード小さじ 1/4
ディルシード小さじ 1/4
水 200㎖

作り方

1. 小鍋に水とスパイスを入れ煮立たせたら火を消し、ふたをして 3 分ほどおく。
2. こしながらカップに注ぐ。体質や好みにより甘味を加える（カパが過剰な人にははちみつが最適）。

One Point

辛味が強いお茶なので、スパイスの量は加減してください。
クローブは、同じくカパを減らすシナモンや黒こしょうなどに代えてもよいでしょう。

アーマパーチャナのレシピ5

季節のスープ

温かく、消化吸収しやすく、滋養のあるスープは、アーユルヴェーダの浄化療法でもよく使われる優れた食事です。特に、いろいろな豆類をスープにすることで、消化に負担をかけず、豆類に含まれるたんぱく質やその他の栄養も効率的にとることができます。季節や体質・体調に応じてスパイスをうまく使い、普段の食事にも取り入れましょう。

緑豆のスープ

ムング豆（緑豆）は、3つのドーシャをバランスする
豆類のなかで最も軽く消化のよい浄化作用のある食物です。
アーマパーチャナ中の食事にも最適です。

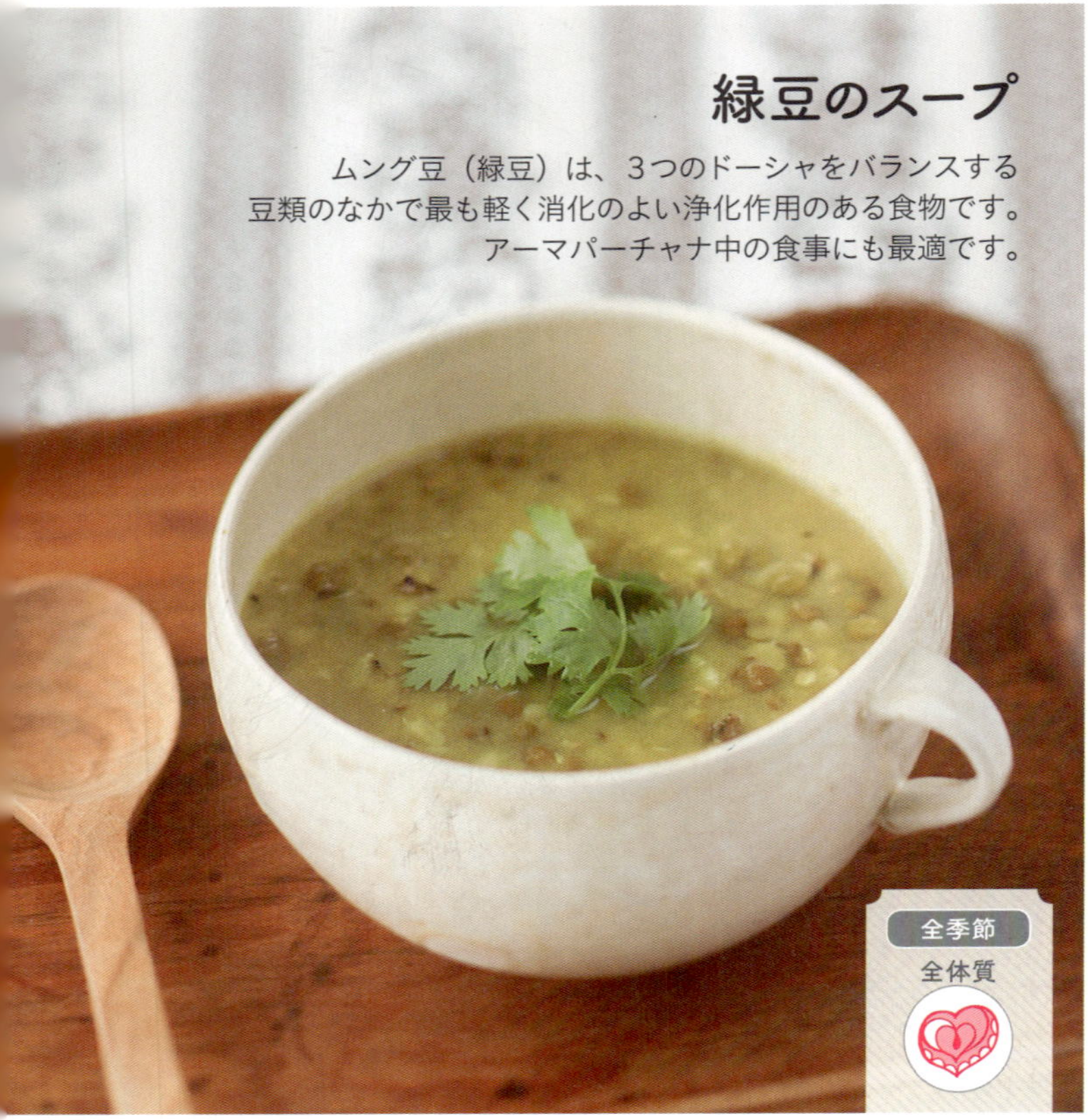

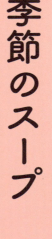

材料（2人分）

緑豆（皮つき）1/2カップ（100g）　水400㎖　ギー大さじ1　マスタードシード小さじ1/2　クミンシード小さじ1/2　ヒーング小さじ1/8　ターメリック小さじ1/4　カレーリーフ（生または乾燥。ベイリーフでもよい）3枚　おろししょうが小さじ1　にんにく(みじん切り)1片　香菜（ざく切り）好みで適宜　塩（あれば岩塩）小さじ1/2　レモン汁1/3個分

作り方

1. 緑豆は1〜2時間ほど水に浸し水けをきる。
2. 鍋に緑豆、水、塩を入れ煮立ったらふたをし弱めの中火で、豆が弾けてやわらかくなるまで30分ほど煮る。
3. 別の鍋にギーを弱火にかけ溶けたら、マスタードシードを入れはねだしたら、クミンシードを加え、泡が立ち香りがしてきたら、ヒーング、ターメリック、カレーリーフ、しょうが、にんにくを素早く炒める。
4. 2の緑豆を3に加え、塩で味を調え、数分煮合わせたらできあがり。
5. レモン汁をかけ、香菜を飾る。

One Point

緑豆は冷性ですが、温性のスパイスや食材を加えることでバランスできます。
豆は圧力鍋を使うと早く煮えます。

アスパラガスとおからのスープ

アスパラガスは3つのドーシャを整える優秀なバランス野菜。
温かい豆乳はどのドーシャにもよく、“豆乳＋おから”で
消化に負担をかけない“大豆丸ごとスープ”になります。

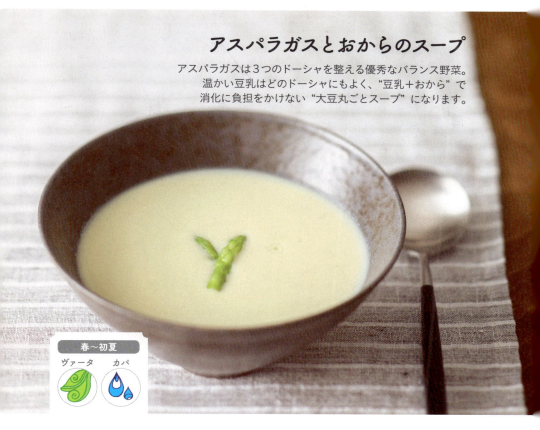

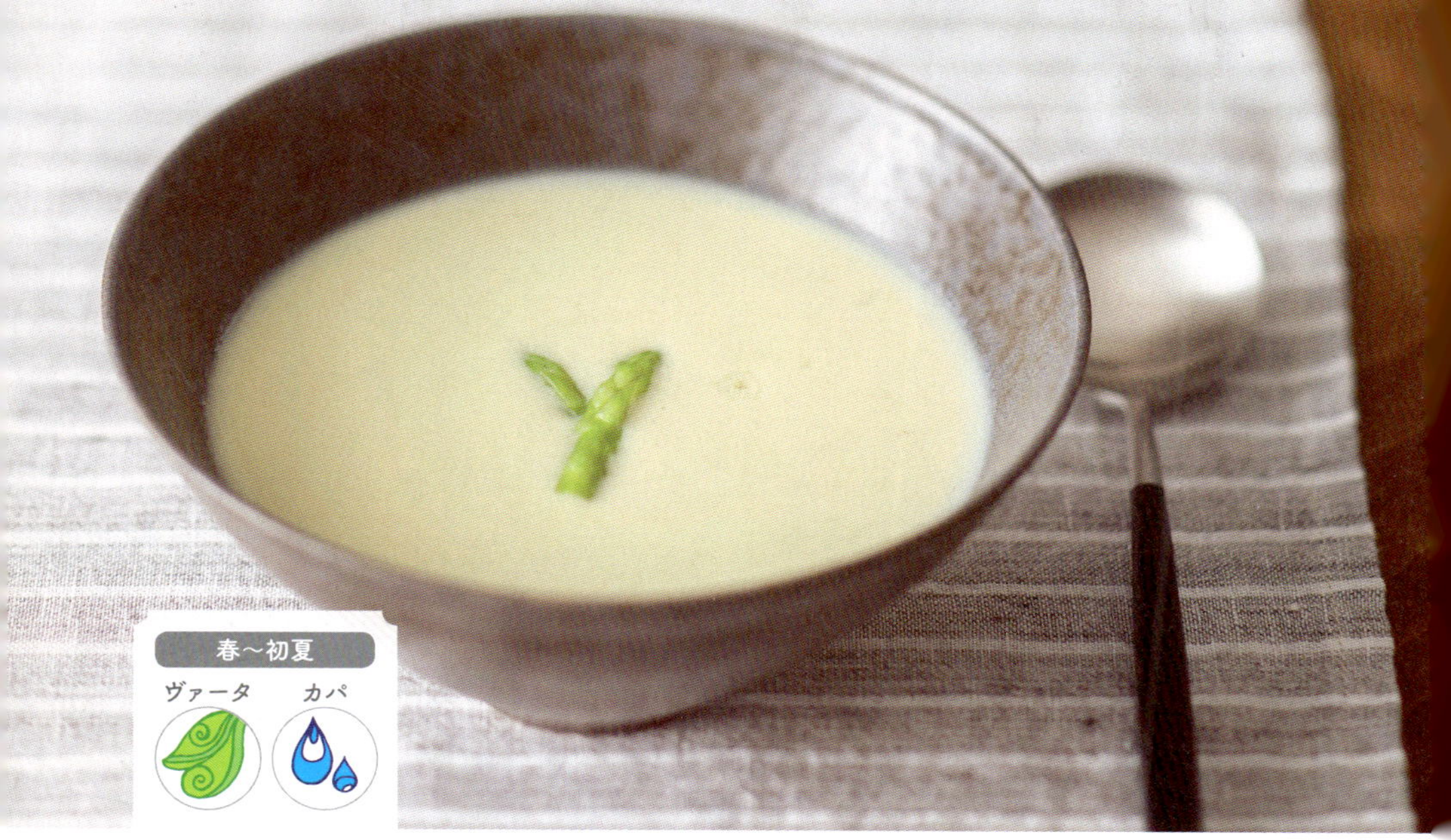

材料（2人分）

グリーンアスパラガス 7本（140g）
生おから 30g
昆布だし 200㎖
豆乳 200㎖
みそ 小さじ2

作り方

1. アスパラガスは1〜2㎝長さに切る。
2. 鍋に昆布だし、アスパラガス、おからを入れ、アスパラガスがやわらかくなるまで煮る。
3. 少し冷めたらミキサーでなめらかにし、網の目が粗いざるでアスパラガスの繊維をこしながら（ミキサーの性能によっては必要ない）、鍋に戻す。豆乳を加え温め、みそで味を調える。

One Point

昆布には、豆によるガス発生を抑える効果があります。カパ体質の人は豆乳が重くなることがあるので、辛味の黒こしょうやトリカトゥなどを少量プラスするとよいでしょう。

かぼちゃのスパイシーポタージュ

夏が旬の甘いかぼちゃは冷性でピッタを鎮めます。
辛味のスパイスをブレンドすることで
よりバランスのとれたスープに。

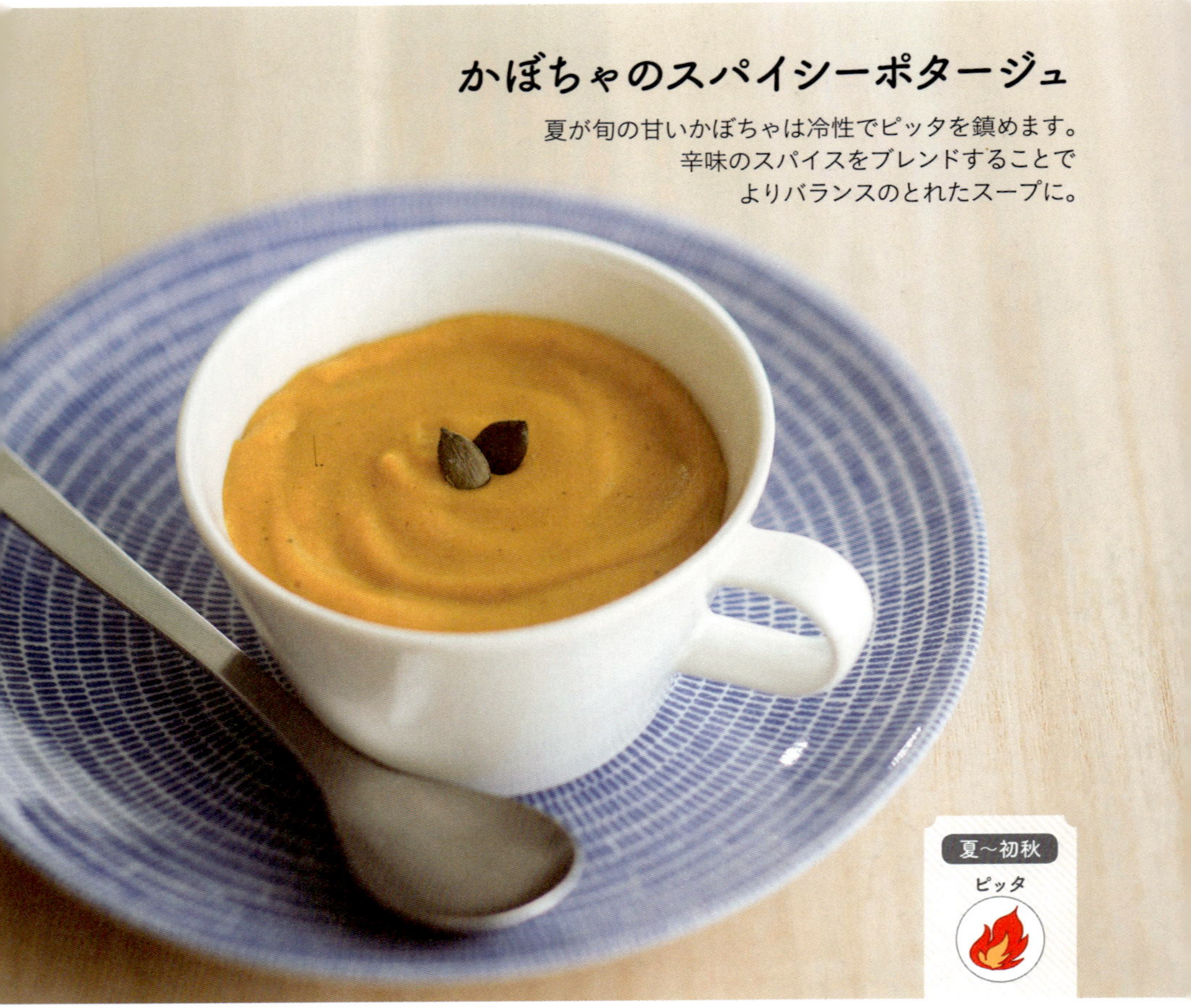

材料（2人分）

かぼちゃ（わたと種を除く）300g
水 200mℓ
カルダモン（さやをとる）3粒
クミンシード小さじ 1/2
黒こしょうシード 6 粒
ディルシード 小さじ 1/4
塩（あれば岩塩）ひとつまみ
豆乳（好みで牛乳）100mℓ
ギー（または亜麻仁油、オリーブ油）
小さじ 1

作り方

1. かぼちゃは皮を薄くむいて 2㎝角に切る。**2.** 鍋にかぼちゃ、水を入れ、ふたをして弱火でやわらかくなるまで煮る。**3.** カルダモン、クミン、黒こしょう、ディルを電動ミルに入れて粉にする。**4.** **2** に **3** のミックススパイス、塩を加え、2〜3分煮合わせる。**5.** **4** と豆乳をミキサーに入れ、なめらかにして、鍋に戻して温め、塩で味を調える。器に盛って、ギーなどをかける。

One Point

温性と冷性スパイスをバランスよくブレンドしたクセのないミックススパイスは、他のスープや料理にも利用できます。

ごぼうと黒豆のポタージュ

体を温め、血液を浄化する働きがあるごぼうに、
余分な水分を除き消化機能を高めてくれる
黒豆を合わせました。
寒い季節のドーシャをバランスするスープです。

column

そのまま使える缶詰の炊き黒豆

黒豆は甘煮でなく、調味せずに蒸すか煮たものを使います。一晩水につけて蒸す手間を省くなら、缶詰やレトルトの黒豆煮が便利。ポタージュにトッピングしてもグッドです。写真は「すぐに使える有機の炊き黒豆」（オーサワジャパン）。

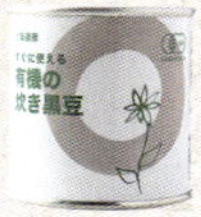

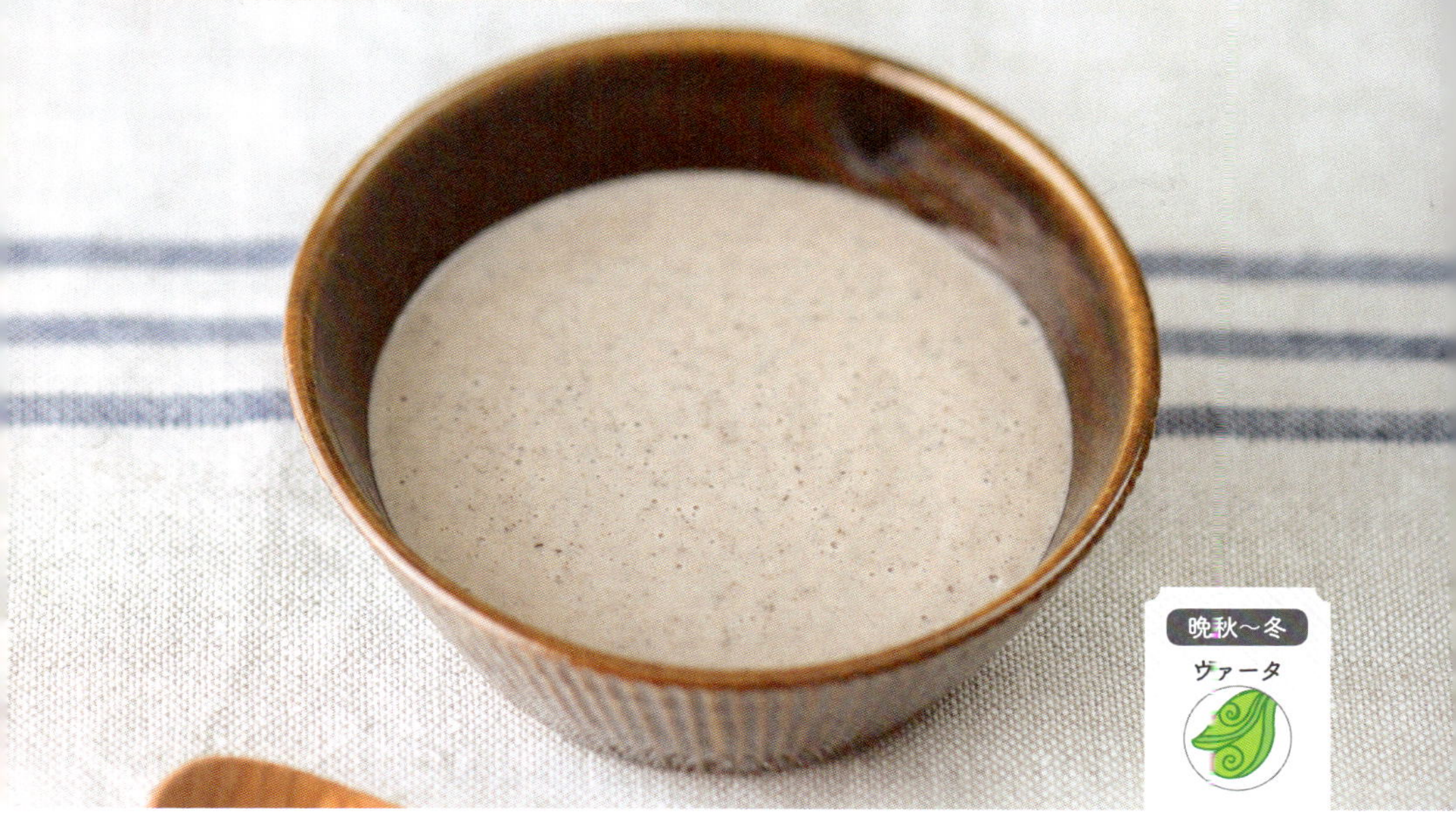

晩秋〜冬

ヴァータ

材料（2人分）

ごぼう 1/3 本（50g）
ゆでた黒豆
（または蒸し黒豆〈缶詰〉）80g
玉ねぎ 1/4 個（50g）
昆布だし 200㎖
海塩ひとつまみ
黒こしょう少々
酒かす（板かす）30 〜 50g
豆乳 100㎖
オリーブ油小さじ 2

作り方

1. 玉ねぎは薄切りにし、ごぼうは縦半分に切って斜め薄切りにする。**2.** 鍋にオリーブ油を入れ、玉ねぎ、ごぼうを軽く炒めたら、塩、黒こしょうを加え 2 〜 3 分炒め、さらに昆布だしを加えて中火にかけ煮立ったら、ふたをして弱火で 15 分煮る。**3.** 酒かすは耐熱容器にちぎり入れ、ラップをかけないで電子レンジで 30 秒ほど加熱し、やわらかくして練る。**2** の煮汁で溶きのばして鍋に一緒に入れて煮る。**4.** ごぼうがやわらかくなったら、**3** と黒豆と豆乳をミキサーに入れ、なめらかにして鍋に戻す。温めて、塩、こしょう（分量外）などで味を調え器に盛る。

One Point

ごぼうはピッタとカパを鎮め、ヴァータもあまり増悪させません。黒豆などの豆類はヴァータを増すことがありますが、塩分を少し足したり、酒かすのヨーグルトのような酸味を加えて調和させます。

アーマパーチャナのレシピ6

キチュリ（キチャリー）

ムング豆と米で作るインドのおかゆ「キチュリ」は、アーユルヴェーダの代表的な滋養食。ここではアーマパーチャナのレシピとして紹介していますが、病中病後の養生食や、普段の軽い食事にもおすすめです。キチュリに使われる皮をとった緑豆（イエロームングダル）はマイルドで特に消化に優れ、3つのドーシャをバランスしてくれます。

シンプルキチュリ

プチ断食や浄化療法でもすすめられるシンプルなキチュリは
クミン、コリアンダー、ターメリック、フェンネルなど
マイルドなスパイスを使って、優しい味わいに仕上げます。

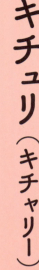

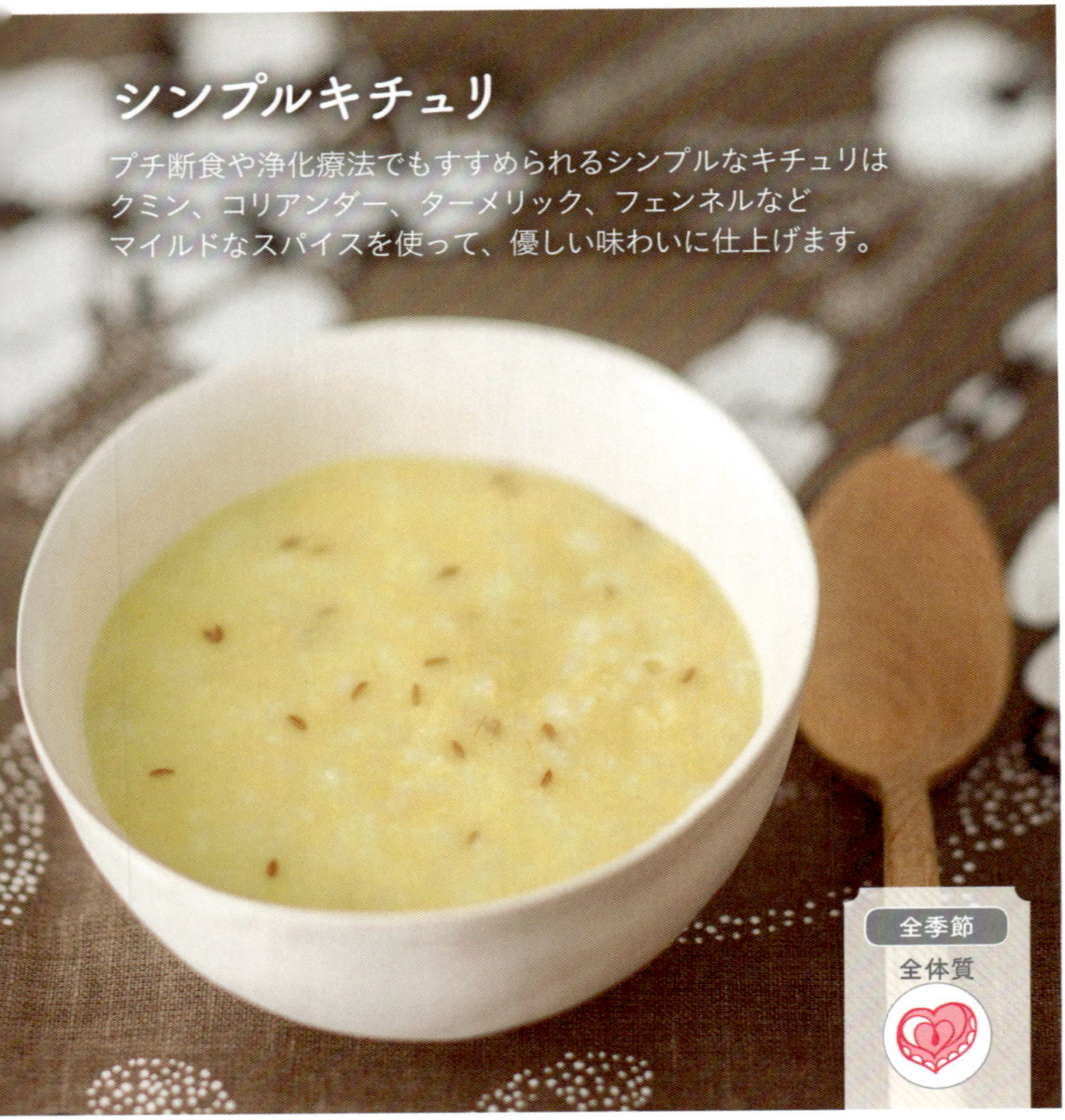

材料（2〜3人分）

ムング豆(皮をむいた緑豆、イエロームングダル)1/2カップ　米1/2カップ　水800㎖（好みにより調節）　クミンシード小さじ1　ターメリック小さじ1/4　おろししょうが小さじ1　ヒーング小さじ1/8　塩（あれば岩塩）小さじ1/2　ギー 大さじ1　レモン汁1/3個分

作り方

1. 米は洗ってざるにあげ30分ほどおき、ムング豆は洗って30分ほど水に浸しざるにあげる。

2. 鍋にギーとクミンを弱火にかけ、クミンのまわりに泡が立ち香りがしてきたら、ターメリック、しょうがを軽く炒め、米とムング豆を入れて2、3分炒め、さらに水と塩を加えて煮立ったらふたをし、弱火で30〜40分ほど煮る（水分が少なくなってきたら焦げないようにときどき混ぜ、必要なら水を足しながら好みのやわらかさにする）。

3. 塩で味を調え、レモン汁をかけて仕上げる。七味唐辛子などお好みの辛味を足してもよい。

One Point

温性と冷性のスパイスをバランスよく使用。豆料理では圧力鍋を使うと時間短縮になりますが、高圧はAGEsが増加するともいわれています（132ページ参照）。

スパイシーキチュリ

スパイスの効いたキチュリですが、どんな体質の人にもよく
どんな季節にも合います。ココナッツによる甘味や
香菜の爽やかなハーブ風味が辛味をやわらげます。

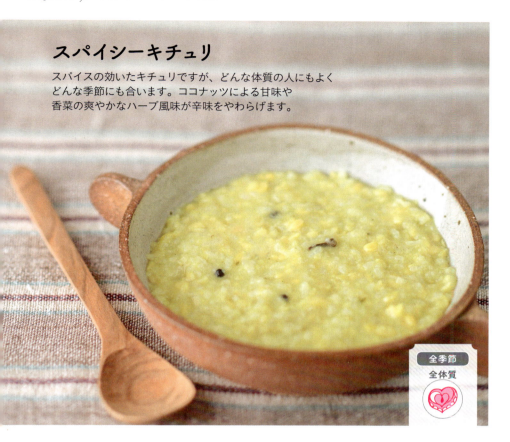

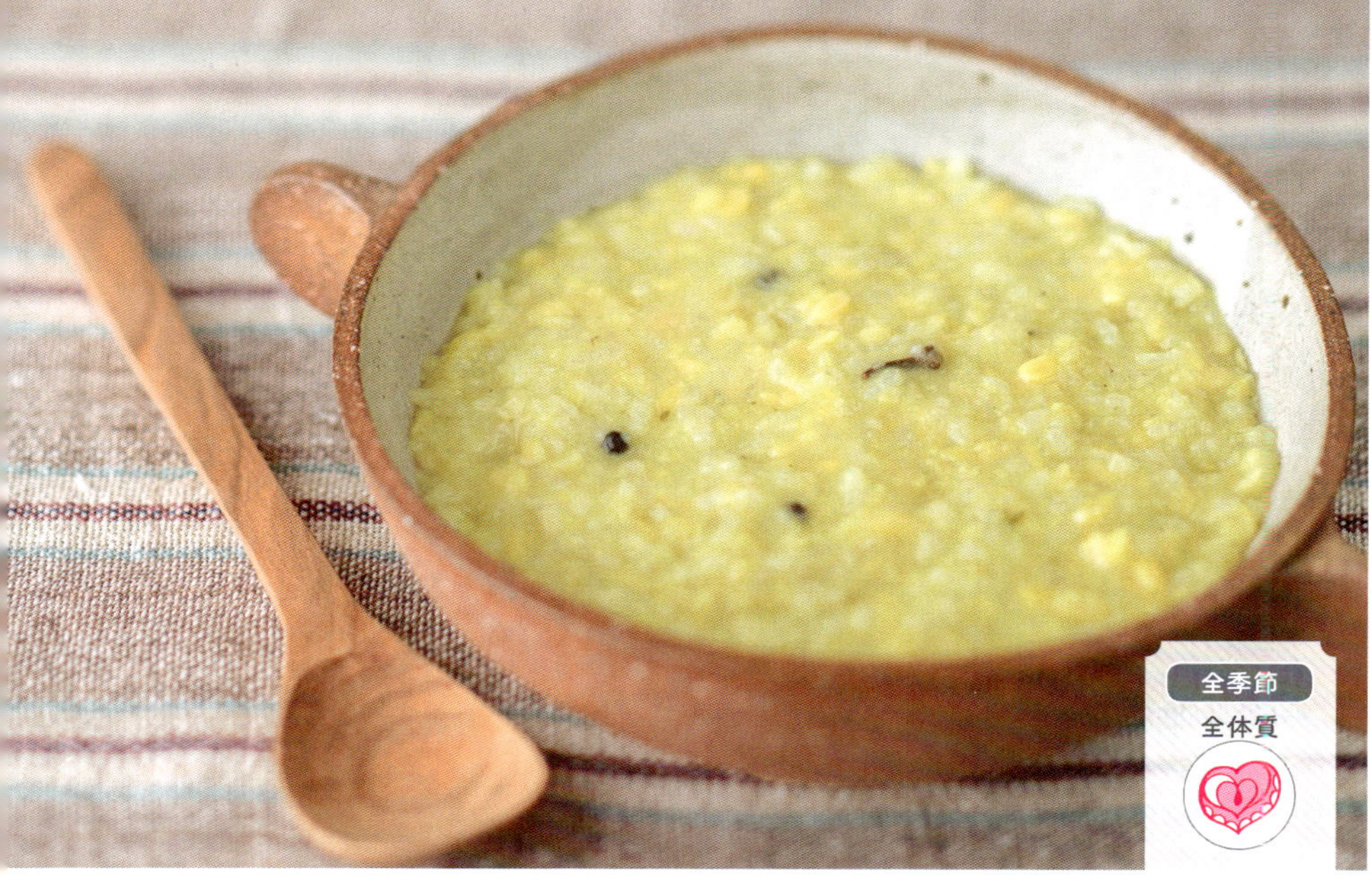

材料（2～3人分）

ムング豆（皮をむいた緑豆、イエロームングダル）1/2カップ　米1/2カップ　水800㎖（好みにより調節）　ココナッツフレーク大さじ1　しょうが（みじん切り）小さじ1　香菜 軽くひと握り　ギー大さじ1　シナモンスティック2㎝　クローブ（ホール）2粒　カルダモン（ホール）2～3粒　黒こしょう（ホール）5粒　ベイリーフ1～2枚　ターメリック小さじ1/4　塩（あれば岩塩）小さじ1/2

One Point

豆と米の比率は好みですがここでは糖質を控えて1:1に。香菜の代わりに、しそ、三つ葉、せりなど和ハーブを使ってもよいでしょう。

作り方

1. ココナッツフレークは水50㎖（分量外）に浸しておく。
2. 米は洗ってざるにあげて30分ほどおき、ムング豆は洗って30分ほど水に浸しざるにあげる。
3. 電動ミルに**1**のココナッツフレークと水、しょうが、香菜を入れてかくはんし液状にする。
4. 鍋にギーを熱し、シナモン、クローブ、カルダモン、黒こしょう、ベイリーフを香りが出るまで弱火で2分ほど炒めたら、**3**を加え（ミルについたものは水50㎖〈分量外〉で洗い流し入れる）、さらにターメリック、塩を入れ、1分ほど炒める。
5. **2**の米とムング豆を入れて2、3分炒め、さらに水と塩を加えて5分煮立たせたらふたをし、弱火で30～40分ほど煮る。水分が少なくなってきたら焦げないようにときどき混ぜ、必要なら水を足しながら好みのやわらかさにする。

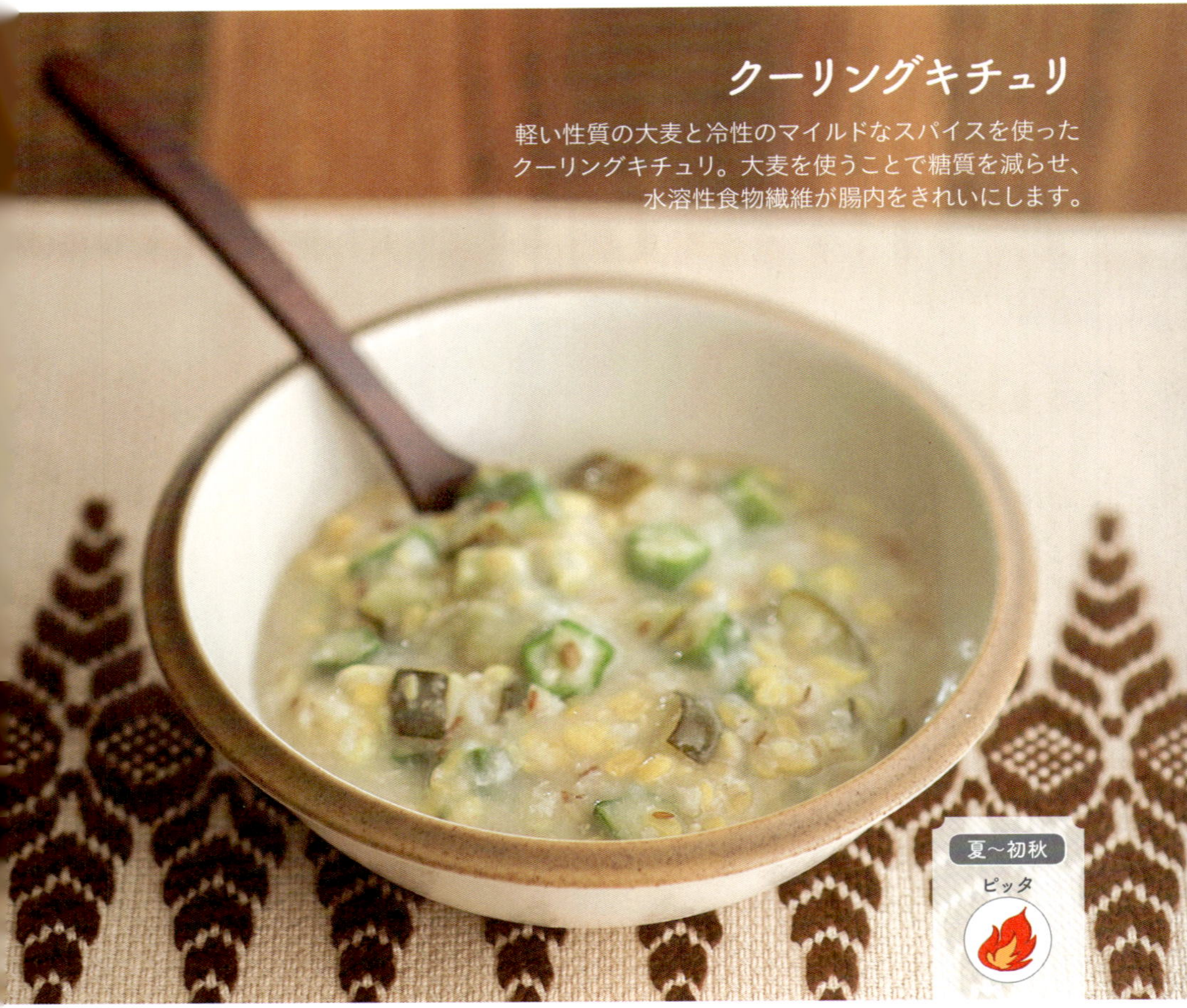

クーリングキチュリ

軽い性質の大麦と冷性のマイルドなスパイスを使ったクーリングキチュリ。大麦を使うことで糖質を減らせ、水溶性食物繊維が腸内をきれいにします。

材料（2〜3人分）

ムング豆（皮をむいた緑豆）1/2カップ（100g）　米1/4カップ（45g）　大麦（または押し麦）1/4カップ（45g）　水1ℓ（好みにより調節）　ギー大さじ1　クミンシード小さじ1　フェンネルシード小さじ1/2　昆布5㎝角　塩小さじ1/2　コリアンダーパウダー小さじ1と1/2　オクラ4本　ズッキーニ2/3本(100g)

One Point

昆布はうま味を出すだけでなく、豆のガス発生を抑える効果があるといわれています。

作り方

1. 米と大麦は洗ってざるにあげ30分ほどおき、ムング豆は洗って30分ほど水に浸しざるにあげる。**2.** オクラは塩ゆでにし5㎜幅の輪切り、ズッキーニは小さめの乱切りにする。**3.** 鍋にギーを熱し、フェンネル、クミンを香りが出るまで弱火で1、2分ほど炒めたら、さらに米、大麦、ムング豆を加えて2、3分炒め、水、塩、昆布も加え煮立ったらふたをし、弱火でやわらかくなるまで30分ほど煮る。**4.** ズッキーニを加え、やわらかくなるまで5分ほど煮る（水分が少なくなってきたら焦げないようにときどき混ぜ、必要なら水を足しながら好みのやわらかさにする）。**5.** 塩（分量外）で味を調え、オクラを合わせ、コリアンダーパウダーを加えよく混ぜる。

ウォーミングキチュリ

オレガノの独特なスパイシーさが特徴の玄米雑穀キチュリ。
オレガノの辛味は消化を促し強壮作用もあります。
玄米は特にヴァータ、雑穀はカパにすすめられます。

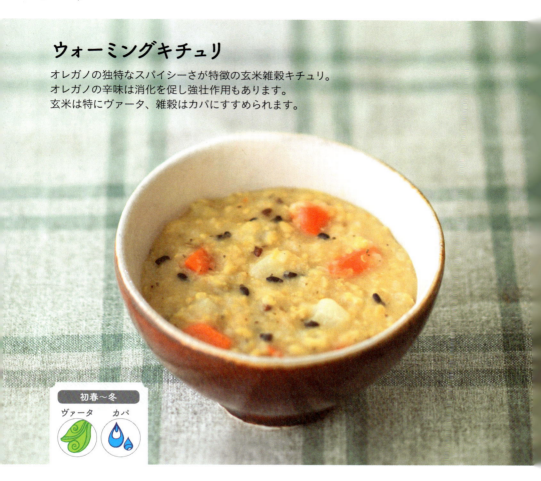

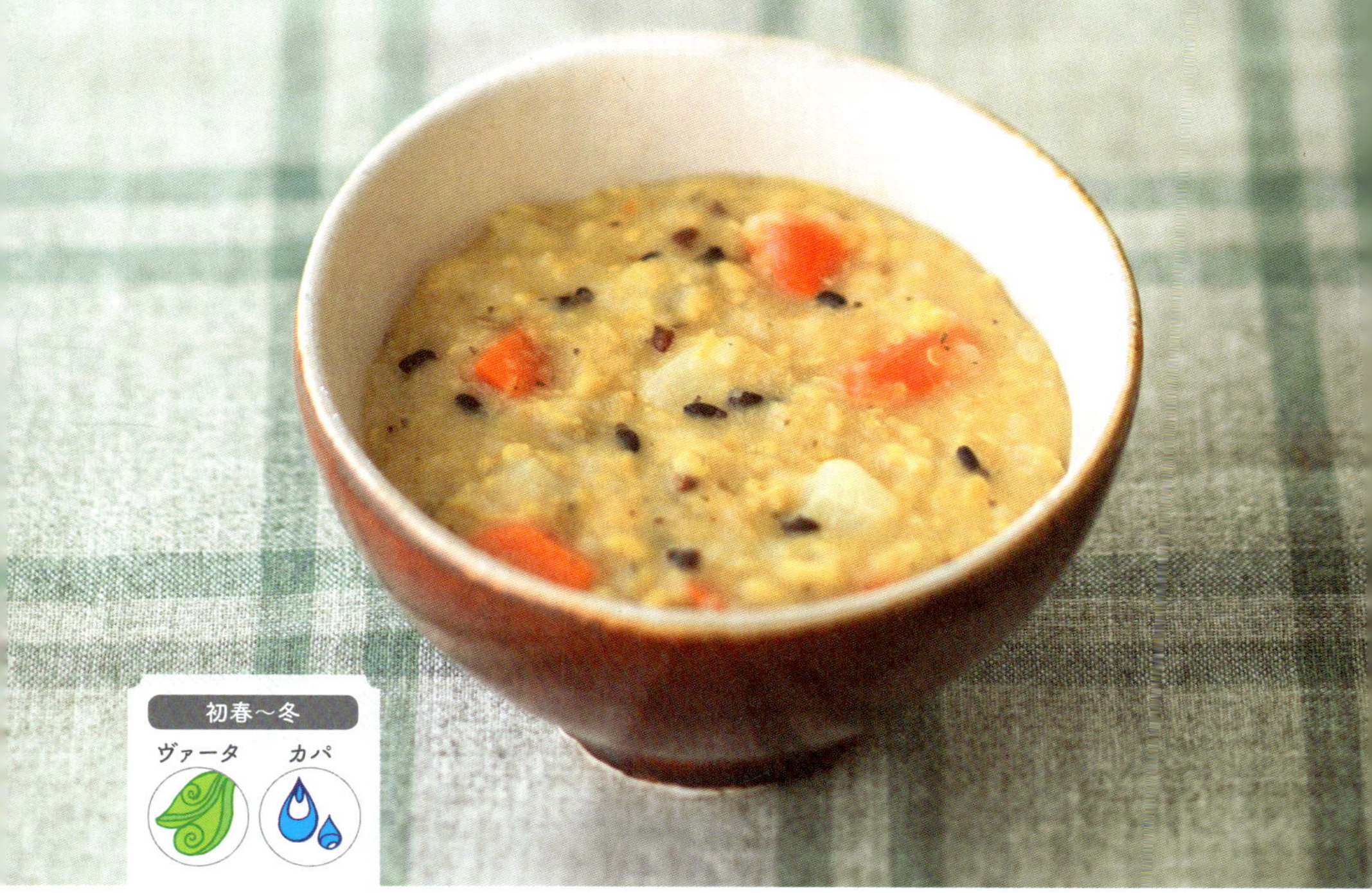

材料（2～3人分）

ムング豆（皮をむいた緑豆）1/2カップ（100g）　玄米雑穀ブレンド1/2カップ（100g）　水1ℓ（好みにより調節）　ギー大さじ1　クミンシード小さじ1/2　ベイリーフ2、3枚　コリアンダーシード小さじ1　オレガノ小さじ1　ターメリック小さじ1/2　おろししょうが小さじ1　海塩小さじ1/2　昆布5㎝角　にんじん2/3本（80g）　かぶ2/3個（100g）

One Point

和のスパイスを使えば、和食アーユルヴェーダ薬膳がゆに。トッピングにすりごま、辛味にさんしょうや七味唐辛子を加えて。

作り方

1. 玄米雑穀は洗ってざるにあげ30分ほどおき、ムング豆は洗って30分ほど水に浸しざるにあげる。2. にんじん、かぶは1㎝角に切る。3. 鍋にギーを弱火にかけ、クミン、ベイリーフ、コリアンダー、オレガノを加え、スパイスの香りが立つように少しきつね色になるまで炒めたら、ターメリック、しょうがを軽く炒め、さらに米、ムング豆を加えて2、3分炒め、水、塩、昆布を加えて煮立ったらふたをし、弱火でやわらかくなるまで30分ほど煮る。4. にんじん、かぶを加え、やわらかくなるまで15分ほど煮る（水分が少なくなってきたら焦げないようにときどき混ぜ、必要なら水を足しながら好みのやわらかさにする）。5. 塩（分量外）で味を調え、器に盛る。

終末糖化産物 AGEsを減らす食事法と調理法

AGEs(Advanced Glycation End products 終末糖化産物）は、ブドウ糖や果糖がたんぱく質に非酵素的に結合することで体内に発生し、たんぱく質を凝集させたり、血管内皮細胞を障害し老化を促します。食品中に生じたAGEsも、その約1割が体内に入ります。はちみつを100℃で30分間加熱すると、AGEsが8倍程度も生成されることから、アーユルヴェーダでいうアーマに酷似した物質だと推定されます。

以下の❶～❻を注意し、AGEsを体内に蓄積させないようにしましょう。❶砂糖、米、小麦粉など糖質の多い食品をとりすぎて食後高血糖を起こさせない ❷週末プチ断食をする（臨床実験ではAGEsが減少）❸糖化を防ぐ生野菜を摂取。特にビタミンB群、A、C、Eを多く含む野菜 ❹糖化を防ぐ抗酸化作用の強いスパイス（ターメリックなど）を使う ❺高温高圧調理のものや焦げたものを多く含む食品はとらない（シリアル類などは要注意）❻70℃程度の蒸すなどの低温調理をする

AGEs量は、生＜蒸す＜ゆでる＜焼く＜炒める＜揚げる、の順に増えていきます。

×増やす調理法

じか火焼き

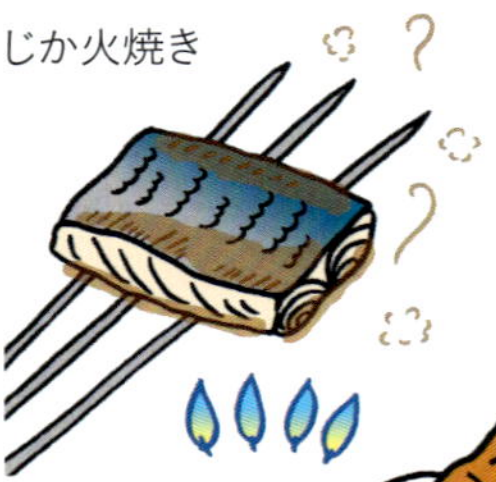

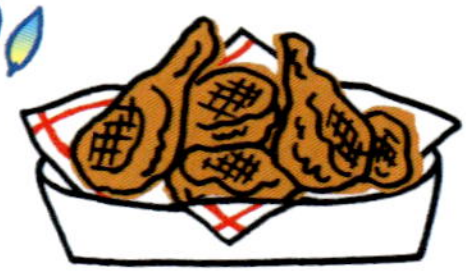

フライ

○減らす調理法

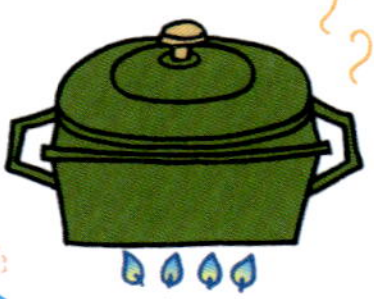

煮る

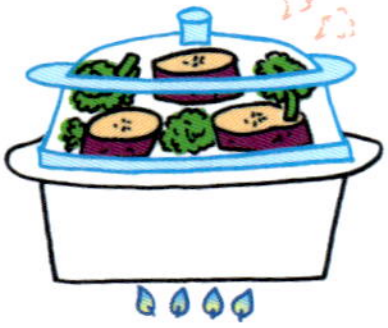

蒸す

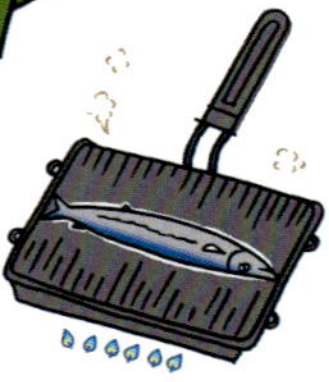

低温蒸し焼き

— *Chapter.4* —

実践！
アーユルヴェーダのマッサージ

アーユルヴェーダのマッサージは、ごま油だけではなく、
実際は体質や体調に応じて、多種のオイルや手技を用いて行われます。
美容と健康によいセルフマッサージを覚えて習慣にしましょう。

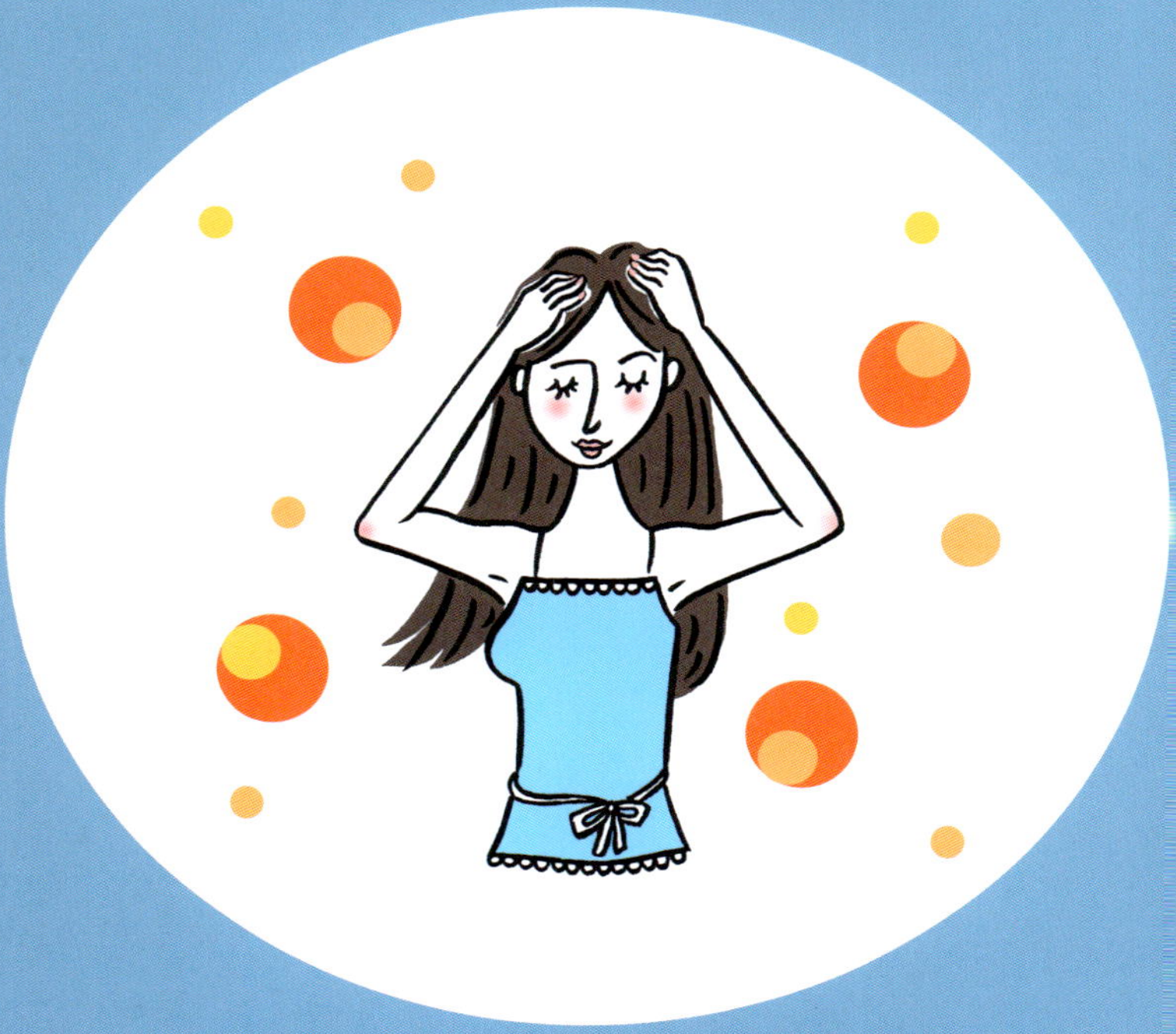

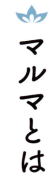

マルマとは

意識と肉体の交流点

アーユルヴェーダには、中国医学のツボに類似したマルマという概念があります。マルマは急所という意味で、ツボと同様に体じゅうに点在します。急所ですから、強い刺激を与えると即死するほどの障害をもたらす場所もありますが、やさしい刺激を与えると心身によい影響を与えることが知られています。マルマは、意識と肉体が交流する点とも考えられており、マルマを適切に刺激すると、意識がみるみる変容して大変心地のよい体験ができます。

古代インドの医学書『チャラカ・サンヒター』にも「頭頸部が人体内で最も優位な場所である」と記されているように、重要なマルマは頭部に多く集まっています。そのためヘッドマッサージによって頭部のマルマに適切な刺激を加えると、オイルの有無に関係なく、意識の変容状態が顕著です。座っているのにふわふわ浮いているように感じられる人もいます。

アーユルヴェーダには、施術者が2人で行うアビヤンガと呼ばれるオイルマッサージがあります。これは2人で1人の体の左右をシンクロして刺激していくもので、施術する側と受ける側とがひとつになります。受け手も施術者も意識が変容し、まさに夢見る心地よさになります。

アビヤンガは、アーユルヴェーダのサロンや、専門のクリニックや施設で受けられます。ここでは家庭でできるアーユルヴェーダのセルフマッサージをご紹介します。

心と体をつなぐ仕組み

14 本のナーディ、7つのチャクラ、107 のマルマでつながる人体

マルマは体表面に位置して、チャクラ（光の輪という意味のエネルギースポット）やナーディ(川を意味する精妙な神経）につながっている。

※出典 :『アーユルヴェーダとマルマ療法』（ガイアブックス刊）より

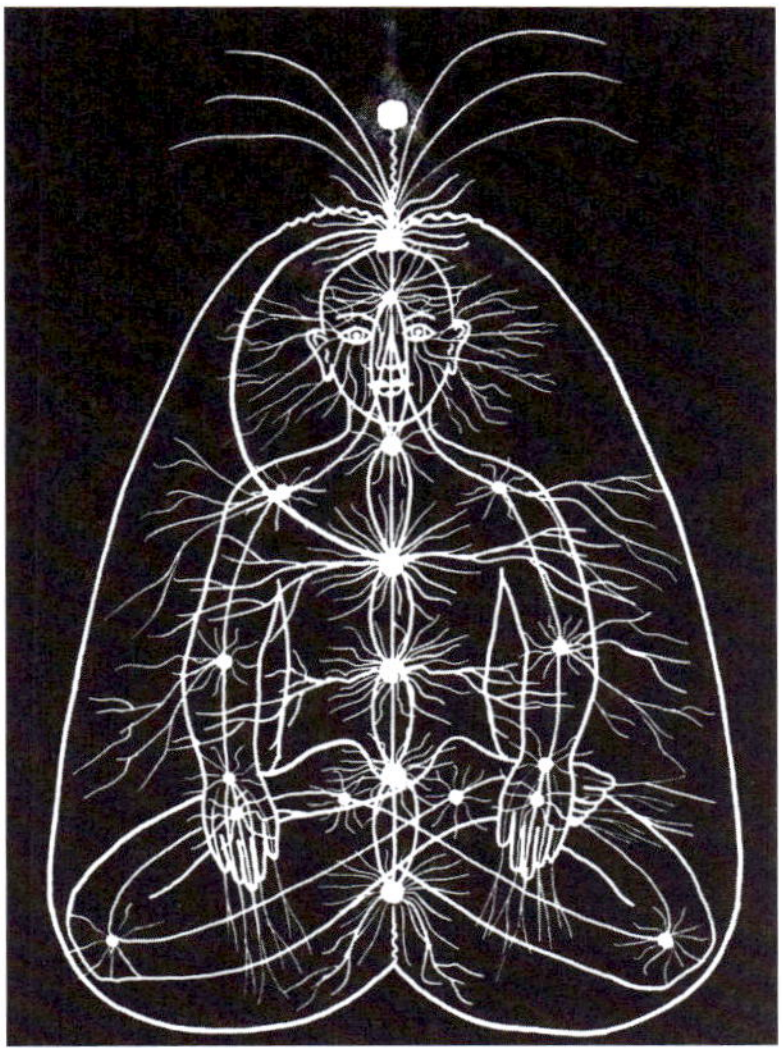

マルマの刺激は、「エネルギー」を活性化し「意識」へ届く

意識と肉体の交流点が体表面のマルマだ

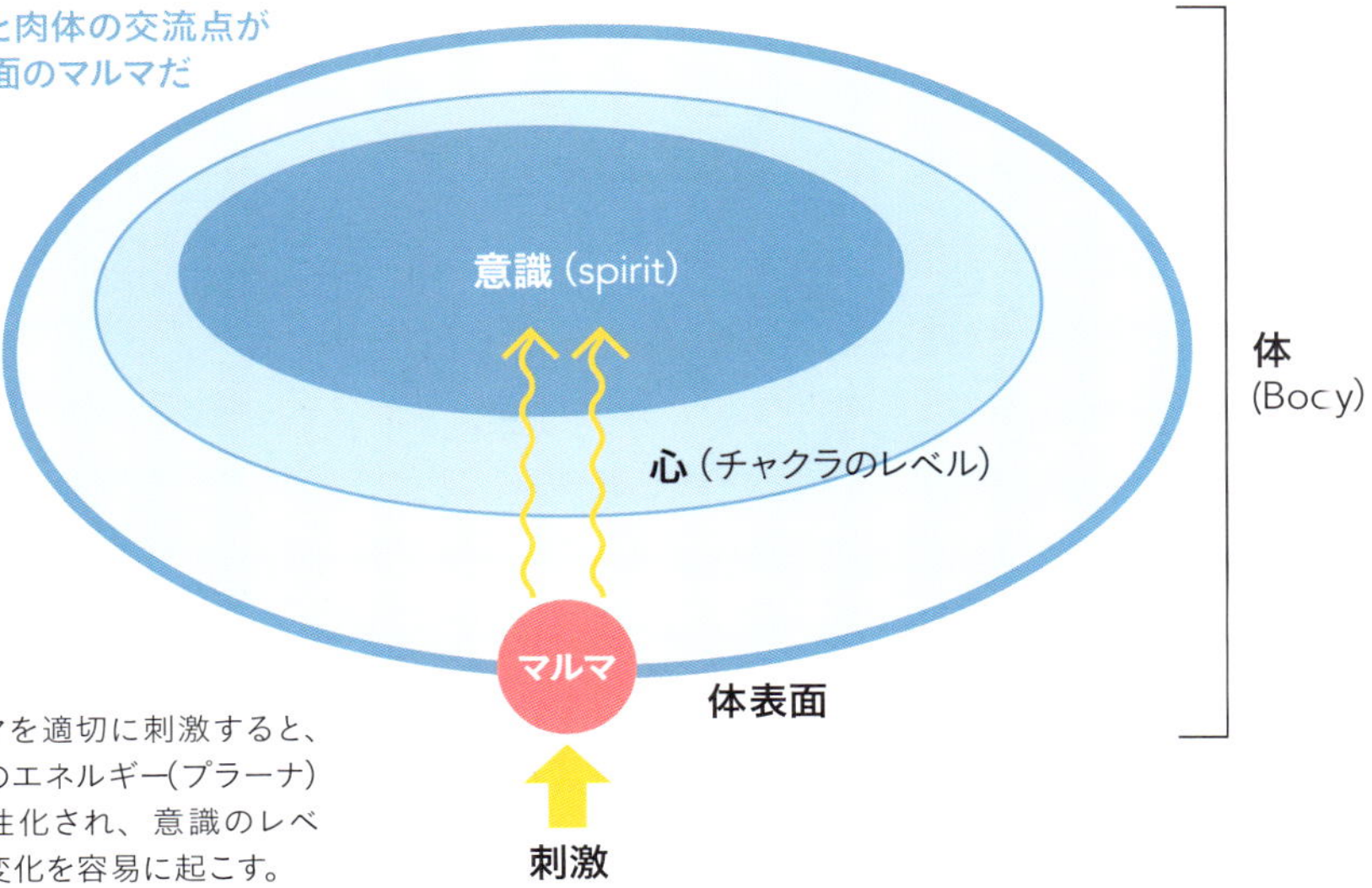

マルマを適切に刺激すると、全身のエネルギー(プラーナ)が活性化され、意識のレベルの変化を容易に起こす。

マッサージでマルマを刺激

マルマをやさしく刺激するには、オイルを20㎝程度上方から滴下したり、精油をキャリアオイルに溶かしてマルマ局所に塗布するなどの微弱の刺激が適しています。あるいは、マルマ局所に手をかざすだけでも効果があります。この手当ての方法は、スピリチュアルヒーリングやレイキ、手かざしなどの名称で呼ばれ、インドだけでなく世界中の伝統医療の場で行われています。

マルマへの適切な刺激による効果は、特にヘッドマッサージによって簡単に体験できます。20分ほど施術している間に、目が明るくなったり、足がぽかぽかしてくる、眠くなるなどの変化が起きます。このときご自身で脈診をしていただくと（32ページ参照）、脈が元気になり（オージャスが増進）、ヴァータの指の脈が落ち着いて、それまで触れなかったカパの脈まで触れる人もいます。

また、手足のオイルマッサージでは、リンパや静脈の流れを意識しながら、マルマとマルマの間を老廃物を流すつもりで行いましょう。マルマを刺激するマッサージは、鍼灸の効果と同様の効果が得られ、体内のエネルギーの流れがよくなります。

次ページに主要なマルマを図示しました。マルマの数は全部で１０７とされ、３６０余りの中国医学のツボに比べると少なくコンパクトです。額のマルマ（スタパニ）、心臓部のマルマ（フリダヤ）、へそのマルマ（ナービー）は、体の中央にあり、強い障害を受けると命を落とすことになります。これら3大マルマには、オイルを上方から垂らす（ダーラー）などのやさしい刺激を加える施術によって、非常に心地よい意識の変容体験ができます。３大マルマを含む首の周囲や心臓部のマルマは致死的な事故を起こすこともありますので、強い刺激は控えましょう。

アーユルヴェーダのマルマ

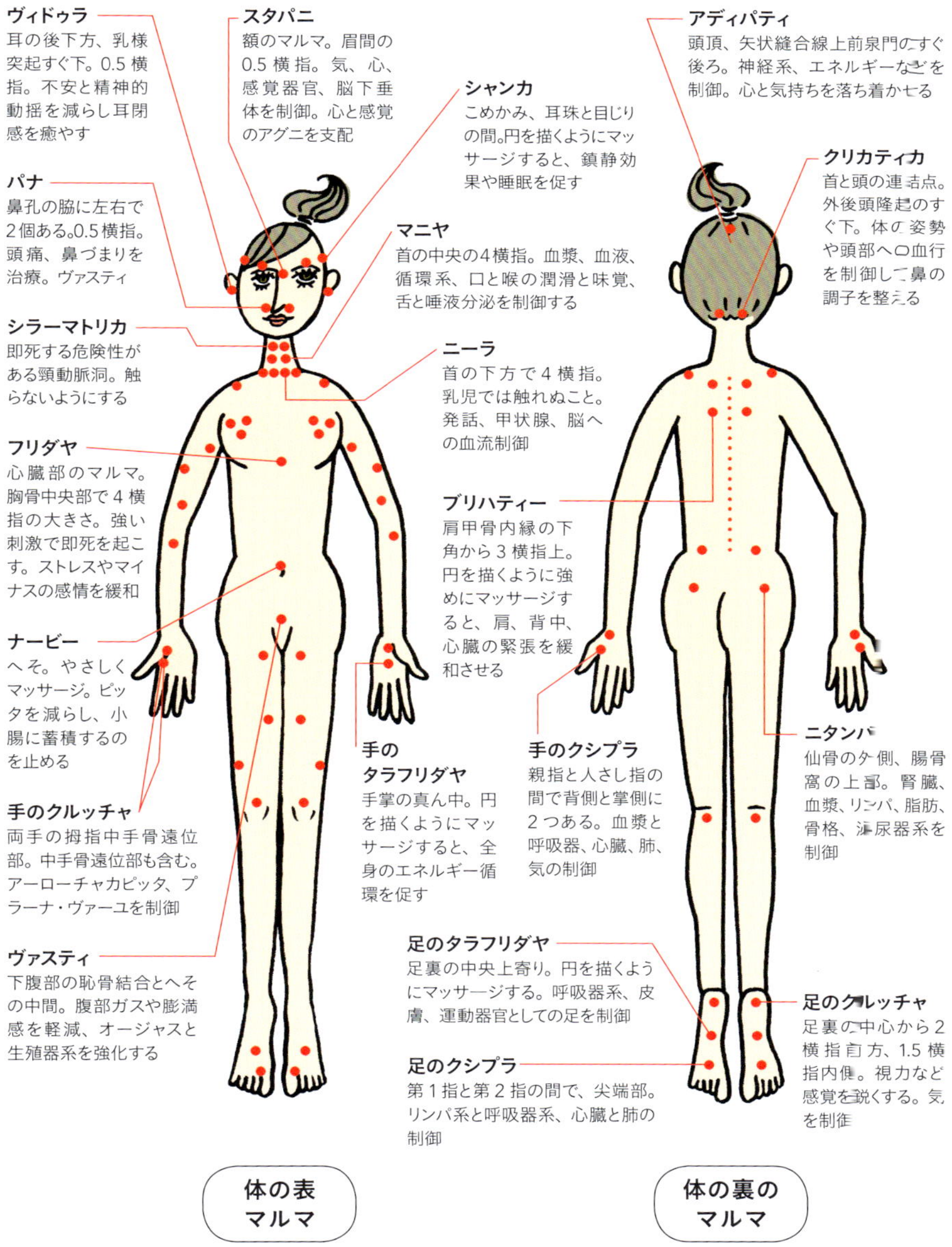
ヴィドゥラ
耳の後下方、乳様突起すぐ下。0.5横指。不安と精神的動揺を減らし耳閉感を癒やす
スタパニ
額のマルマ。眉間の0.5横指。気、心、感覚器官、脳下垂体を制御。心と感覚のアグニを支配
シャンカ
こめかみ、耳珠と目じりの間。円を描くようにマッサージすると、鎮静効果や睡眠を促す
アディパティ
頭頂、矢状縫合線上前泉門のすぐ後ろ。神経系、エネルギーなどを制御。心と気持ちを落ち着かせる
パナ
鼻孔の脇に左右で2個ある。0.5横指。頭痛、鼻づまりを治療。ヴァスティ
マニヤ
首の中央の4横指。血漿、血液、循環系、口と喉の潤滑と味覚、舌と唾液分泌を制御する
クリカティカ
首と頭の連結点。外後頭隆起のすぐ下。体の姿勢や頭部への血行を制御して鼻の調子を整える
シラーマトリカ
即死する危険性がある頸動脈洞。触らないようにする
ニーラ
首の下方で4横指。乳児では触れぬこと。発話、甲状腺、脳への血流制御
フリダヤ
心臓部のマルマ。胸骨中央部で4横指の大きさ。強い刺激で即死を起こす。ストレスやマイナスの感情を緩和
ブリハティー
肩甲骨内縁の下角から3横指上。円を描くように強めにマッサージすると、肩、背中、心臓の緊張を緩和させる
ナービー
へそ。やさしくマッサージ。ピッタを減らし、小腸に蓄積するのを止める
手のタラフリダヤ
手掌の真ん中。円を描くようにマッサージすると、全身のエネルギー循環を促す
手のクシプラ
親指と人さし指の間で背側と掌側に2つある。血漿と呼吸器、心臓、肺、気の制御
ニタンバ
仙骨の外側、腸骨窩の上部。腎臓、血漿、リンパ、脂肪、骨格、泌尿器系を制御
手のクルッチャ
両手の拇指中手骨遠位部。中手骨遠位部も含む。アーローチャカピッタ、プラーナ・ヴァーユを制御
ヴァスティ
下腹部の恥骨結合とへその中間。腹部ガスや膨満感を軽減、オージャスと生殖器系を強化する
足のタラフリダヤ
足裏の中央上寄り。円を描くようにマッサージする。呼吸器系、皮膚、運動器官としての足を制御
足のクルッチャ
足裏の中心から2横指前方、1.5横指内側。視力など感覚を鋭くする。気を制御
足のクシプラ
第1指と第2指の間で、尖端部。リンパ系と呼吸器系、心臓と肺の制御
体の表マルマ
体の裏のマルマ

マッサージの基本

ドーシャのバランスに応じた手の動きを

アーユルヴェーダではマッサージは毎日行うようにすすめていますマッサージには老廃物を排出する効果やリラックス効果が期待できるからです。

軽さと動きの質のヴァータには重くゆっくりとした優しいタッチ。またピッタはシャープなところをもつため、あまり鋭い刺激ではなくマイルドなタッチでのマッサージがすすめられます。カパは重さの質からアンバランスが引き起こされるため少しリズミカルな速めのタッチがおすすめです。

全身のマッサージでも10〜15分程度で十分です。脈診でドーシャのバランスを診ながらタッチを加減しましょう。

体質・体調別のマッサージ方法

カパ過剰

⇓

刺激するトリートメント

毛穴に逆らって、こするように刺激。摩擦を起こして、循環をよくします。オイルなしのマッサージもよいでしょう。

ピッタ過剰

⇓

クールなトリートメント

毛穴に沿ってゆったりと手をくるくる回すことで、体をリラックスさせます。オイルの温度は高くはしません。

ヴァータ過剰

⇓

穏やかなトリートメント

毛穴に沿ってゆったりと長いストロークで手を動かし体を温めていきます。オイルを使うときは温めて使いましょう。

column

体質・体調、症状別オイルをそろえる

アーユルヴェーダを研究・啓蒙するホリスティック・ケア財団では、体質・体調、症状別のオイルを紹介してくれる。問い合わせ先は202ページ参照。

基本マッサージテクニック

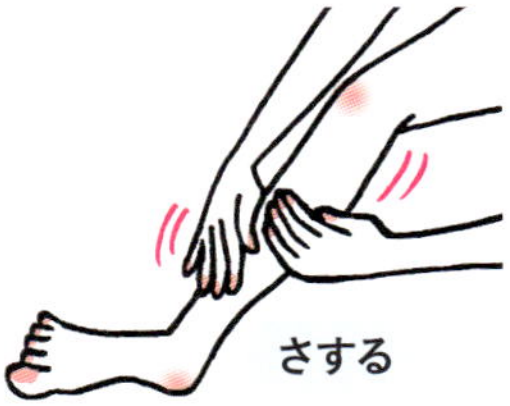

さする

手のひらや指全体に圧をかけて行う。リラックス効果がある。

たたく

手やこぶしなどを使いリズミカルに軽くたたく。過剰なカパを減らす。

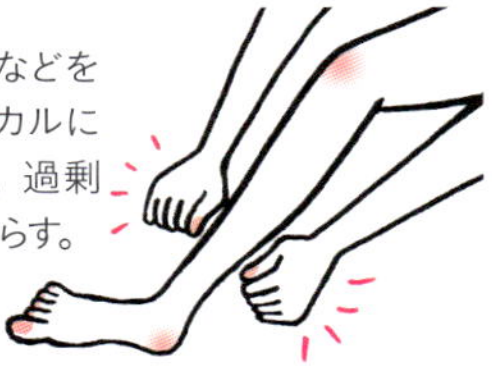

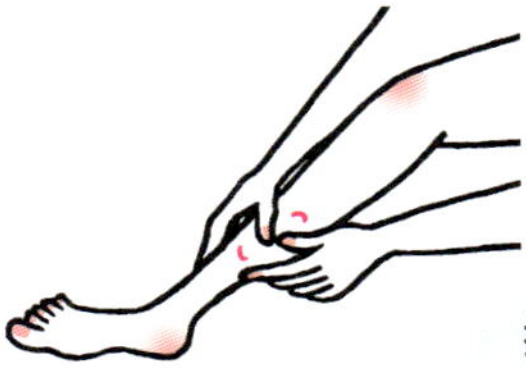

押す

手のひらや指で圧力をかけながら。ゆっくり押すとヴァータの刺激に効く。

つまんで軽く引っ張る・もむ

手のひらや指を密着させ圧力をかけて行う。ピッタの過剰に効果的。つまんで軽く引っ張るテクニックには、リンパや血液の流れをよくしてむくみをとる効果もある。

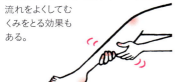

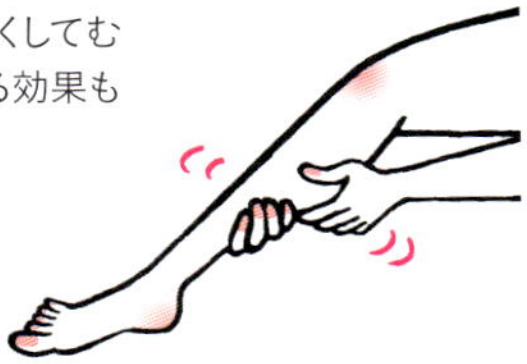

全身のドーシャ別ゾーン

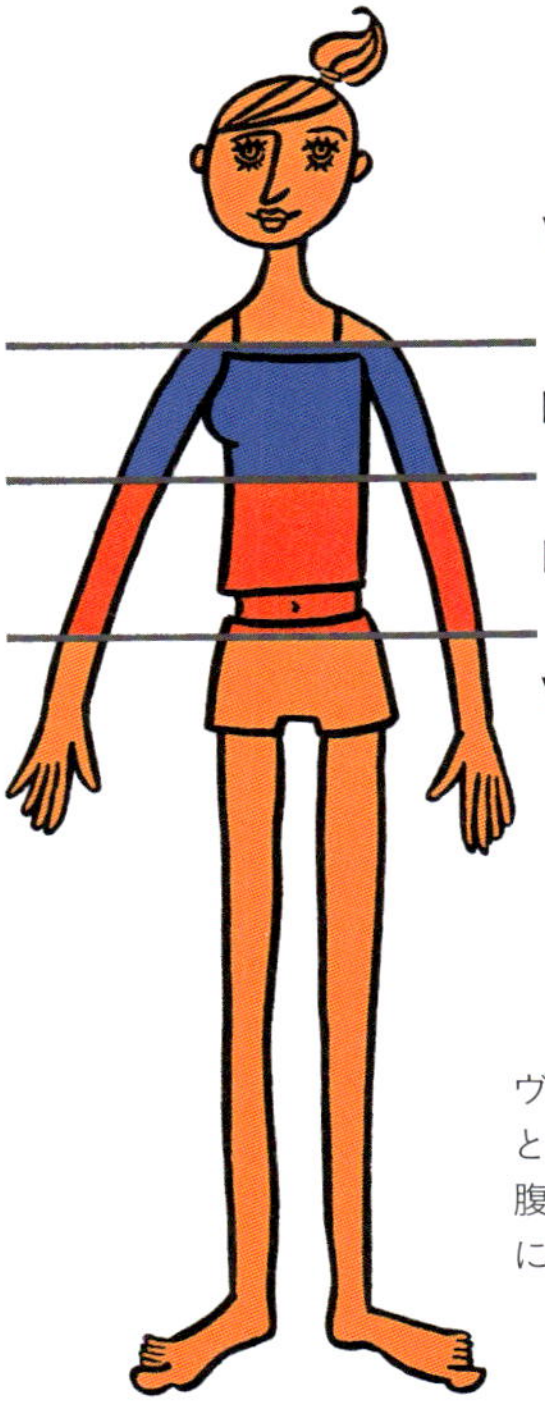
V(ヴァータ)
K(カパ)
P(ピッタ)
V(ヴァータ)

ヴァータは下半身と頭部、ピッタは腹部、カパは胸部に関係している。

アーユルヴェーダのマッサージ（アビヤンガ）の種類

アヌレーパ	油で滑らかにする。
ガルシャナ	絹で皮膚を摩擦し、オイルは使わない。
ウドガルシャナ	ガルシャナで、さらに強く摩擦する。
ウッツアーダナ	オイルと薬草粉でこする。
ウドヴァルタナ	柔らかいまたは粗いパウダーで行う。

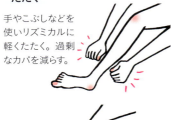

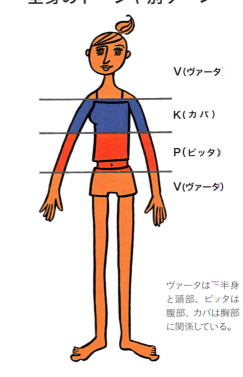

オイルの使い方

適切なオイルによるマッサージ

アーユルヴェーダでは、体質や体調に応じてオイルを選択し、時にはオイルなしでも行います。日本では、薬用ごま油、ココナッツオイル、薬用ギーなどが使われます。特に薬用ごま油は、酸化しにくく保存性にすぐれ、体に作用する成分も多いため、頻用されています。

アーユルヴェーダの古典『チャラカ・サンヒター』は、ごま油について「ヴァータを滅し、カパを増大させず、体力を増大させ、皮膚によく、温性であり、四肢を丈夫にし、子宮を浄化する」とほめたたえています。さらに「その昔、悪魔の主たちは、ごま油を常用することによって老衰することなく、病気を離れ、疲れを克服し、戦いにおいて極めて強力になった」との記述もあり、「悪魔の養生薬」としても知られています。

マッサージ用には、透明なごまサラダ油をキュアリングして使うことがすすめられています。キュアリングで加熱したごま油は、粘性が適切になり、皮膚が消化しやすくなると思われます。ただし、ごま油にはピッタを増やす作用があるので、ピッタ体質やピッタ過剰には使えません。ごまを食べると皮疹が出るごまアレルギーの方は、アーユルヴェーダ的にはピッタ体質あるいはピッタ異常の方かもしれません。脈や、巻末付録 体質・体調チェック（１８９ページ参照）の結果を見て、ピッタが増大している場合は、ごま油のマッサージは避けたほうがよいでしょう。

ごまサラダ油のキュアリング

1

鍋にごまサラダ油１瓶を入れて、100℃まで加熱する。水滴を落としてパチンとはじけた状態が100℃の目安。

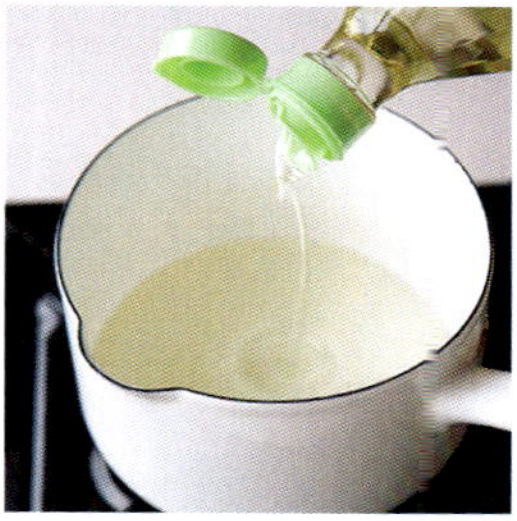

2

100℃になったら、かきまぜて上下を同じ温度にして、20秒ぐらいして止める。

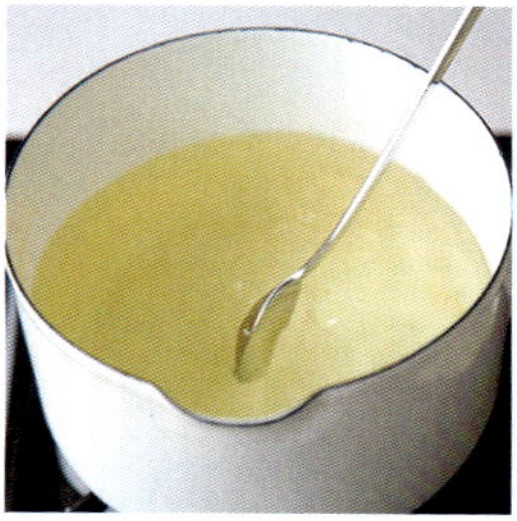

3

鍋に入れたまま冷めるまで置く。

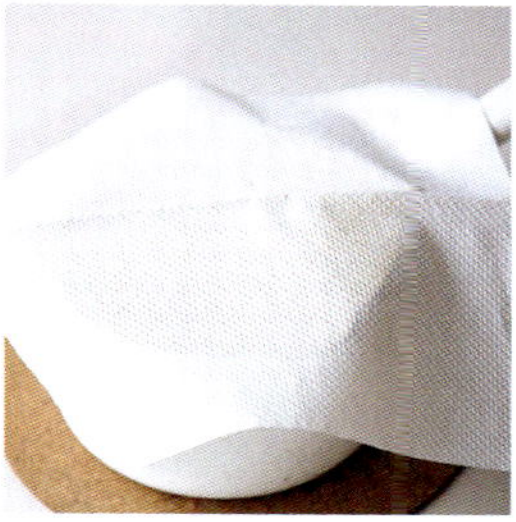

4

遮光瓶などに移しかえて使用する。

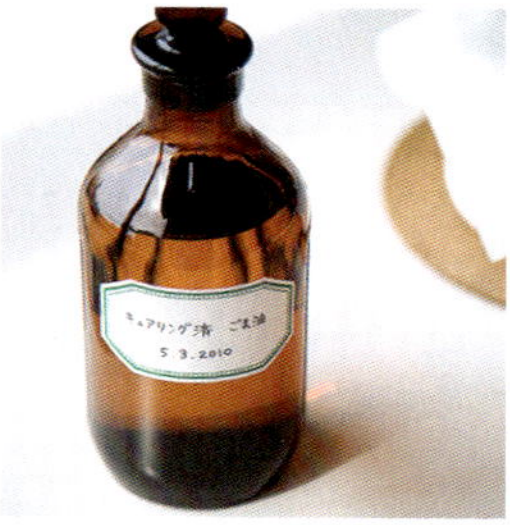

column 1
市販のマッサージ用ごま油

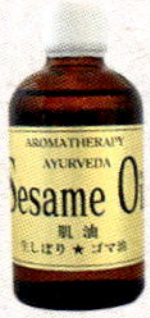

キュアリングせずに使える市販のマッサージ用ごま油「Sesame Oil 肌油」（瑞健）。問い合わせ先は202ページ参照。

column 2
ごまサラダ油とは

日本で市販されているごま油は、茶色の焙煎ごま油と、透明なごまサラダ油の２種類。焙煎ごま油はごま種子を加熱して煎ってから搾油したもので、ごまサラダ油は、生のごま種子を焙煎しないで搾油し、精製したものです。生しぼりごま油も、ごまサラダ油に相当します。日本では、写真の２つの銘柄のごまサラダ油が主に使われています。

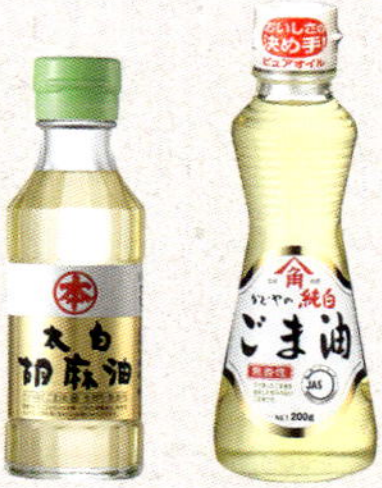

マッサージに適した市販のごまサラダ油。太白胡麻油150g瓶（竹本油脂）、純白ごま油200mℓ瓶（かどや製油）。問い合わせ先は202ページ参照。

体質・体調別にオイルを使う

アーユルヴェーダは、体質・体調別に処方を使い分けるオーダーメイドの医療です。ヴァータ体質にはオイル全般が使え、とりわけごま油が適しています。湿疹ができやすいピッタ体質には特殊なクーリング作用をもつココナッツオイルやオリーブオイルがよいでしょう。カパにはオイルなしでも大丈夫。絹の手袋による強めのマッサージ、ガルシャナは、カパ体質の人には心地よいものです。

キュアリングしたごまサラダ油に、体質や体調に応じたハーブのエッセンスである香りを添加すれば薬用オイルがすぐに作れます。

キュアリングしたごまサラダ油は、湯煎で加温して、45~50℃程度の温かい状態で使います。キュアリングすると香りと粘性が変化しますが、キュアリングなしでも行うことができます。

ドーシャ別 主なベースオイル

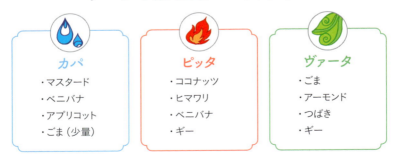

カパ

・マスタード
・ベニバナ
・アプリコット
・ごま（少量）

ピッタ

・ココナッツ
・ヒマワリ
・ベニバナ
・ギー

ヴァータ

・ごま
・アーモンド
・つばき
・ギー

私たちに体質的な違いがあるようにオイルにも独自の性質があります。温かさと潤いの力をもつごま油は、軽く乾き冷たいヴァータに。熱帯植物で冷性なココナッツ油は、熱さと鋭さをもつピッタに。苦み、辛味、鋭さ、軽さをもつマスタード油をカパになど。オイルのもつ性質と特徴を知って使いましょう。

※『アーユルヴェーダとアロマテラピー』（ライト・ミュラー著）には、「ホホバオイル、プリムローズオイル、ヘーゼルナッツオイルは、どのドーシャにもよい」と記されています。

Nishikawa's favorite

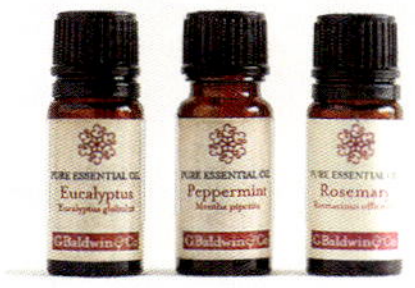

英国G Baldwin社のエッセンシャルオイル。右から、ヴァータにローズマリー、ピッタにペパーミント、カパにユーカリを。

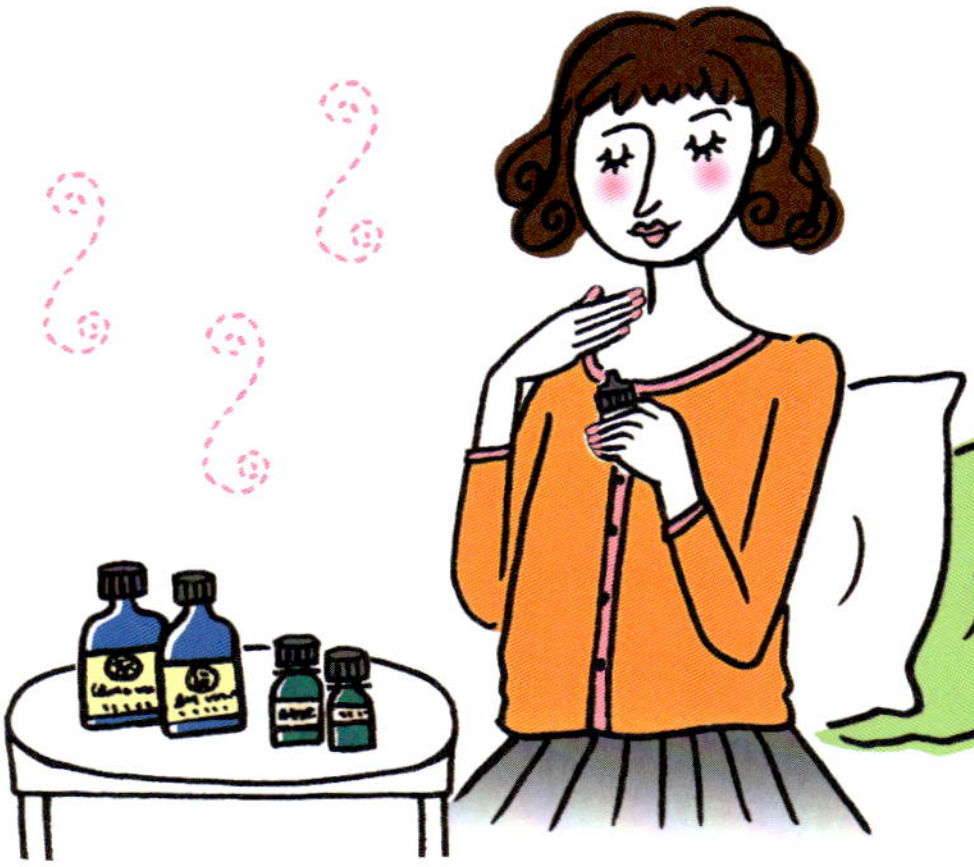

自分に合ったアロマオイルをベースオイルに加えて。

アロマオイルを加えて使う

アーユルヴェーダで使用される薬用オイルは、ごま油に種々の薬草の煎液をオイルの4倍量を入れ、数日から1週間も混沸したもので、色が濃くて匂いも少々きつい製剤です。しかし、現代は、薬草のエッセンスを蒸留抽出したアロマの精油が市販されていますので、これをベースオイルに添加して使う方法でも薬用オイルができます。アロマオイルは、揮発度の速いものをトップノート。遅いものをベースノートといい、中間程度のものはミドルノートといいます。

速さと動きの質のヴァータはトップノートともいえ、するとヴァータの調整には安定、遅さなど反対の質をもつベースノートのアロマも向いていることがわかります。アロマオイルの使用前には、15分ほどのパッチテストで肌の反応を確認してからお使いください。

部位別マッサージ

アーユルヴェーダの正式なオイルマッサージは、２人の施術者が全身を行うもので高い効果が得られますが、時間的にも経済的にも負担がかかります。普段は、手軽で効果も期待できるセルフのオイルマッサージがおすすめです。重要なマルマがある耳、頭と顔、足は、インドでもマッサージ習慣があります。ここでも毎日の基本マッサージとしてご紹介しました。時間は短くても十分効果があるので、まずはできる部位から始めてみましょう。

毎日やりたい
部位
1
耳
（ 毎日２分 ）

☆毎日やりたい部位は、❶耳❷足❸ヘッド❹顔です。４部位を一とおり行うと15分のマッサージです。

中国医学でも耳には全身が投影されていると考えられています。耳介は交感神経支配の領域で、耳を外、上方に引っ張ることで、全身の血管が拡張し熱くなります。耳の穴の周辺は、副交感神経支配領域で、圧迫することで迷走神経反射として胃腸の動きが変わり、食欲が落ちてダイエット効果も期待できます。耳はぜひ習慣にしましょう。

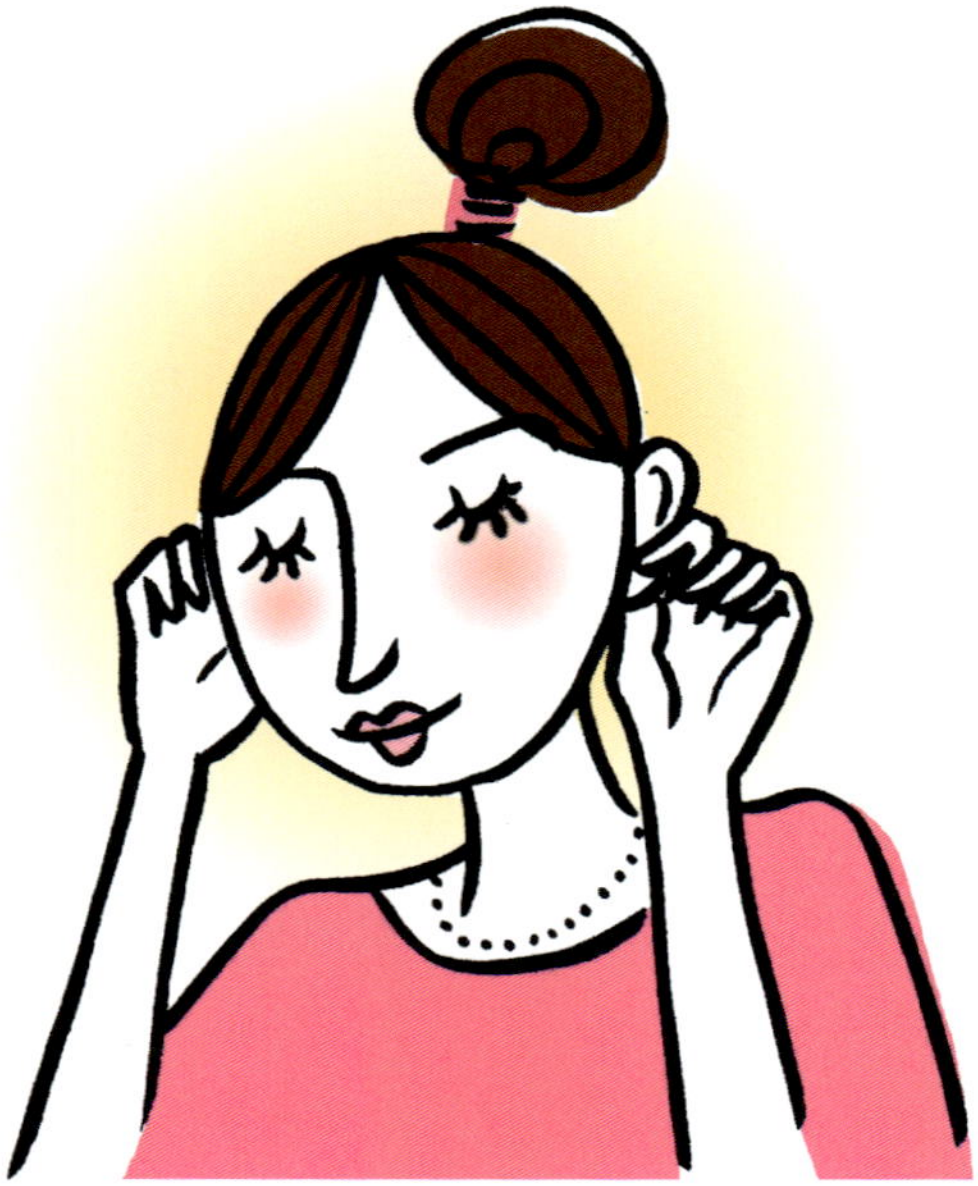

耳の前後、内側、耳たぶを親指と人さし指でマッサージ。体の代謝を上げる。

毎日やりたい
部位
2
足
（毎日5分）

「足の裏には全身が反映されている」「ふくらはぎは第二の心臓」ともいわれます。マルマのある足裏から、足背さらには下もも全体までまんべんなくさするようにマッサージしましょう。アーユルヴェーダでは、足部の側面、底面を、シャカシャカとすばやくこする手技もよく用います。摩擦熱が発生し、より温かくなるので試してみてください。

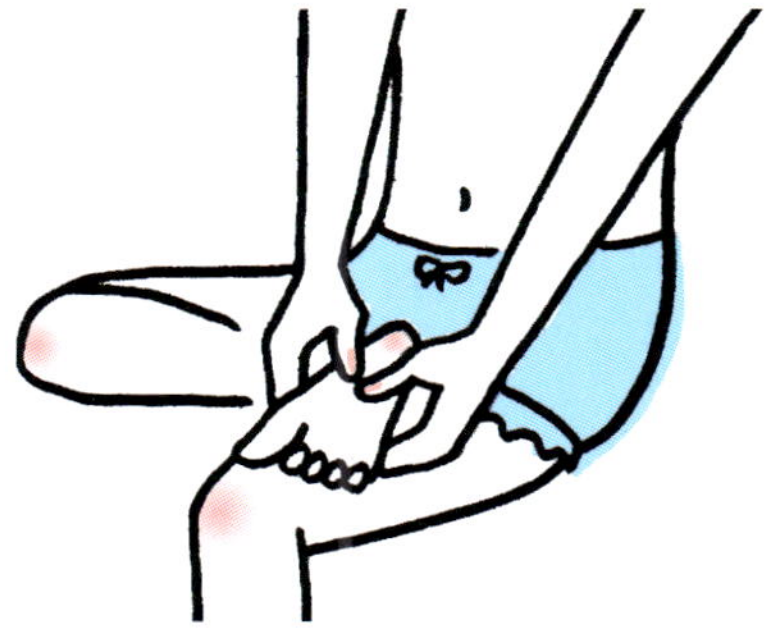

1 足の裏

土踏まずから足の指先を中心に、足裏全体を強めにマッサージする。

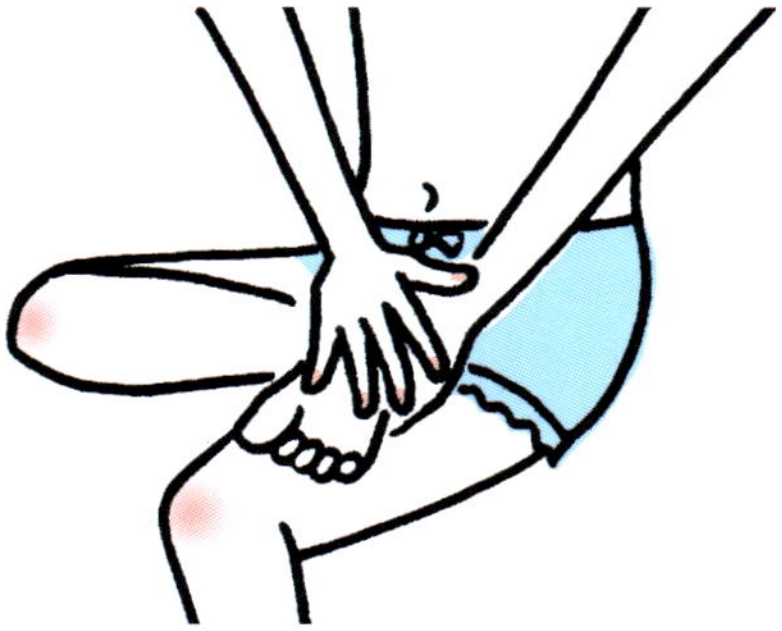

2 かかと

かかとの内側を中心に向けて押す。足裏を数カ所、横方向に押す。

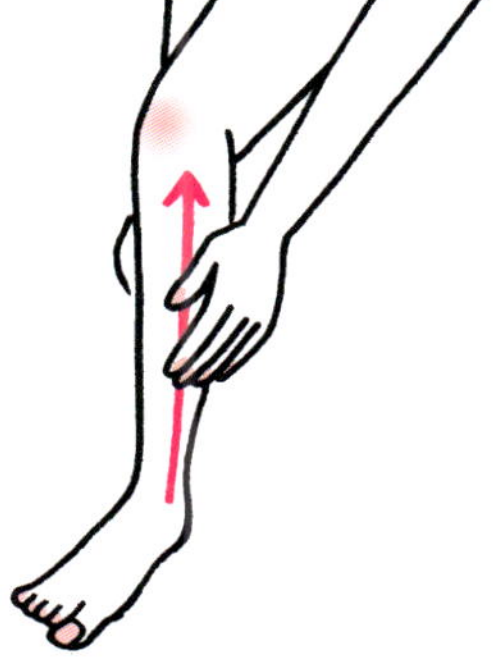

3 ふくらはぎ

足首からひざまで数回なで上げる。骨のきわに沿い、手のひらで押す。

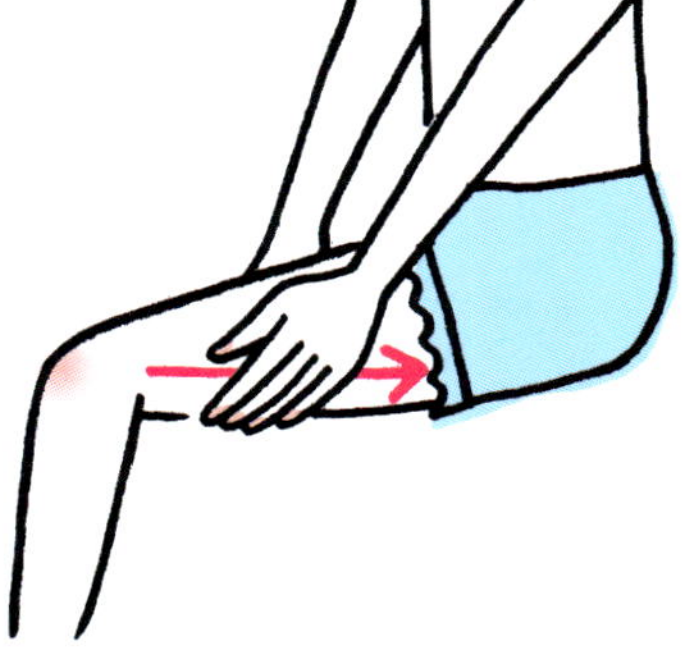

4 ひざ

ひざから足のつけ根をなで上げる。内ももと足のつけ根を中心に向けて押す。

毎日やりたい

部位

3

ヘッド

（毎日5分）

頭には、けがをすれば致命傷にもなる重要なマルマがありますが、これを適度に刺激すれば、ヴァータをはじめとする3つのドーシャのバランスを整え、脳の活性化、視力アップ、活力アップなどの効果も期待できます。

アーユルヴェーダの古典にも、頭頸部は体内で最も優位な場所として記述されています。

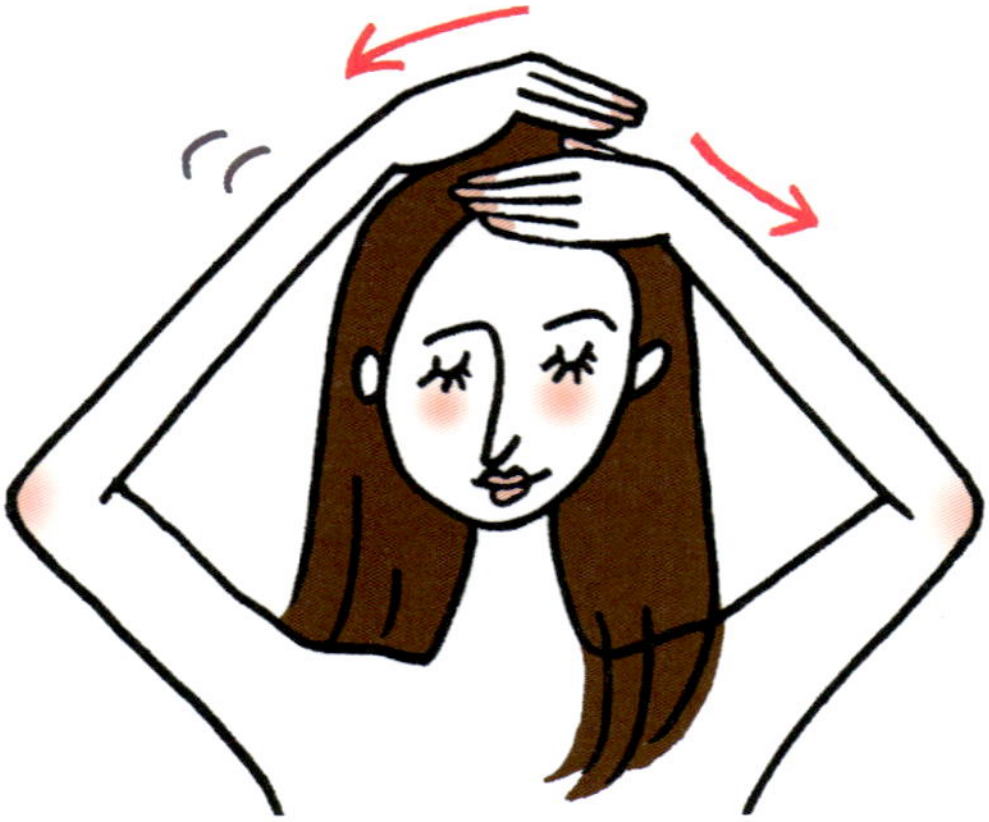

1

右手を頭頂部、左手を額に置く。右手は後頭部から右耳へ、左手は左耳へなで下ろす。耳もマッサージする。

頭へのオイルのつけ方

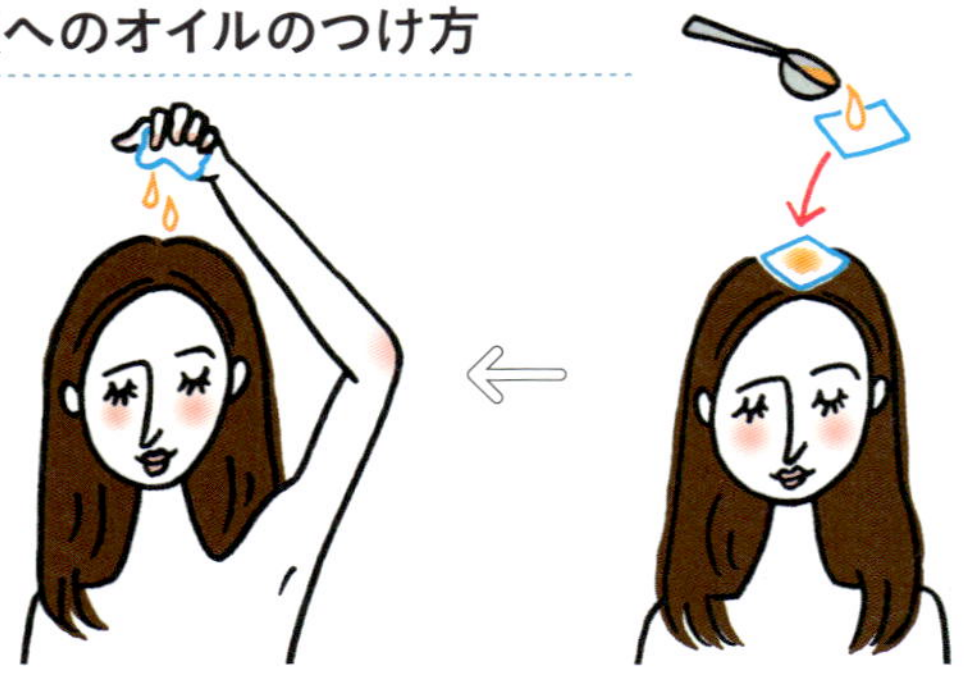

1

マッサージ用ごま油かツバキ油を綿に浸し、頭頂部にのせる。

2

数回呼吸をした後、綿を持ち上げて頭にしぼる。

※ヘッドマッサージの詳しい方法は、
一般社団法人 国際ホリスティック・ヘッドケア協会（LCICI JAPAN）へ。問い合わせ先は201ページ参照。

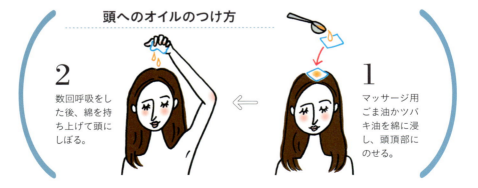

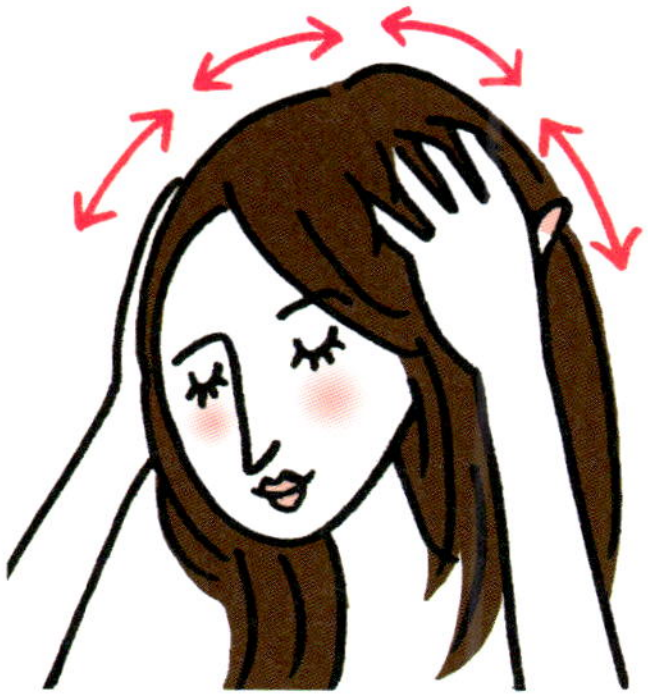

2 指と手のひらのふくらみを頭に押しあてて、上から下へ数回もみほぐす。

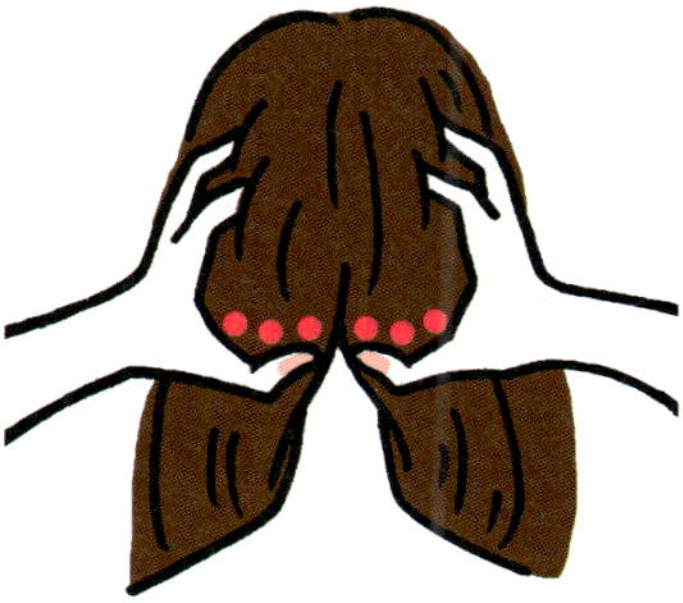

3 後頭部から首にかけてのへこみ部分クリカティカマルマを親指で強く押し、さらに外側を押す

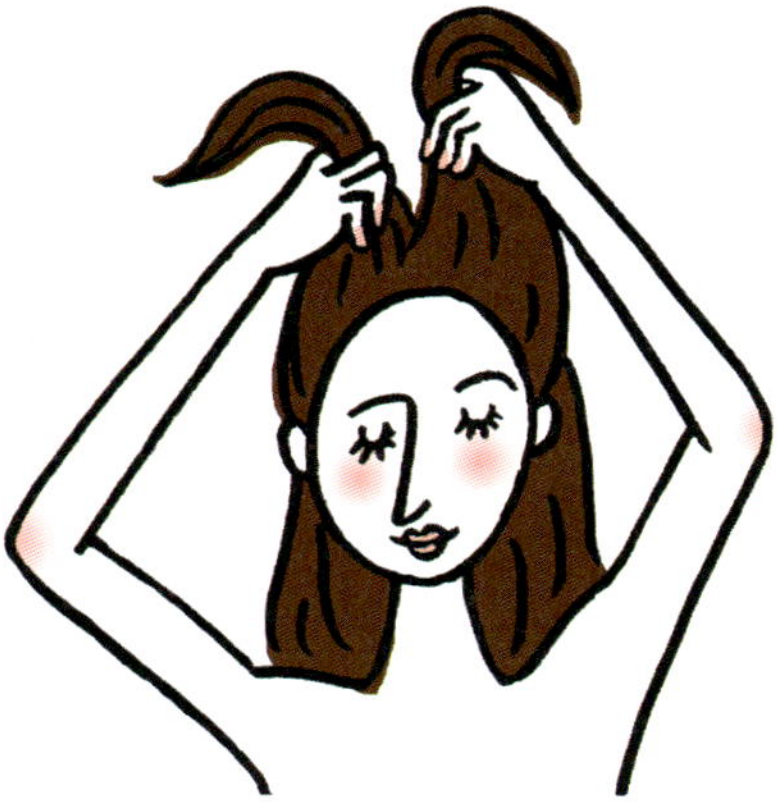

4 両手の指で髪をつかみ、ギュッと持ち上げて、ふわっと力を抜く。これを数回繰り返す。小さくつまんで、持ち上げてもよい。

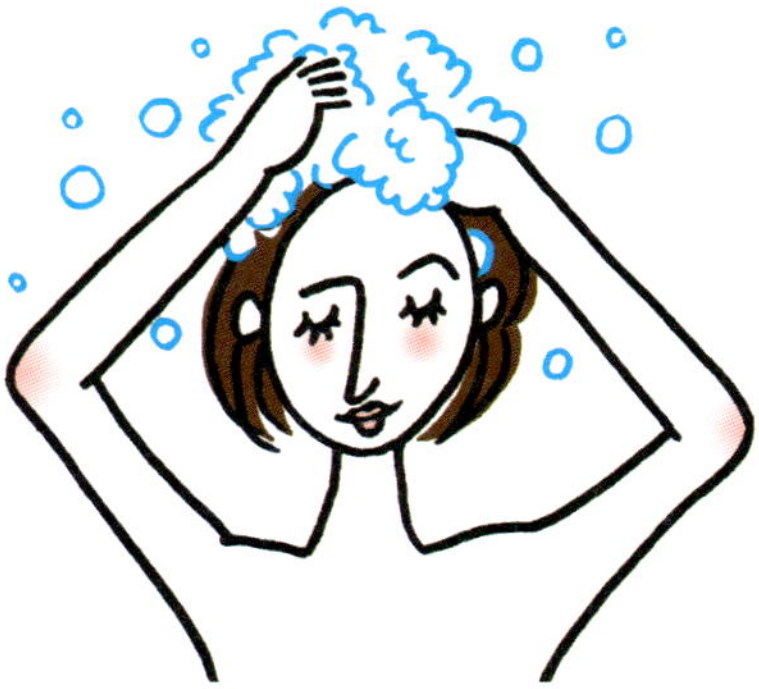

5 オイルは流さずそのままシャンプーまたはヘナシャンプー。毛穴に詰まった汚れを落としてくれる。

column

頭皮によいヘナシャンプー

インドのハーブ「ヘナ」は天然のカラーリング剤として知られていますが、実はシャンプーやトリートメントにも使えます。お湯で溶いたヘナを頭皮に塗って2、3分マッサージしてしっかり洗い流せば、頭皮がきれいになります。ヘッドマッサージの後のシャンプーにもおすすめです。

毎日やりたい

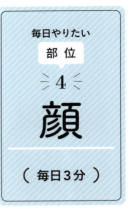

部位

4

顔

（毎日3分）

顔のリフティングマッサージは、さするだけでなく、皮膚をつまんで軽く引っ張るため、コラーゲンの再生を促すといわれています。美容のためにもぜひ毎日やってください。顔全体を手のひらで優しく包み込み広げていくようにマッサージすると、顔の表情もとても豊かになっていきます。顔のリンパと静脈の流れを促しデトックスにもなります。

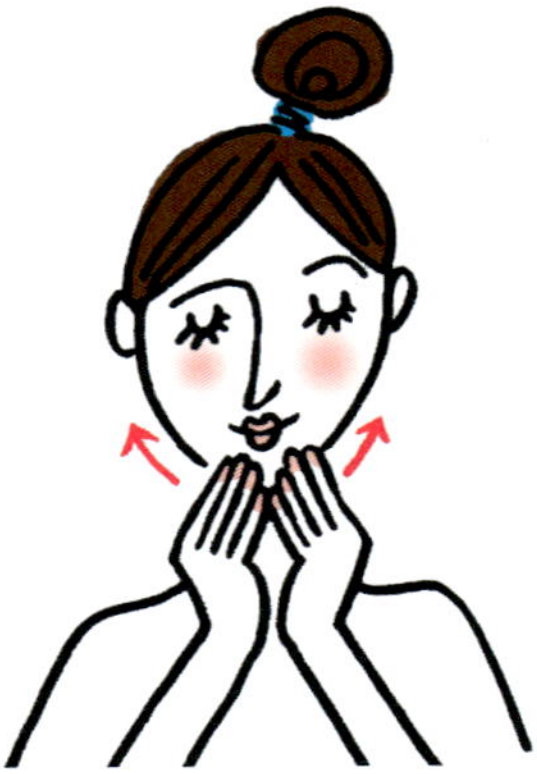

1

親指をあごの下に、残りの指はあごの骨の少し上にあて、あごに沿って耳まで さする。

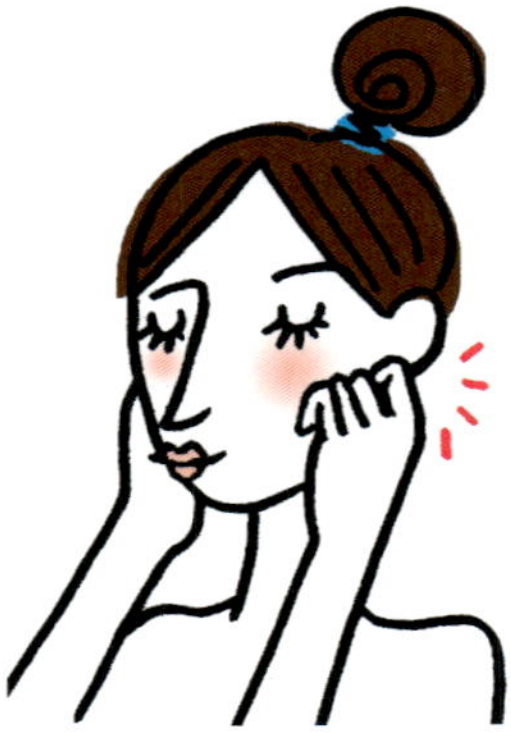

2

耳の後ろのツボ「完骨」を親指でギュッと押さえる。

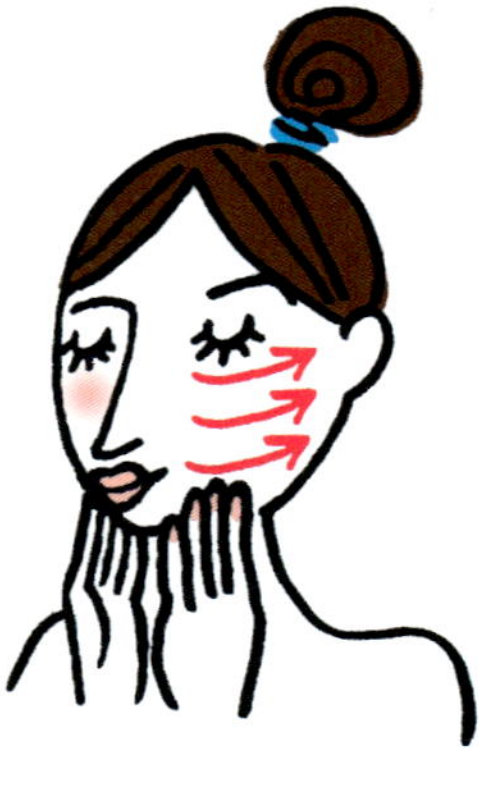

3

口角から顎関節の下、口角の上から顎関節、小鼻から顎関節の上の３ラインをさする。

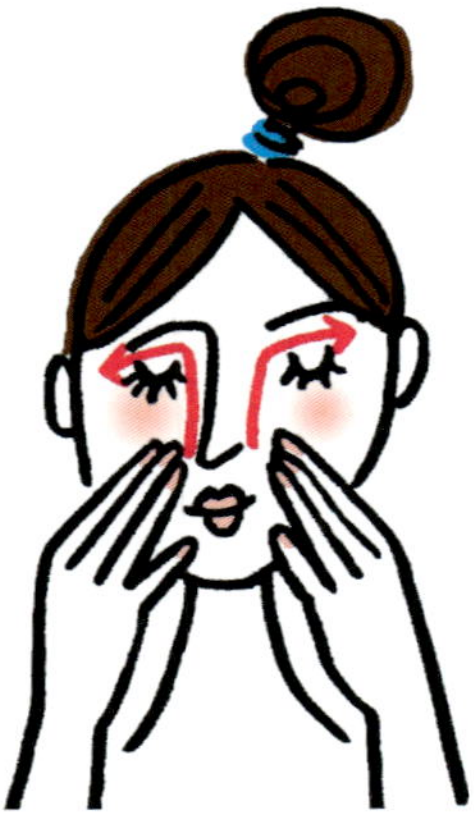

4

人さし指、中指、薬指で、小鼻の横から鼻筋、まゆの下、こめかみまでさする。

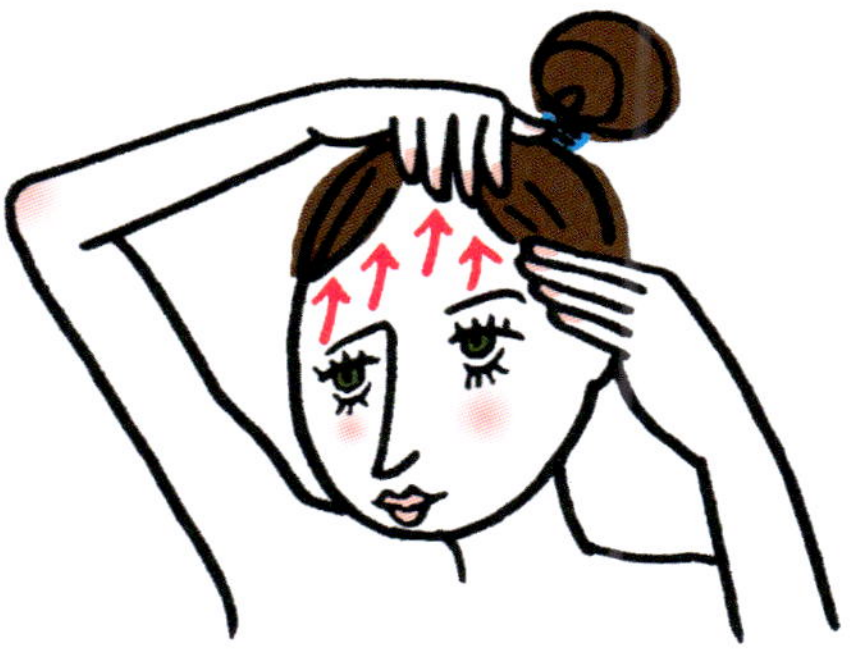

5 指の腹を使い、目尻からこめかみ、まゆから頭皮を強めにさすり上げる。

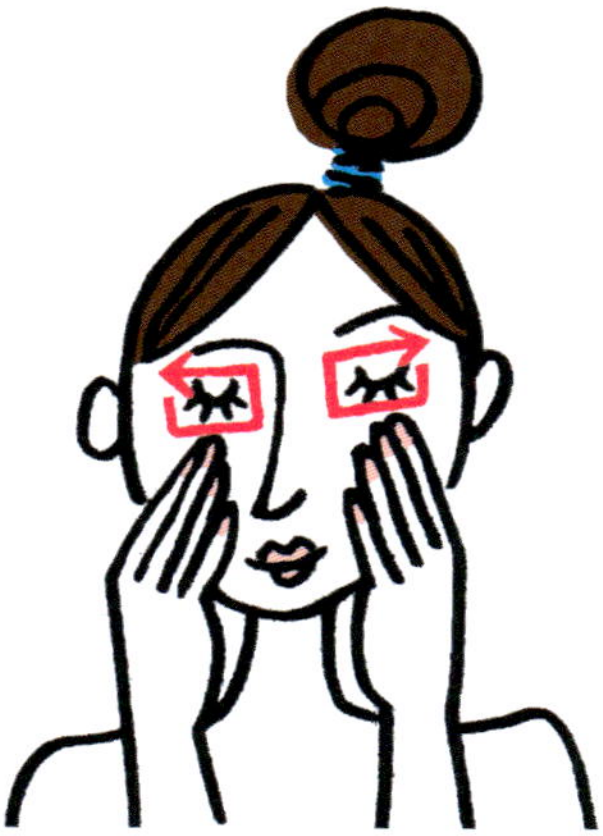

6 こめかみから目の下、鼻筋、まゆの下、再度こめかみまでさする。

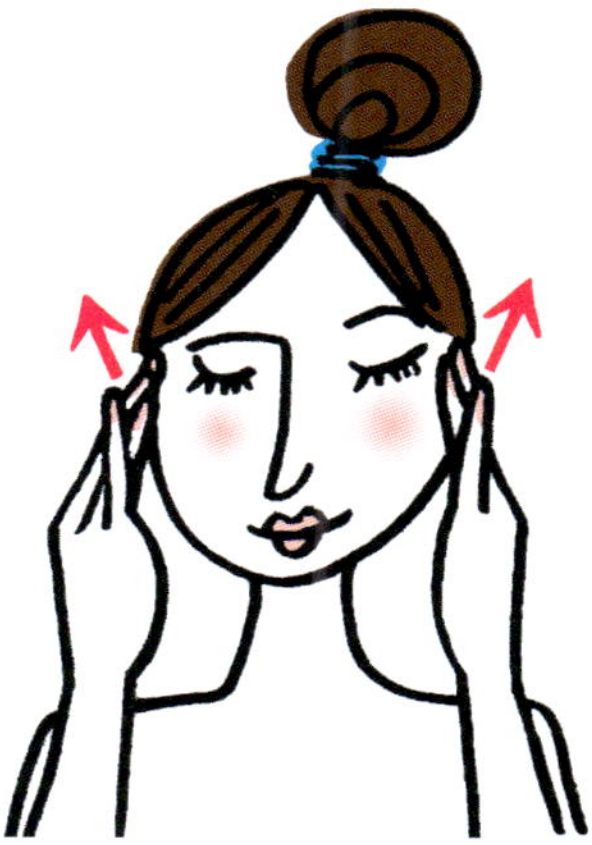

7 目尻を髪の生え際に向けてグッと押し上げ、優しく元に戻す。耳もマッサージする。

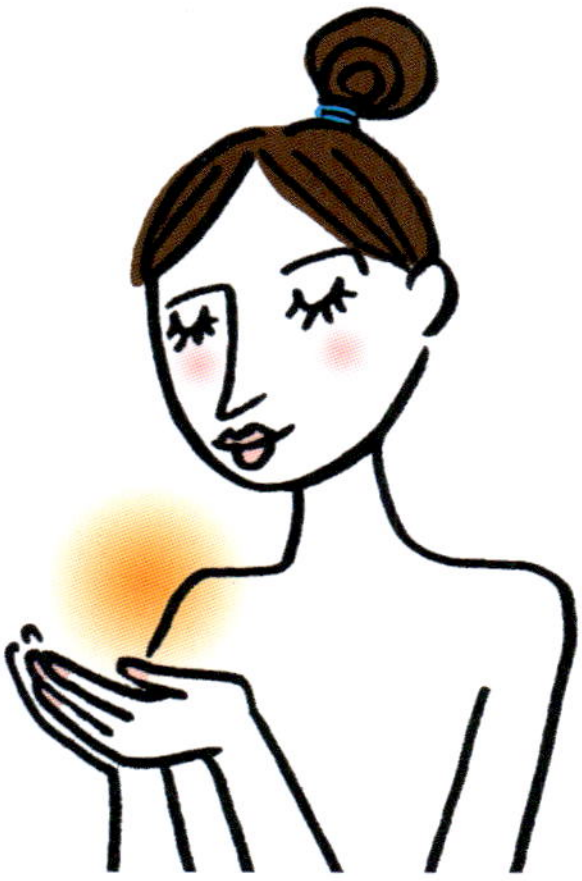

8 自分を美しくするエネルギーを手のひらに集め、顔にあてるように両手で頬を包み込む。

部位

首・肩・腕

（1回10分）

首は頭と胴体をつなぎ、意識と密接につながるクリカティカマルマがある重要な部位。固く詰まった状態にすると思考も滞ります。

首・肩・腕の筋肉を横断してこするようにマッサージしてみましょう。筋肉が柔らかくなり緊張がほぐれてゆきます。マッサージに、腕上げや首回しなどの体操も加えながら、周囲の筋肉を柔らかくしましょう。

首

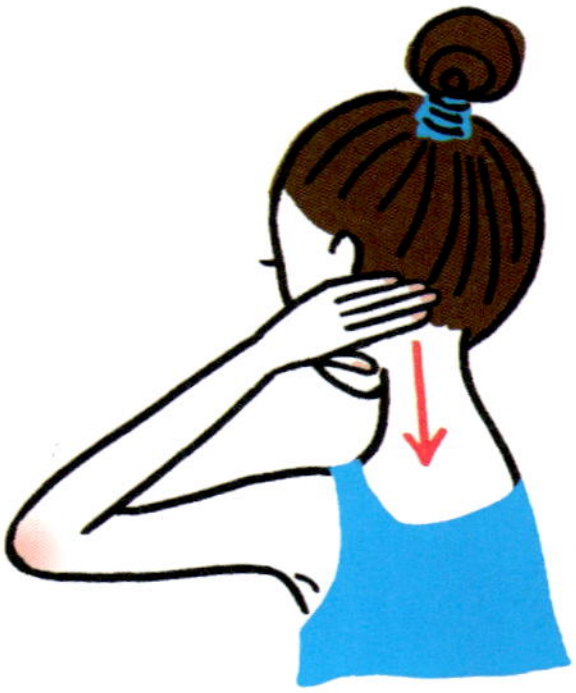

1

親指以外の4本の指で、上から下へうなじを押して刺激する。

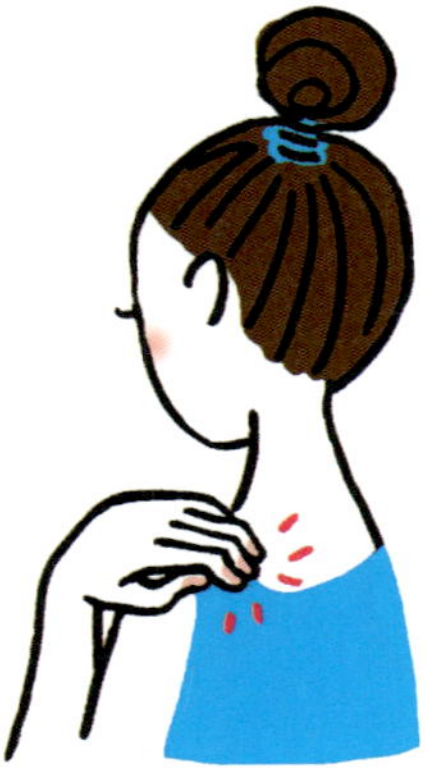

2

そのまま手を下ろして、首のつけ根をグッと押す。

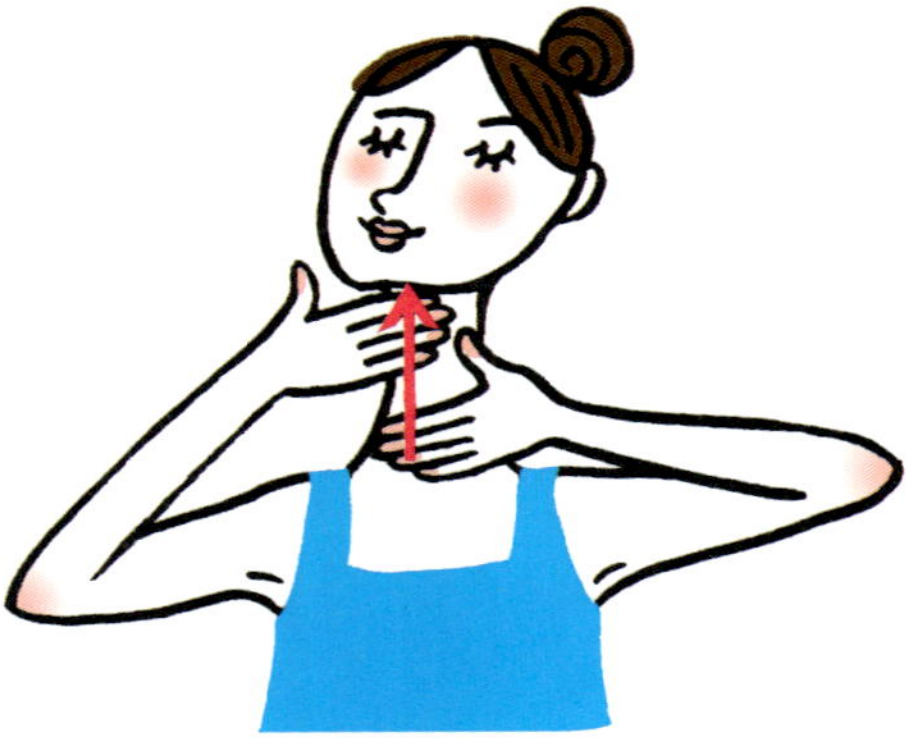

3

両手の指全体を使って、首の前を下から上へ3回なで上げる。

肩

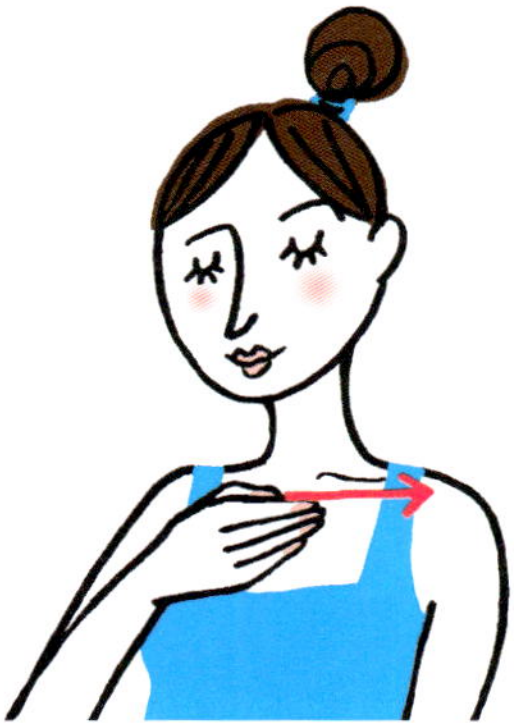

4

鎖骨の下に指を押し当て、鎖骨のラインに沿って中心から外側へもみほぐす。

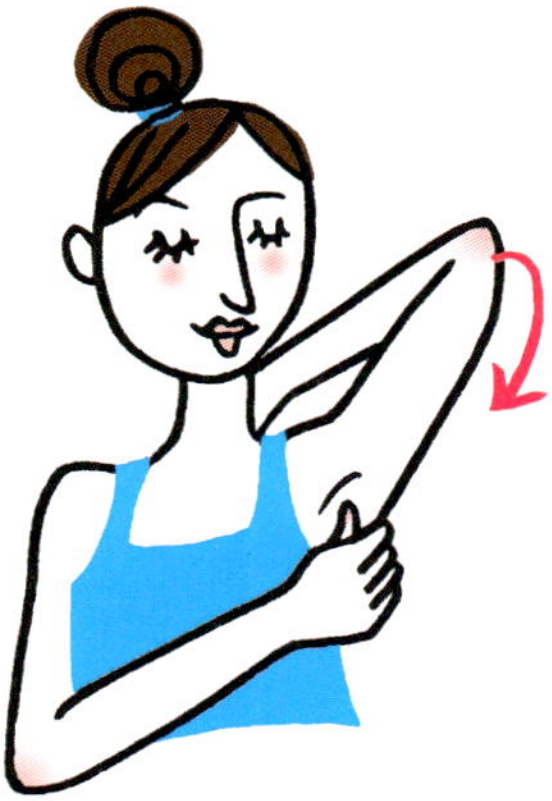

5

脇の下をグッとつかんで、カパゾーンを刺激する。

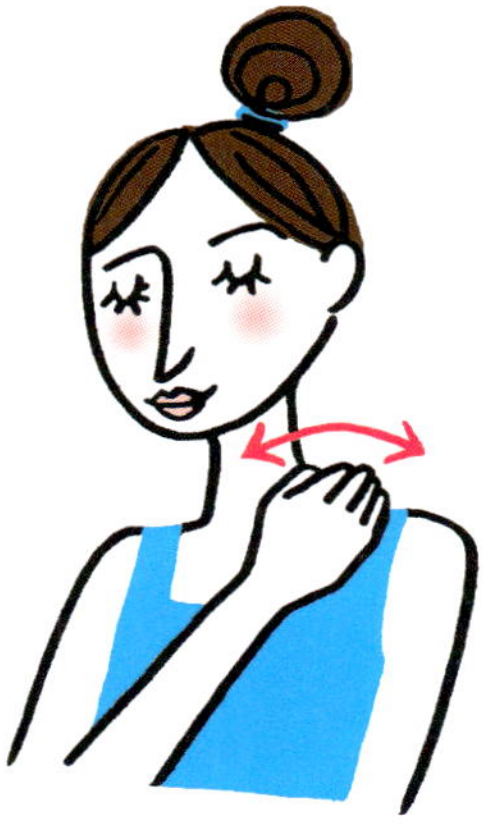

6

肩の上に手をかけ、前後にゆり動かす。

腕

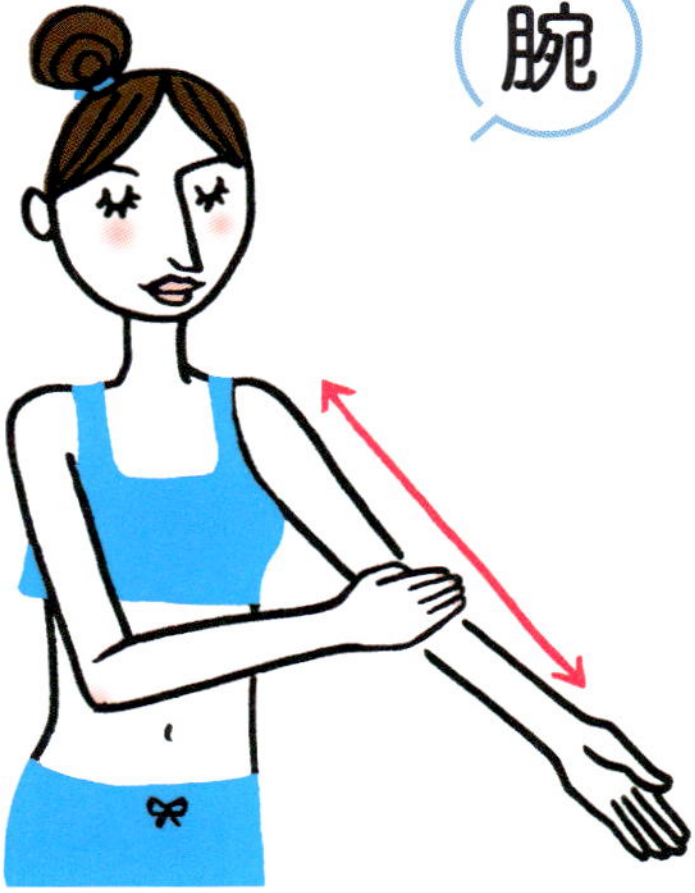

7

手のひらで腕の内側をなで上げ、なで下ろす。３回繰り返す。

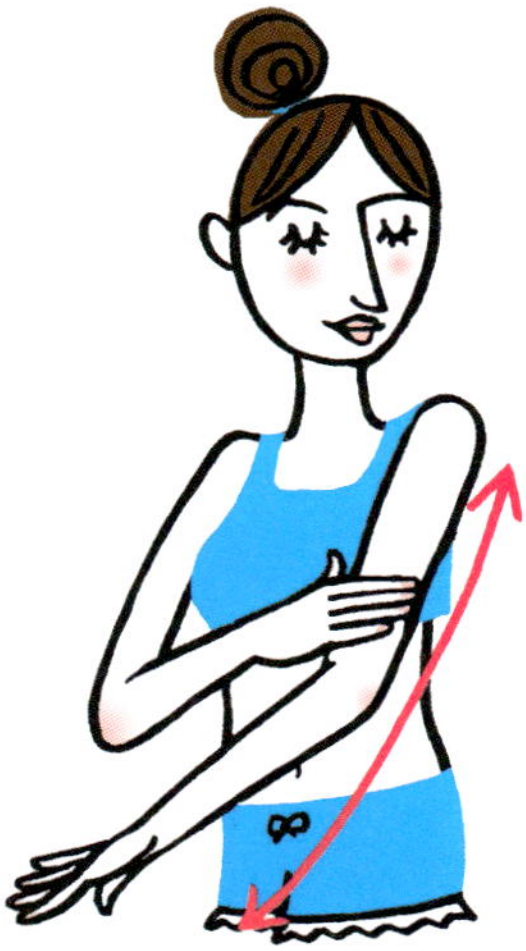

8

腕の外側も同様に、上から下へ、下から上へ手のひらでなでる。

部位

手

（1回10分）

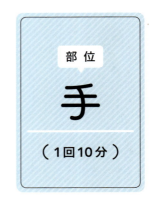

手は最も手軽にセルフマッサージできる部位。足の裏と同様に、手のひらと指にも全身が反映されているといわれます。爪もみ健康法でも、指先のツボ、指先の井穴《せいけつ》を刺激すると経絡の流れがよくなるため、指先をねじるようにもむことがすすめられています。心臓に向かうときは、リンパや静脈の流れをよくするように少し強めにさすりましょう。

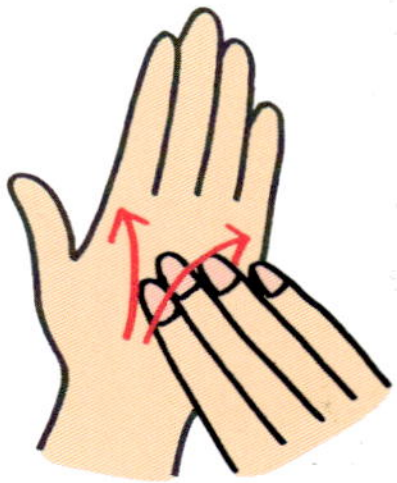

1

手のひら全体に、もう一方の手の４本指をすべらせる。

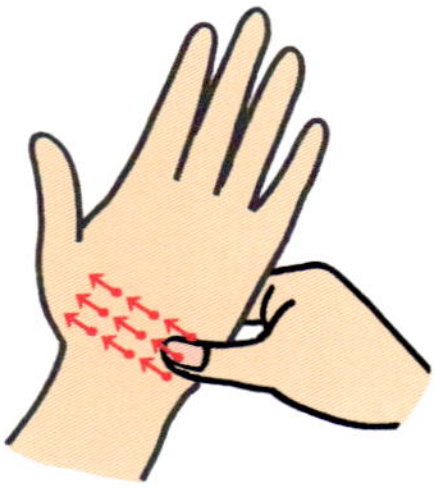

2

手のつけ根のヴァータゾーンを親指で刺激しながらすべらせる。

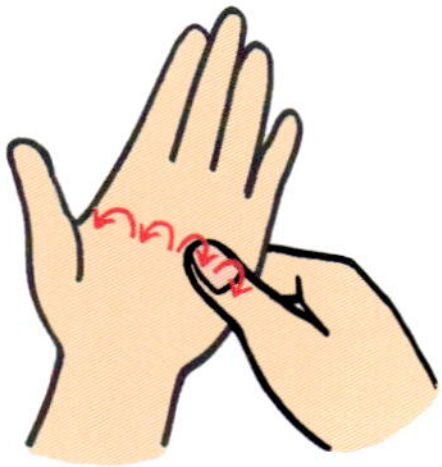

3

手の真ん中のピッタゾーンを、中心から外側へ半円を描くように押す。

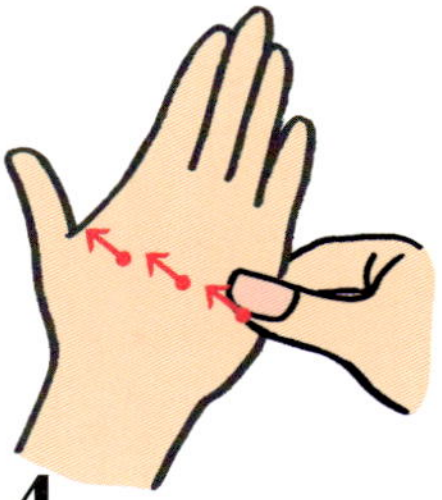

4

手のひらの真ん中にある横隔膜の反射区を、親指で刺激してすべらせる。

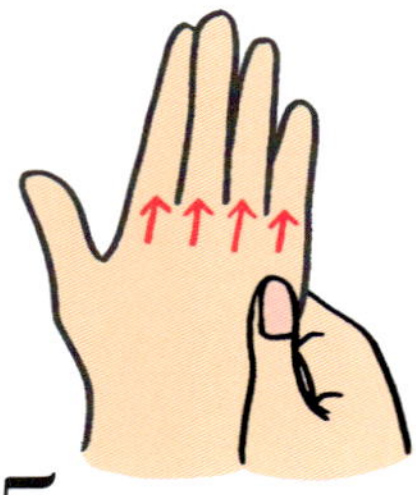

5

手のひらの上のカパゾーンを、指のつけ根に向けてすばやくさする。

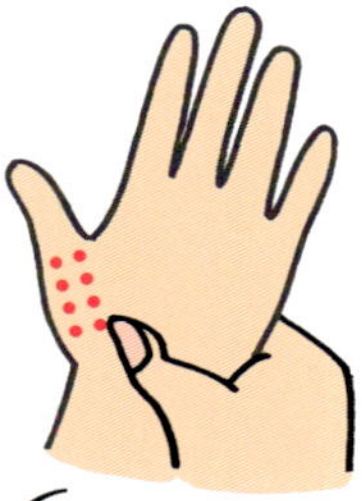

6

母指球を手首側から親指つけ根に向けて、少し痛いくらい強めに押す。

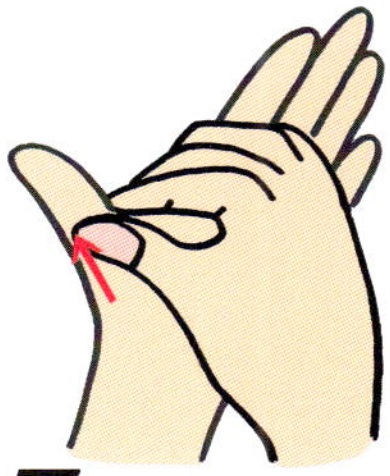

7

各指のつけ根から第２関節まで（カパゾーン）をすばやくさする。

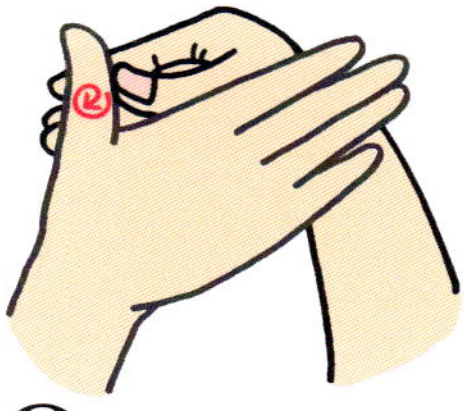

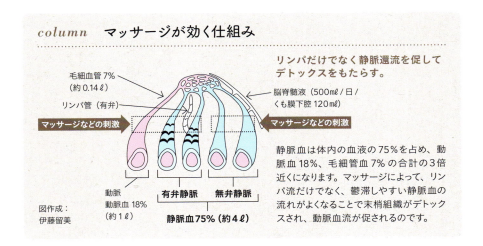

8

各指の第２関節から第１関節の間（ピッタゾーン）をもみほぐす。

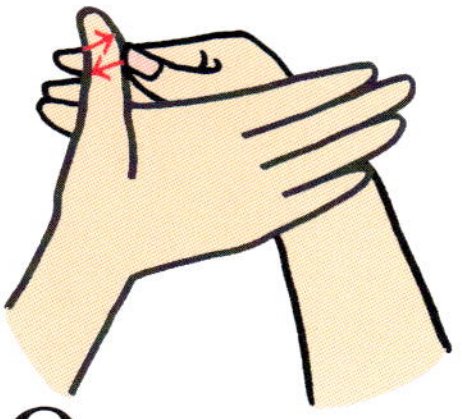

9

各指の第１関節から指先（ヴァータゾーン）を左右にさするように刺激。

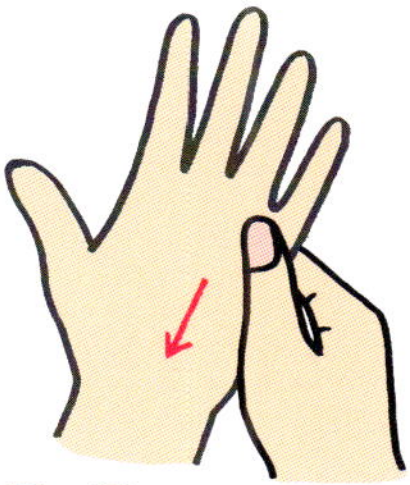

10

薬指と小指の骨の間のゾーン（肩こりに効果的）を上から下に刺激する。

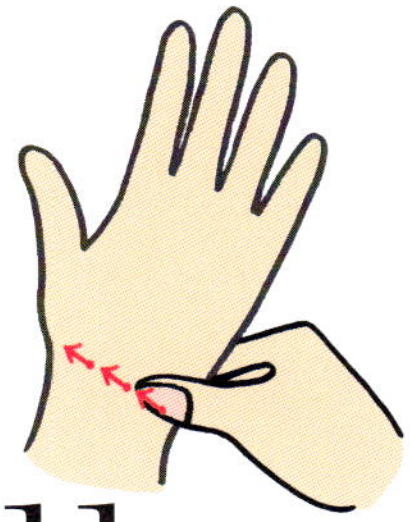

11

手首のライン（生理のトラブルに効果的）を親指をすべらせて刺激する。

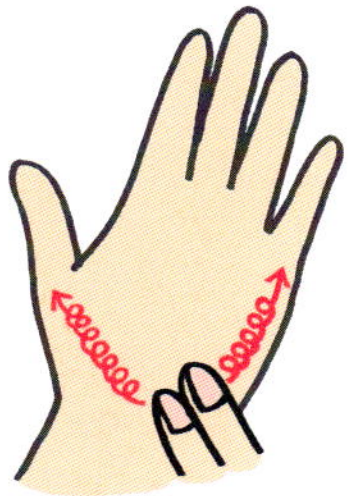

12

小指側にあるひじやひざの反射区、親指側の背骨の反射区をくるくると刺激。

column マッサージが効く仕組み

リンパだけでなく静脈還流を促してデトックスをもたらす。

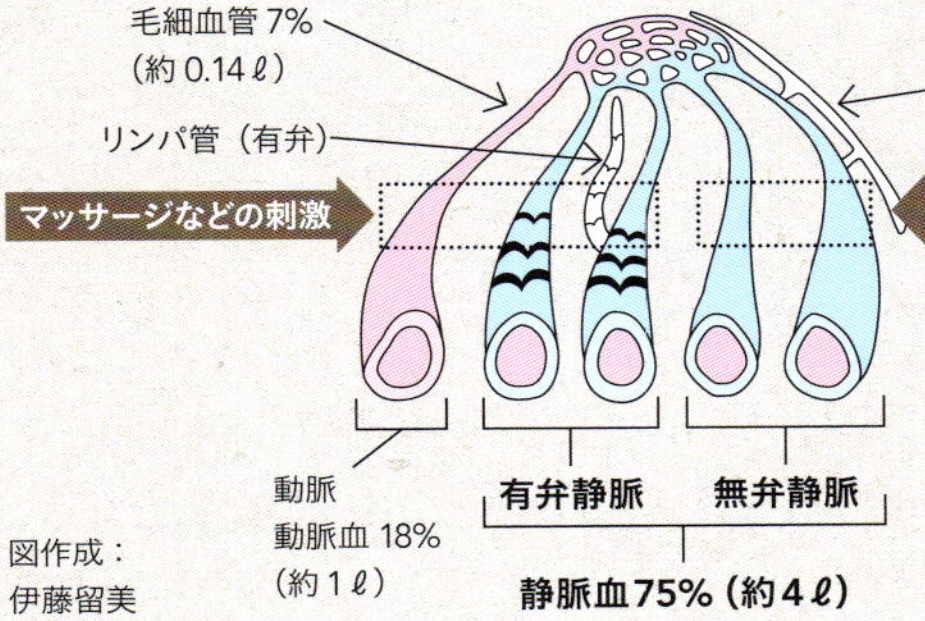

図作成：
伊藤留美

静脈血は体内の血液の75%を占め、動脈血 18%、毛細管血 7% の合計の３倍近くになります。マッサージによって、リンパ流だけでなく、鬱滞しやすい静脈血の流れがよくなることで末梢組織がデトックスされ、動脈血流が促されるのです。

部位

おなか・腰

（1回10分）

アーユルヴェーダでは、消化力（アグニ）を大切にしています。腹部や腰部をマッサージして、胃腸の調子を整えることは大切です。腹部全体をのの字にさするだけでも、便通が促進することも。重要なマルマがあるへそやへその下の骨盤内は、指先からオイルを垂らし小さな時計回りに円を描きながらのばして。腰はマッサージで仙腸関節の緊張をゆるめましょう。

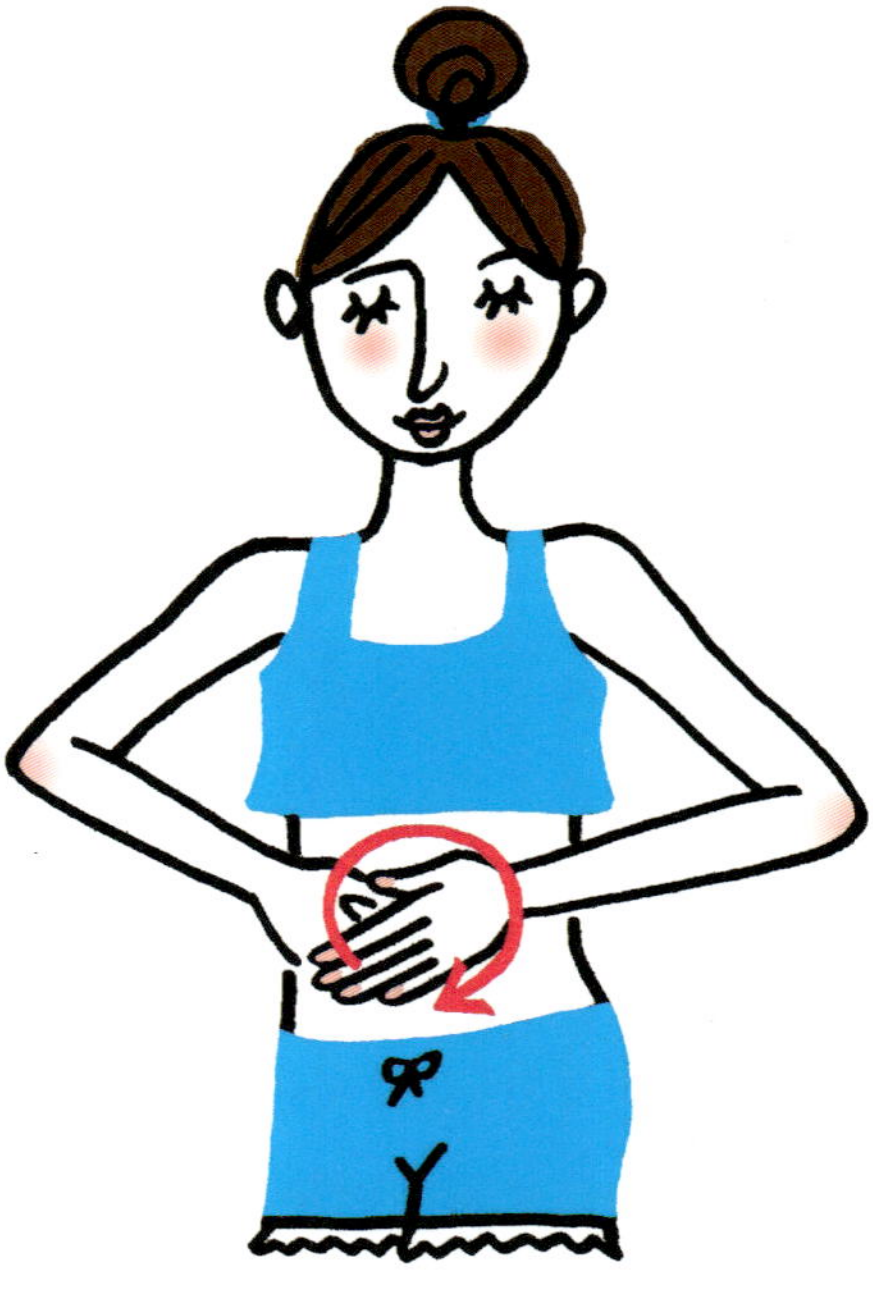

1 両手を重ねて、時計回りに円を描くように、へその周りを強めにさする。

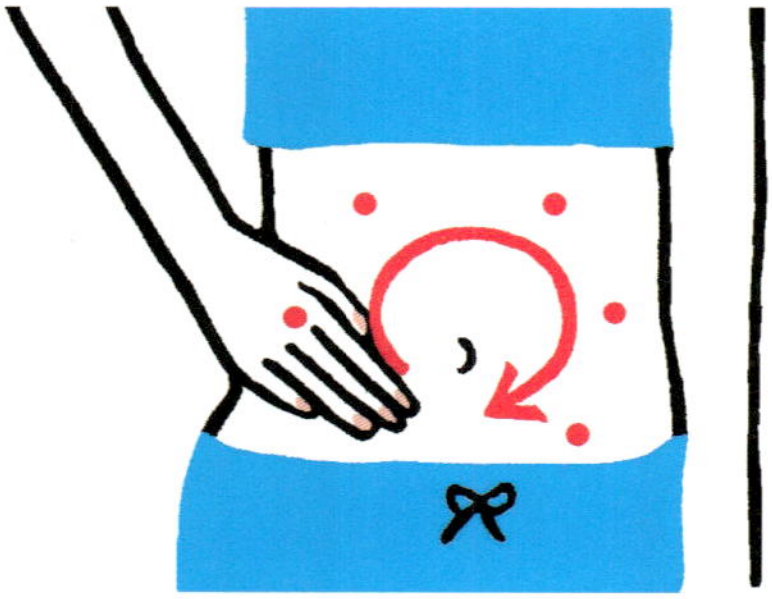

2 腹部6カ所を時計回りに押していく。

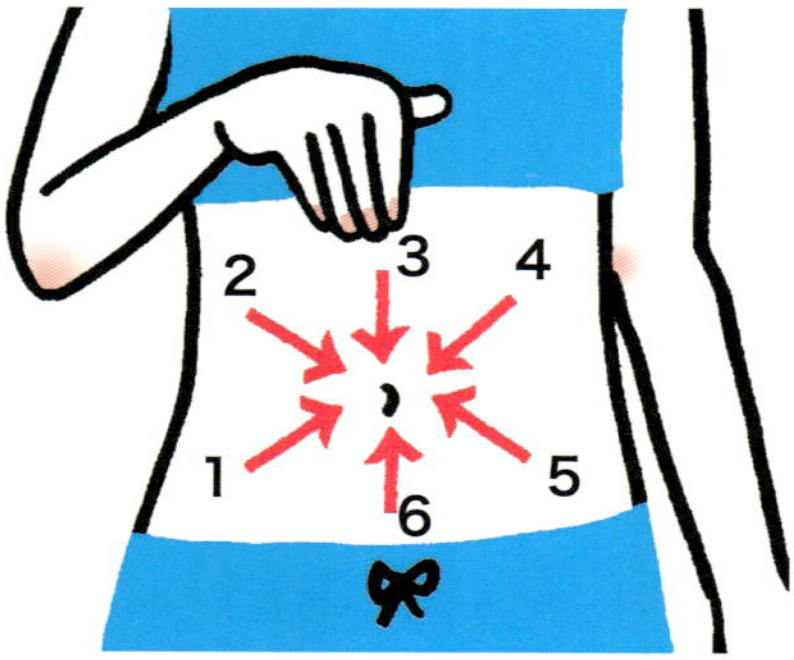

3 左下から時計回りに、6カ所をへそに向けて強めに押す。

Memo　もっと部位別！「おっぱい」

産後や更年期の女性の心身の不調によいのがおっぱいのマッサージ。調助産婦の神藤多喜子さんが、自分でできるマッサージ法「おっぱい体操」を考案しています（詳細は日本マンモセラピー協会 http://nmta2014.ec-net.jp/）。

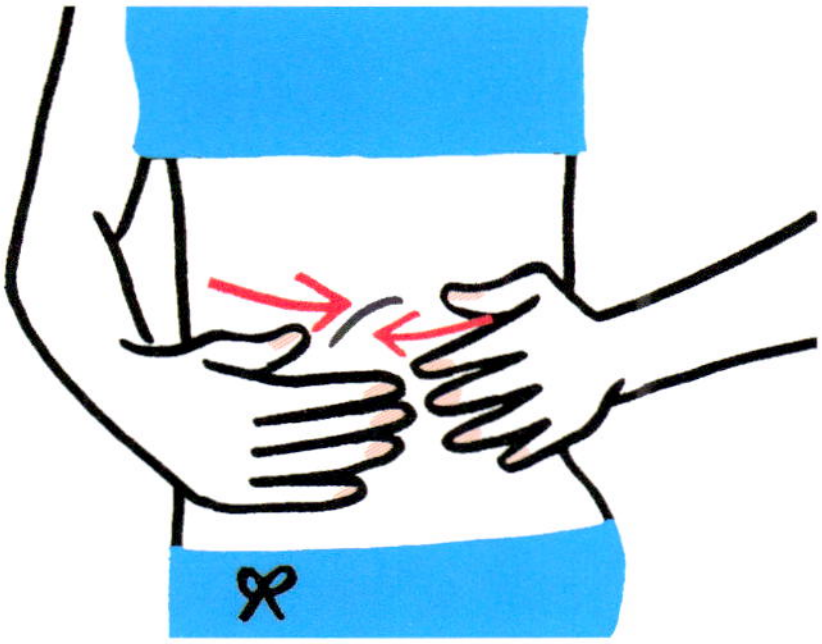

4　両方の手のひらをおなかの上下に押しあて、力をかけて横に引く。

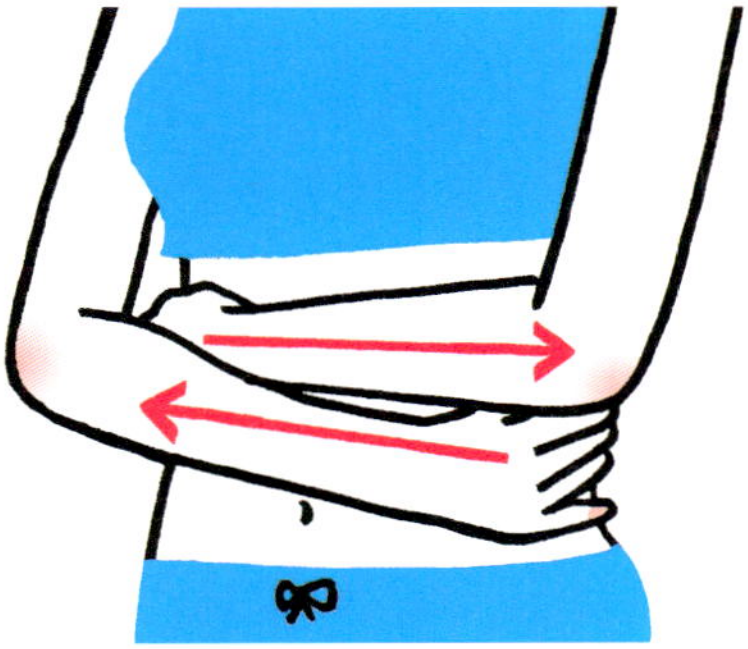

5　腕をクロスし、手を引きながら手のひら全体でおなかをさする。

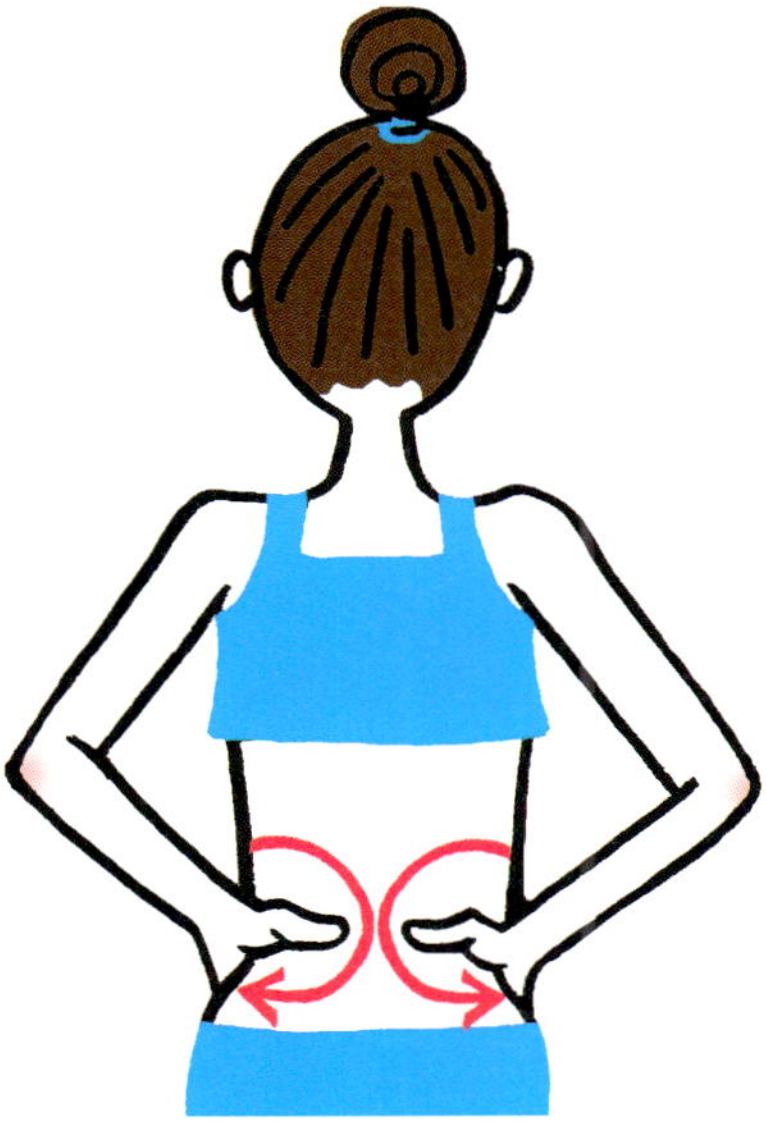

6　背中側の骨盤上のへこみ部分に、両手の親指を強みにあてててグリグリする。

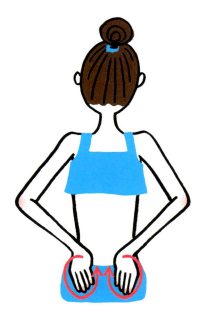

7　手のひらのつけ根のふくらみを、背中の骨盤の上に押しあて、お尻全体を強めにマッサージ。３回繰り返す。

ペアマッサージ

基本的にマッサージは、セルフよりも人からしてもらう方が効果的です。熟練したセラピストによるマッサージはまさに至福ですが、家族やパートナーで行うペアマッサージも十分に心地よく効果が得られます。インドでは女性には女性が、男性には男性がマッサージする慣習があります。ご夫婦や恋人同士なら、コミュニケーションツールとしてもおすすめ。お互いを大切にする気持ちが深まるでしょう。

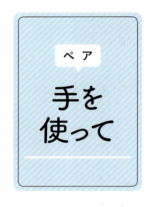

ペア 手を使って

手当てといわれるように、手には人を治す力があります。する人は、手に相手への気持ちを込めて行いましょう。する人は、相手の体質・体調にあったオイルを事前に適温(40〜45℃)に温め、手のひらにのせ、頭、耳、手、胴体(腹部、腰背部)、足の順に、さすっていきましょう。末梢部分へは軽く、心臓方向へは強めマッサージしましょう。

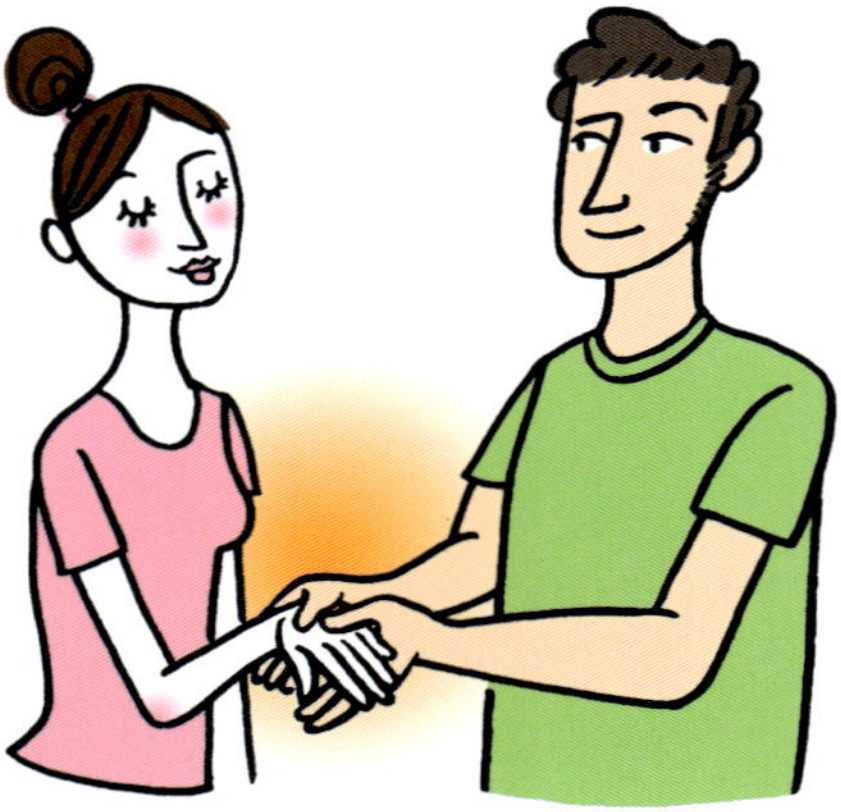

1 まずはお互いに手をもみ合おう。お互いのコミュニケーションも深められる。

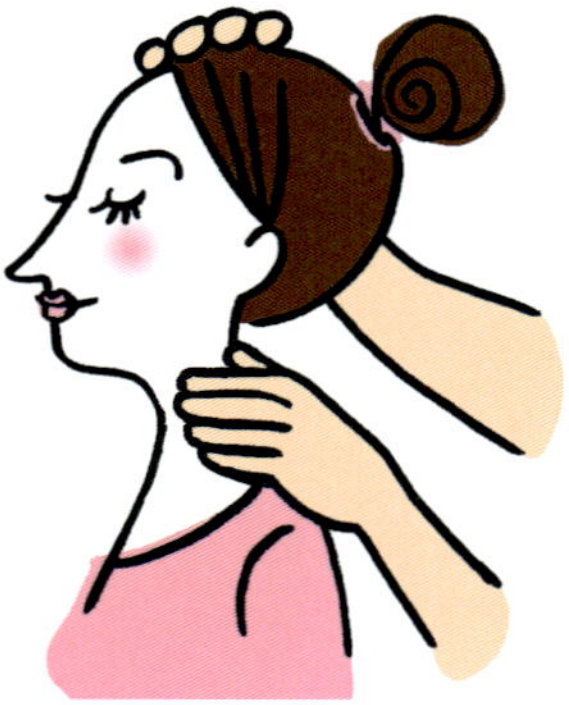

2 ヘッドマッサージはペアでやるのがおすすめ。頸部を指圧すると頭と目がすっきり。

ペア

タオルを使って

ペアで行うタオルストレッチは、日常のストレッチに大変効果的です。ペアマッサージの前に、受ける人の筋肉や関節を柔らかくしておくためのストレッチとしてもおすすめです。受ける人の手や足をタオルを縛って引いたり、首の後ろにタオルをかけて引くことで、気持ちよく体が伸ばせます。前後に伸ばした後は、ねじりながら全身を伸ばします。

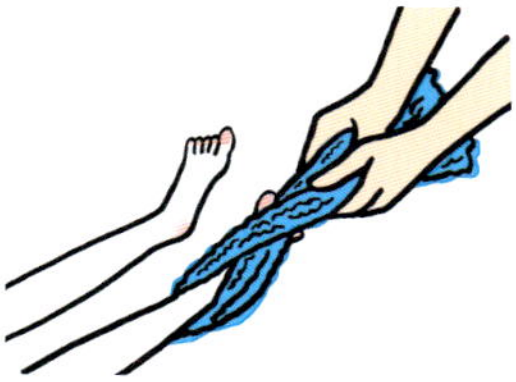

1 タオルで両手首を合わせて、上方に引く。

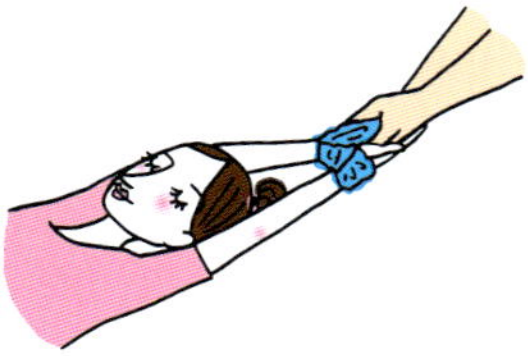

2 タオルを足首にかけ、体重をのせて下方に引く。

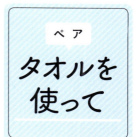

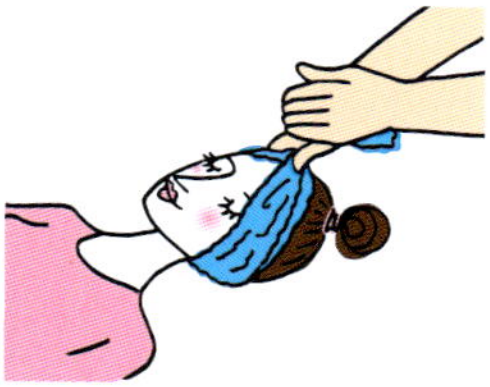

3 首に巻いて額の前で合わせたタオルを、斜め上方向に首を引く。

ペア

足を使って

合理性を求めるアーユルヴェーダには、手だけでなく足を使って行うオイルマッサージ「パーダーガーター」があります。仏教の教典『理趣経』にも、足は手の1000倍も気を出せると記載されています。足裏でじわーっと押してもらうと、心地よさとともに力強い圧力を感じます。筋肉内を静脈が環流し、循環がよくなるのです。

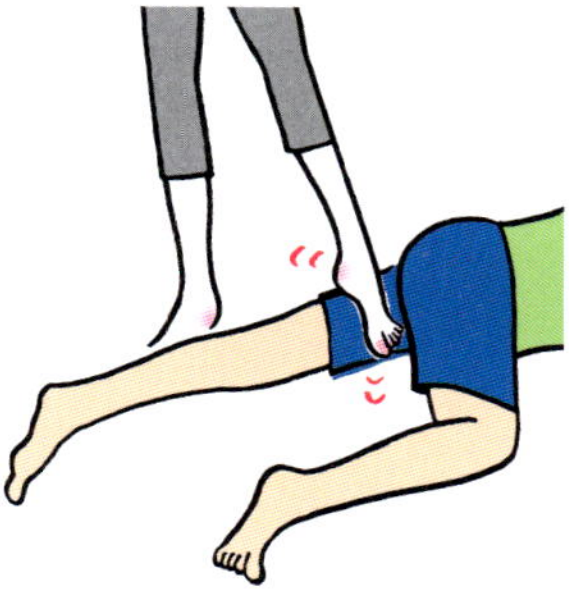

1 術者は足の裏で、股関節から太ももの上部にかけて、ゆっくりと踏む。

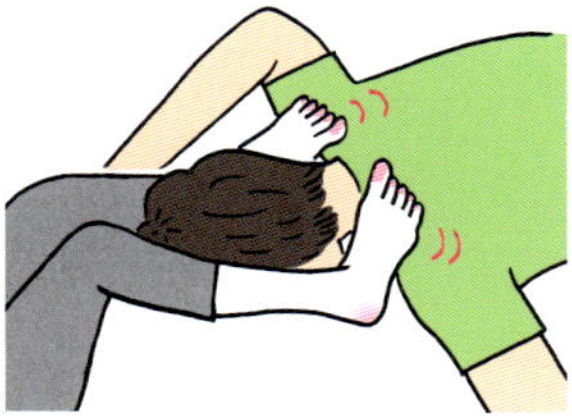

2 術者は座って、手のひらを床について上体を支えて、足で肩をほぐすようにもむ。

ベビーマッサージ

赤ちゃんに愛情を伝える最適な方法がアーユルヴェーダのベビーマッサージです。母親も赤ちゃんも、夕方の入浴後などに行うとよいでしょう。インドでは、祖母の仕事になっています。日本でも忙しい母親に代わって祖父母も行えば祖父母自身も元気をもらえます。ただ皮膚をオイルをつけてさするだけで十分です。それ以上に、強く刺激したり、ゆすったり、首などを圧迫したりする激しい動きは危険ですので、くれぐれも気をつけましょう。

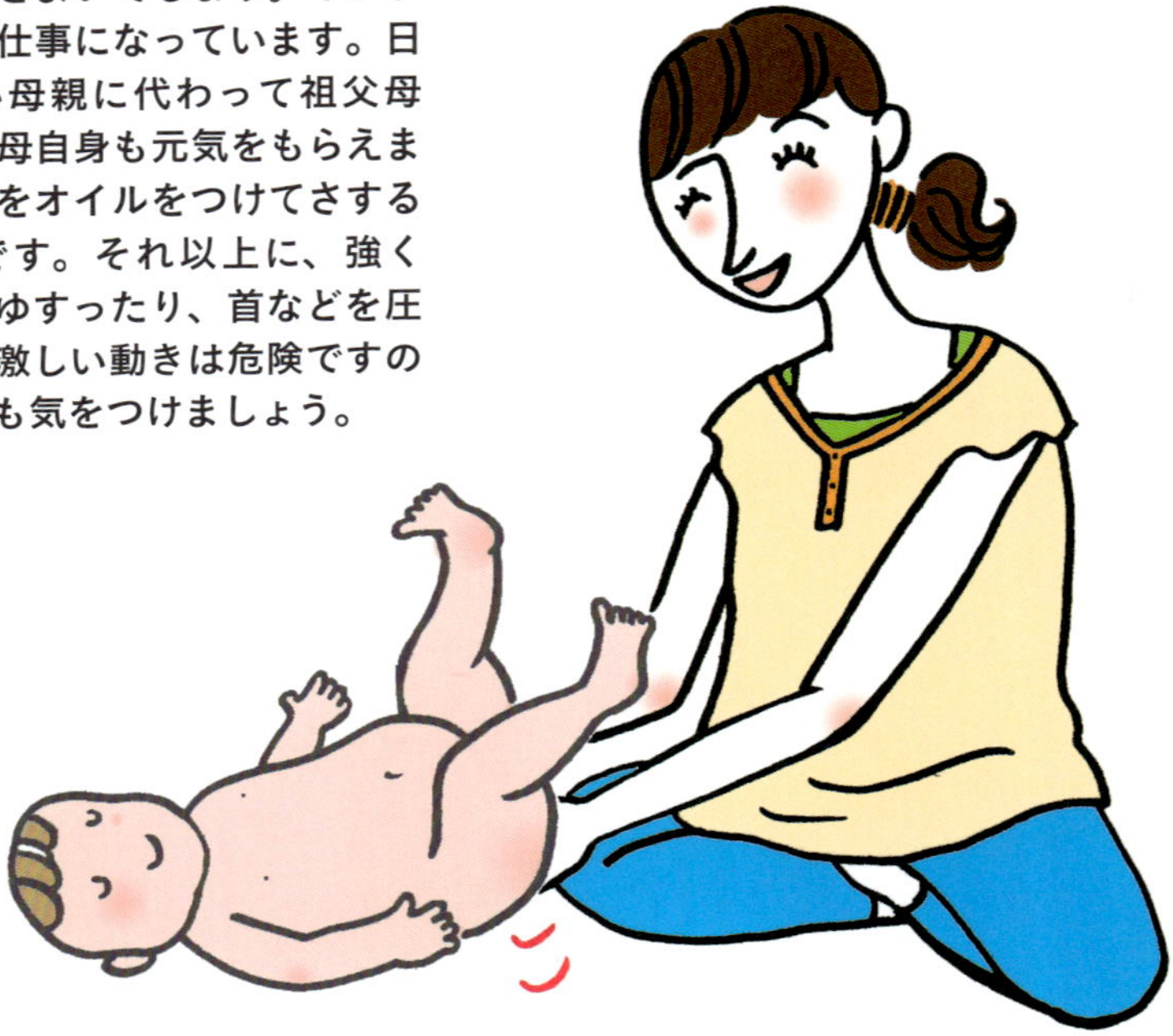

1 **腰やお尻**

お母さんの手のひらに、オイルをたっぷりつけてマッサージ。

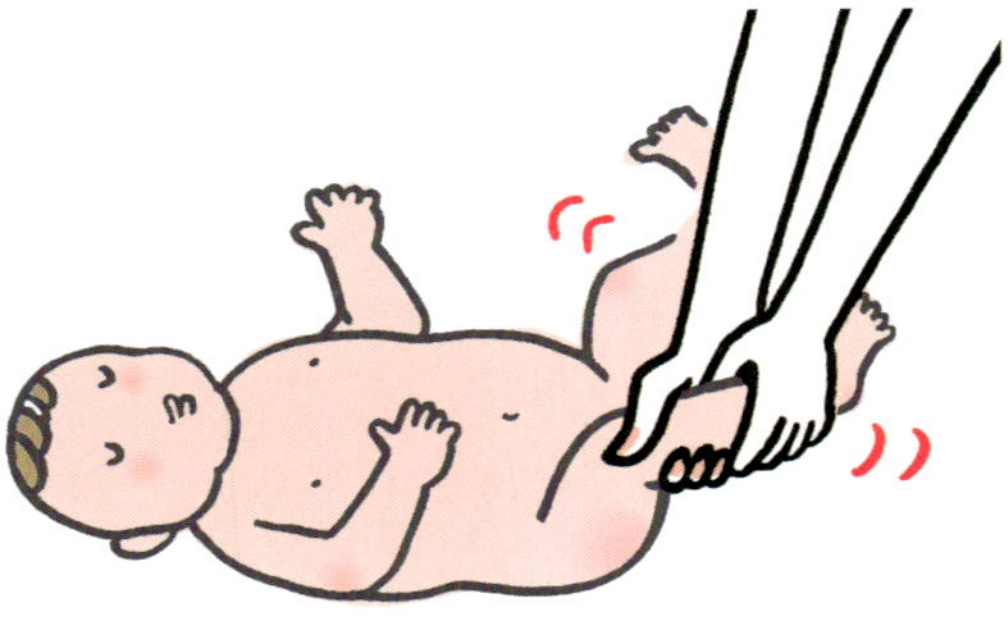

2 **足**

股関節から足首までをソフトにマッサージ。足のつけ根や、足の裏、足指まで、ていねいにタッチ。最後に足首を持ち足全体を揺らすように。

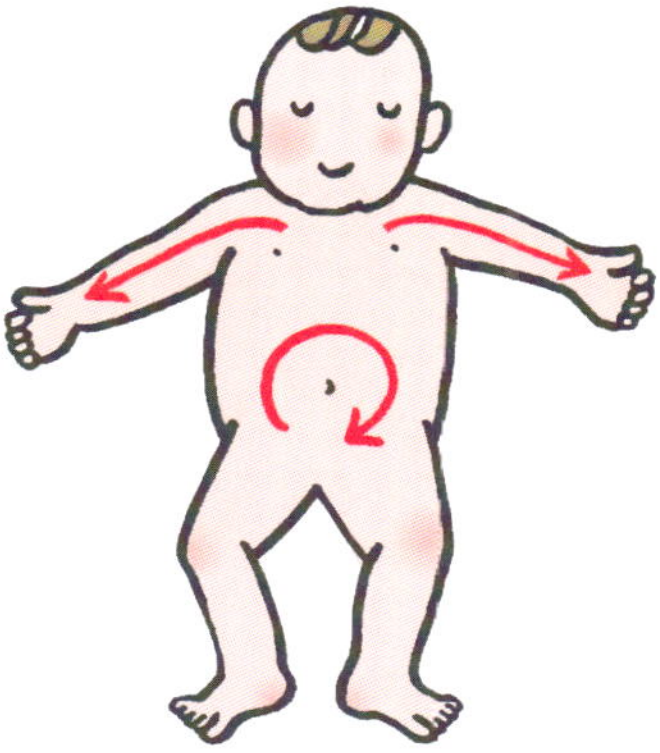

3 **おなか、胸、腕、手**

おなかは時計回りにゆっくりとなでる。胸は外側に向かってなでる。胸から手の先まで広げるようになでおろす。このとき、赤ちゃんの手のひらにパパ、ママの指が入るように。

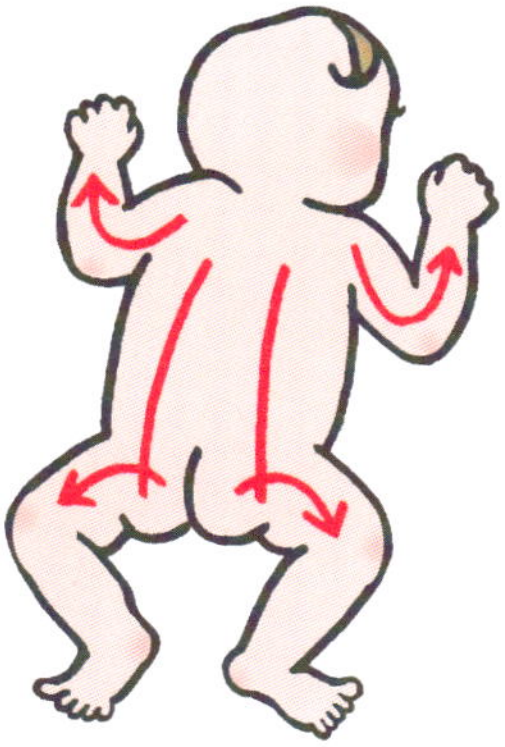

4 **背中**

うつぶせにして、背骨に沿って背中からソフトにマッサージ。手をお椀のように丸めて、背中の上から軽くたたく。お尻は手のひらで大きく。

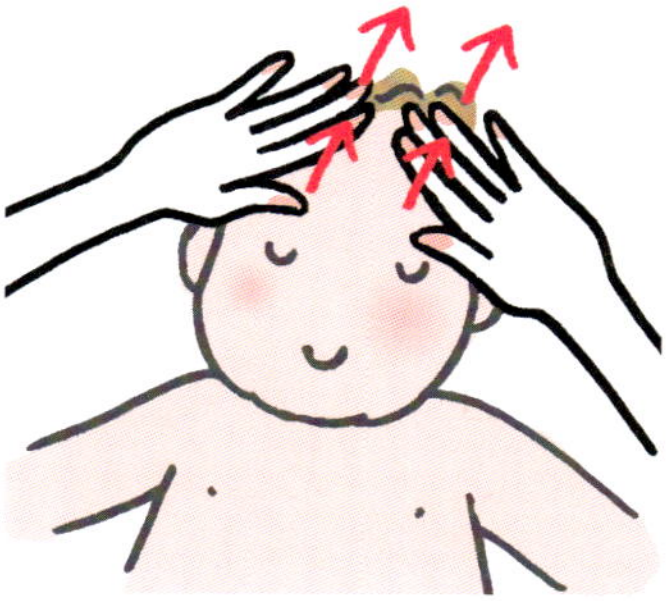

5 **頭**

赤ちゃんの額に手を当て、ゆっくりとなであげる。耳は、外に向かってつまみ、上下にゆっくり動かす。

column インドに伝わる祖父母のマッサージ

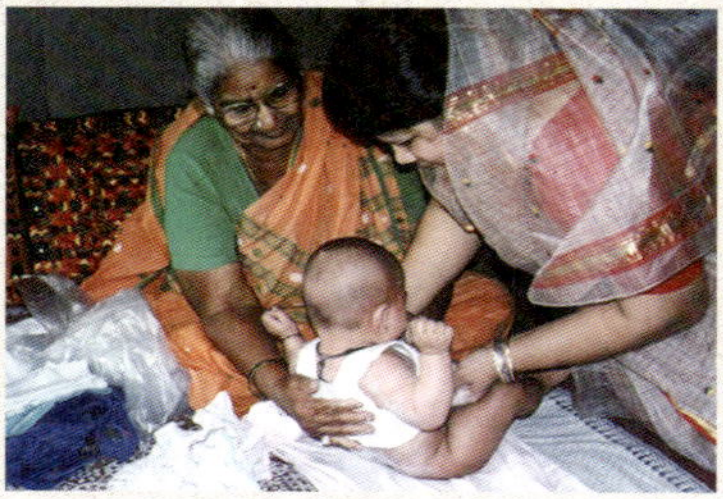

インドでは「3歳までは神様のように、3歳から16歳までは召使のように、16歳からは友達のように育てなさい」ということわざがあります。赤ちゃんを神様のように大切にするというインド人の考え方が、祖父母が赤ちゃんをマッサージする習慣を生んだのでしょう。優しく皮膚をさするベビーマッサージは、お年寄りの力加減が最適です。忙しいお母さんを助け、祖父母自身も赤ちゃんからエネルギーをもらえます。

インド流乾布摩擦 ガルシャナのすすめ

　カパが増大して、重だるい、むくむ、心も暗いなど、重さと冷たさ、湿りの質が多くなっているときは、オイルのマッサージより、絹や絹の手袋でさする乾布摩擦、ガルシャナがおすすめです。カパの重さ、冷え、湿りの質を、シャッシャッと軽快に毛穴と反対方向にリズミカルにマッサージをすることで温め、乾かせます。カパと反対の性質のマッサージが、過剰なカパによる重だるさやむくみ、不活性な状態を軽減してくれるのです。

　脈診で、すぐに脈が触れなかったり、ぜい肉が脈の上に重なって邪魔をしていると感じるような人も、2、3日間は減食してアーマパーチャナをした後にガルシャナをして、オイルマッサージをするとよいでしょう。

　ガルシャナを20、30分行うと、汗をかきづらい人でも汗が出るようになることもあります。絹は皮膚への親和性をもち、皮膚の新陳代謝を促すともいわれます。ガルシャナは、カパが優勢な朝に行うと、カパを増大させずに、元気に一日をスタートできるでしょう。

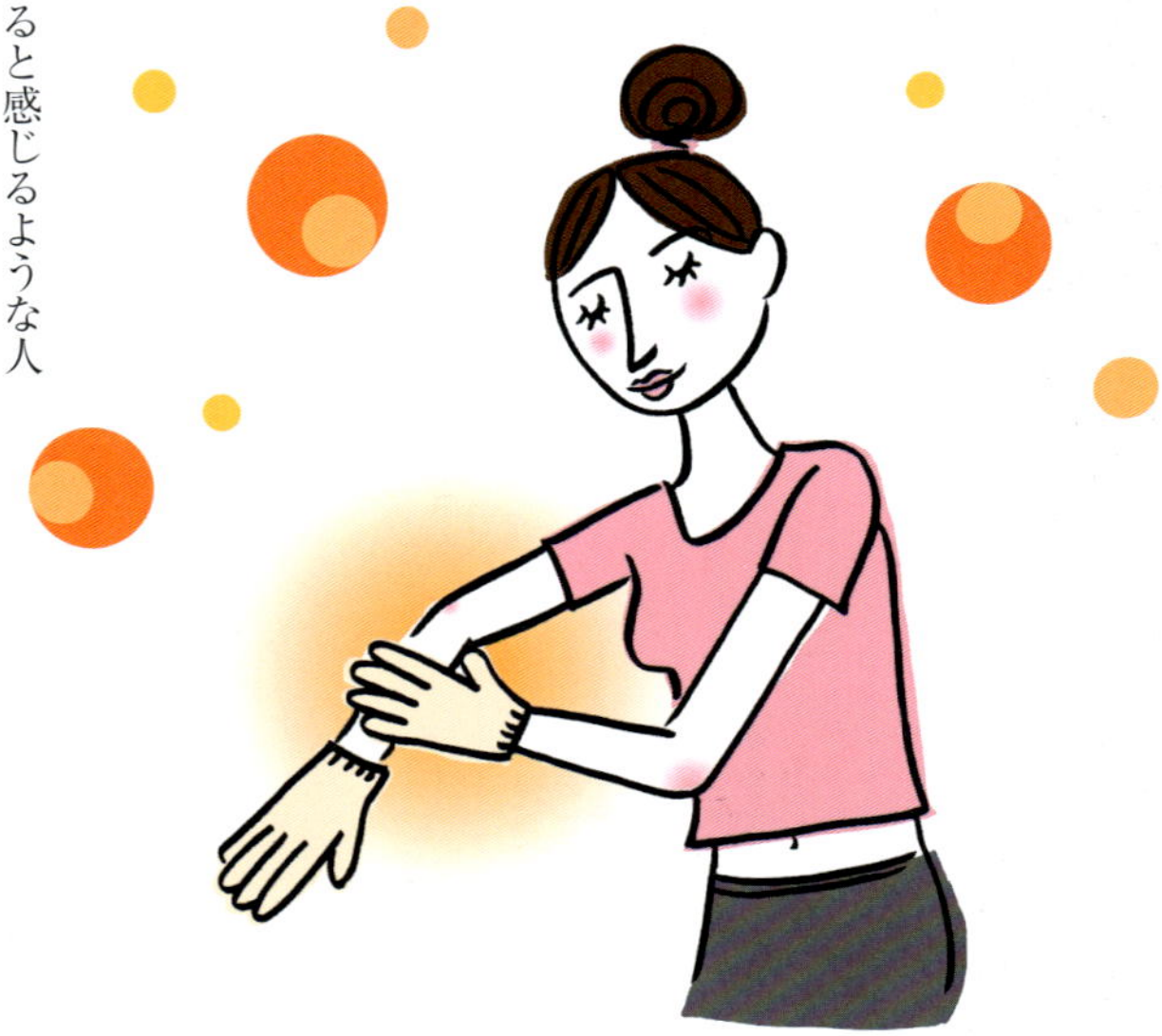

ガルシャナの絹手袋（8ページ参照）は紹介されています。購入先は202ページ参照。

— *Chapter.5* —

実践！
アーユルヴェーダ的生活

アーユルヴェーダでは、規則正しい自然のリズムに沿った、
当たり前の生活を指示しています。
体質・体調ごとに異なる、その人なりの生活も重視しています。

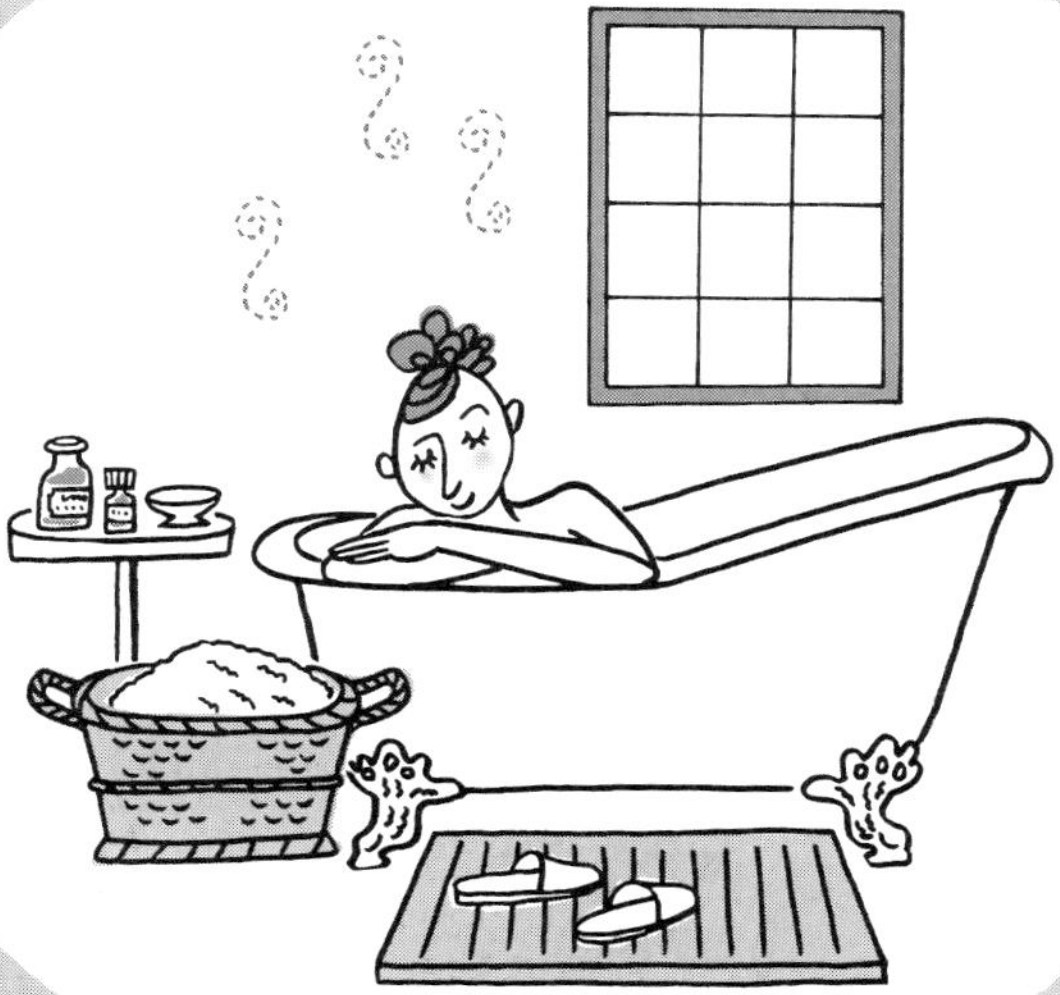

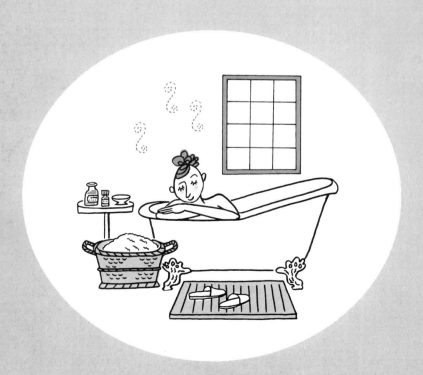

アーユルヴェーダ女子のある一日

アーユルヴェーダ生活を始めてから、体調がとてもよくなったというＡ子さん。「風邪もひかなくなったし、お肌の調子もいいんです。頭もさえてるみたいで、仕事の能率が上がりました」と、今の生活に大満足の様子。では、アーユルヴェーダ女子のＡ子さん、いったいどんな生活をしているの？　とある一日を追ってみました。

午後は処理能力の高いピッタの時間帯なので、デキる女になって仕事をテキパキこなしていきます。

午後の仕事　14:00

ティータイム　15:30

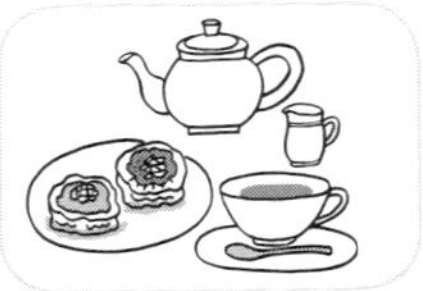

忙しさがピークの午後のヴァータの時間帯に、オフィスの自分の席でドリンクとおやつを補給します。

椅子ヨーガ、呼吸法

昼休みやティータイム、デスクワークで疲れたときは、椅子ヨーガや呼吸法をして、固まった体をほぐします。

日中のヴァータ

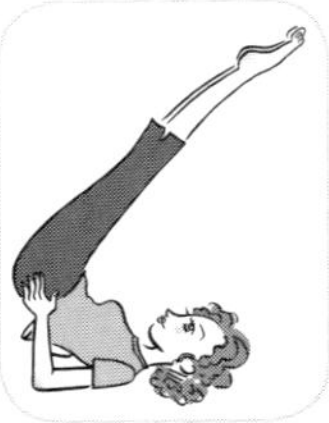

退社　18:00

帰宅

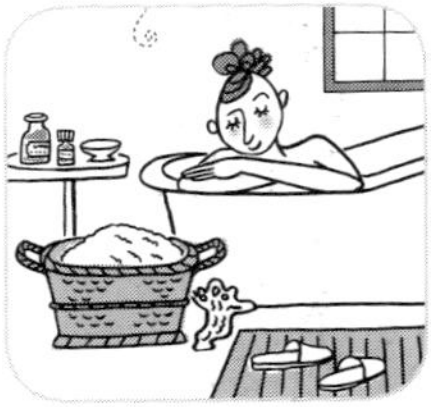

夜のヨーガ　19:00

軽めの夕食　19:30

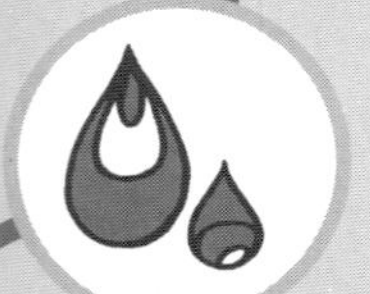

夜のカパ

入浴　21:30

無判断の時

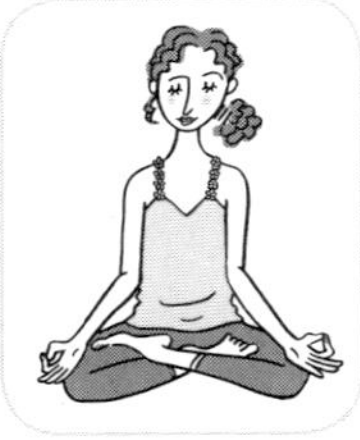

就寝　22:00

睡眠

夜の瞑想を終えて、就寝。夜のピッタの時間は美と健康のために熟睡します。

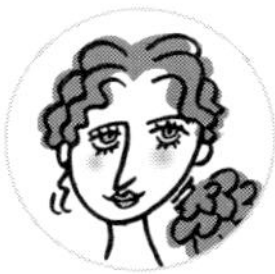

30歳　独身OL　Ａ子さん

尊敬するヨーガインストラクターの影響で２年前からアーユルヴェーダ生活を始める。平日は、９時から17時までOLをしながら、朝から夜までアーユルヴェーダの知恵を実践。週末のプチ断食も欠かさない。

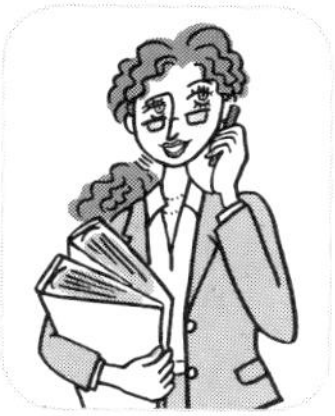

出勤し仕事をスタート。起床後４時間が経過し、エネルギーは満タン。さあ、今日も一日がんばるわ！

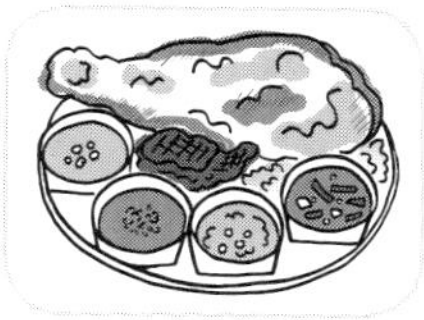

昼間は一日でいちばんアグニが強い時間帯。だから昼食は一日のメインの食事だけど、腹八分は忘れません！

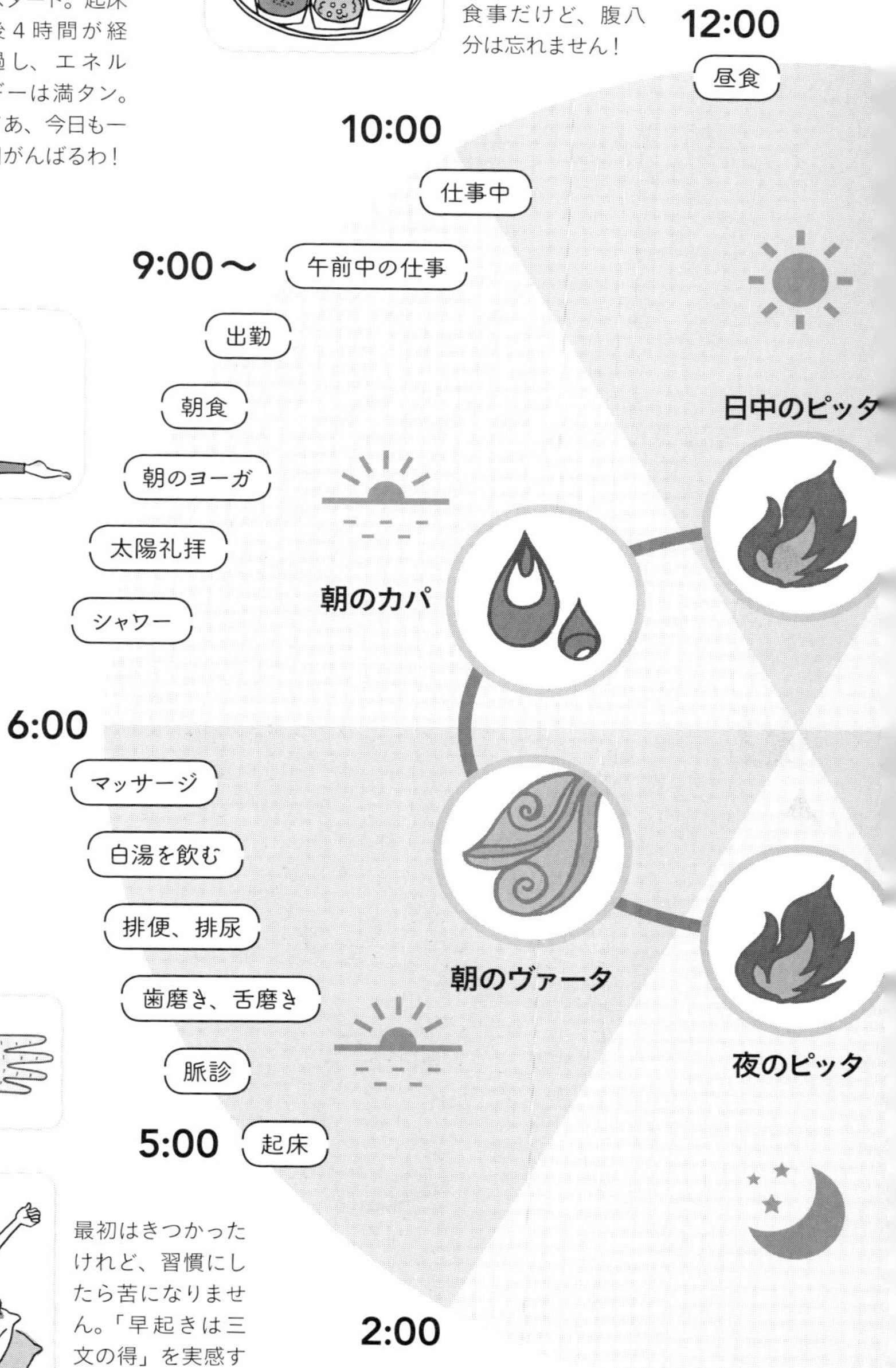

12:00
昼食
10:00
仕事中
9:00～
午前中の仕事
出勤
朝食
朝のヨーガ
太陽礼拝
シャワー
6:00
マッサージ
白湯を飲む
排便、排尿
歯磨き、舌磨き
脈診
5:00
起床
2:00
日中のピッタ
朝のカパ
朝のヴァータ
夜のピッタ

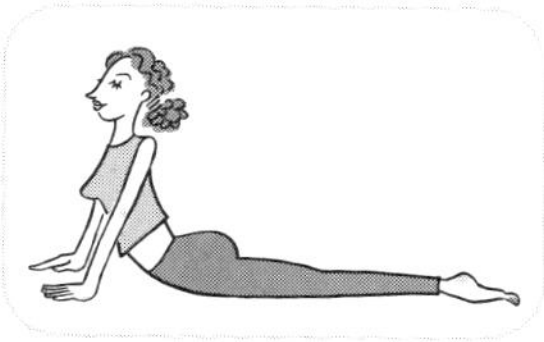

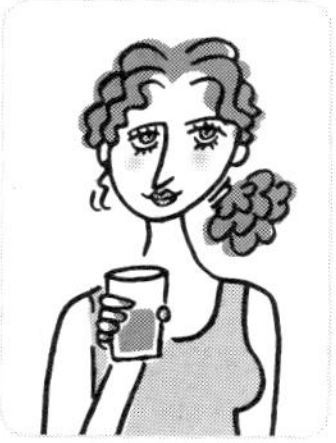

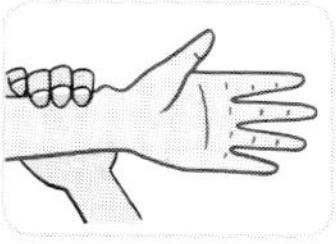

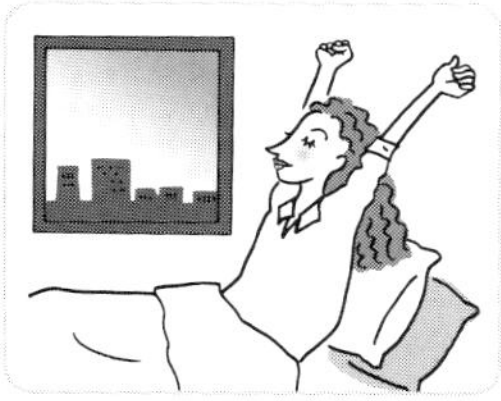

最初はきつかったけれど、習慣にしたら苦になりません。「早起きは三文の得」を実感するこのごろです！

アーユルヴェーダ的生活のすすめ

鎮静療法的生活と浄化療法的生活を実践

アーユルヴェーダでは人体内に3つの生体エネルギー（ヴァータ、ピッタ、カパのトリドーシャ）が、一日、一年、一生の時間に合わせて自然な変動をしていることを教えています。生体エネルギーのバランス状態が、消化力や代謝状態を左右しますので、それらトリドーシャ・バランスに応じた生活を、さらに体質・体調を考えながら行うことが大切です。これが、鎮静療法的生活で、増大したドーシャの性質とは相反する性質の生活をすることになります。増大したドーシャを鎮める鎮静療法的生活の処方箋は、34ページで紹介しています。

また、アーユルヴェーダでは、消化や代謝の結果生じた燃えかすであるマラ（尿、便、汗）と、代謝が順調に進まなくなって発生した病的老廃物アーマや、増えすぎたトリドーシャが、体内に蓄積しないように常に注意することを教えています。これが浄化療法的生活です。浄化療法には、極力体内に老廃物をためず排出するための内側からの経口的対処法（薬草や食事）と、外側からの経皮的対処法（オイルマッサージなど）、さらに心や意識のレベルの老廃物をためないためのヨーガのポーズや呼吸法、瞑想法があります。この章では家庭でも手軽に実践できる浄化療法的生活を紹介するとともに、クリニックや専門施設で専門家に施術してもらう医療としての浄化療法も紹介しています。

体質別理想の一日の過ごし方

必須、必要＝〇　適時、望ましい＝△　抜いても可＝—

時刻	項目	ヴァータ体質 ヴァータ増大時	ピッタ体質 ピッタ増大時	カパ体質 カパ増大時
	望ましい睡眠時間	8時間前後	7時間前後	6時間前後
5:00	起床（ヴァータの時間帯、日の出前の96分間）ブラフマ・ムフールタ（※1）			
5:31	脈診	必要　〇	必要　〇	必要　〇
5:35	ヨーガ	適時　△	適時　△	必須　〇
5:40	換気	必要　〇	必要　〇	必要　〇
5:45	口のケア	必要　〇	必要　〇	必要　〇
5:50	白湯を1杯	必要　〇	必要　〇	必要　〇
5:55	排尿・排便	望ましい　△	望ましい　△	望ましい　△
6:00	ごま油のうがい	適時　△	適時　△	適時　△
6:15	鼻洗浄	適時　△	適時　△	適時　△
6:20	オイルマッサージ	必要　〇	油を選び適時　△	ガルシャナ（※2）　適時△
6:30	入浴	温かい湯	ぬるめの温度	温かい湯
6:45	太陽礼拝のポーズ	適時　△	適時　△	必須　〇
7:00	呼吸法	適時　△	適時　△	必須　〇
7:10	瞑想	必要　〇	必要　〇	必要　〇
7:30	散歩	適時　△	適時　△	必須　〇
7:45	朝食	必要　〇	必要　〇	抜いても可　—
8:50	通勤、出社	和顔愛語（ほほ笑みをもち、心からあいさつ）		
9:00	仕事開始	喜びをもって一生懸命働く		
12:00	昼食、休憩	主な食事	主な食事	主な食事
13:00	仕事			
15:00	休憩（カパ体質は昼寝は不必要。ただし老人、小児には昼寝は必要）			
	ヨーガ	必要　〇	必要　〇	必要　〇
18:00	退社、帰宅			
19:00	ヨーガ	望ましい　△	望ましい　△	望ましい　△
	夕食	軽く	軽く	軽く
21:30	体の洗浄	望ましい　△	適時　△	適時　△
21:30	無判断	必要　〇	必要　〇	必要　〇
22:00	入浴（できるだけ22時前に。カパが安定している時間帯）			

（※1）ブラフマ・ムフールタとは日の出前の96分間をいい、宇宙の叡智がみなぎり、心も体も軽快な時間帯です。

（※2）カパのマッサージは、オイルなしの絹布によるガルシャナ（乾布摩擦160ページ参照）が基本です。その後にオイルマッサージをしてもよいでしょう。

朝の過ごし方

一日のスタートが重要です 早起きを心がけましょう

「早寝早起き朝ごはん」というキャッチフレーズは、アーユルヴェーダの生活にぴったり当てはまります。

アーユルヴェーダでは、できるだけ日の出前後、できれば日の出前の96分間のブラフマ・ムフールタの時間帯、つまり夜明け前に起床することをすすめています。

目覚めたら寝床でセルフの脈診をして、その日の体調を感じてみましょう。次に寝たままで深呼吸と伸び、できれば寝床でできるヨーガのポーズ(58ページ参照)をします。

起きたら、白湯を飲み、排尿・排便をして、前日にためた老廃物を洗い流します。次にシャワーや入浴によって皮膚を清潔にし、鼻や舌、口腔内の汚れも掃除します。その後、ヨーガの太陽礼拝などのポーズや呼吸法、瞑想によって心の浄化をして朝食をとります。

朝食は、体質・体調やアグニ(消化力)に応じて食べましょう。ただ、カパが増加した人などは、朝ごはんを食べない方がアーマ（未消化物）をためないため、むしろ健康的です。

おすすめ朝時間

●寝床で脈を診る。特に横になった状態の脈でも、ヴァータの指が強く触れたり、糸のように張った脈が触れれば、その日一日は体調に気をつけよう。

●シャワーか入浴で肉体浄化。ヨーガのポーズ・呼吸法・瞑想で、心を浄化。神棚や仏壇に手を合わせると理想的。

●消化力に応じた朝食をとる。

朝 1

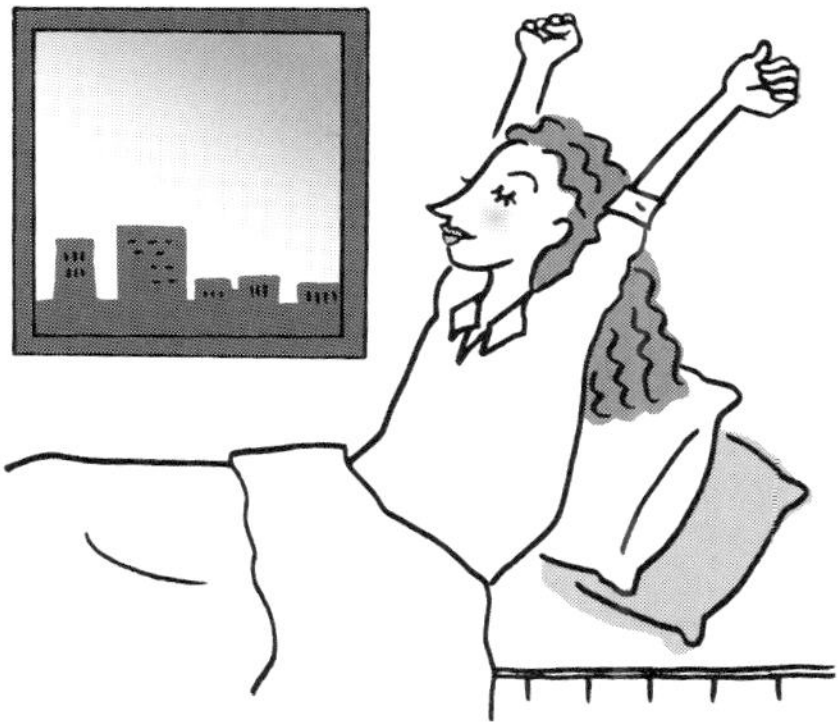

日の出前の96分間のブラフマ・ムフールタの時間帯に目覚めるのがよい。

朝 2

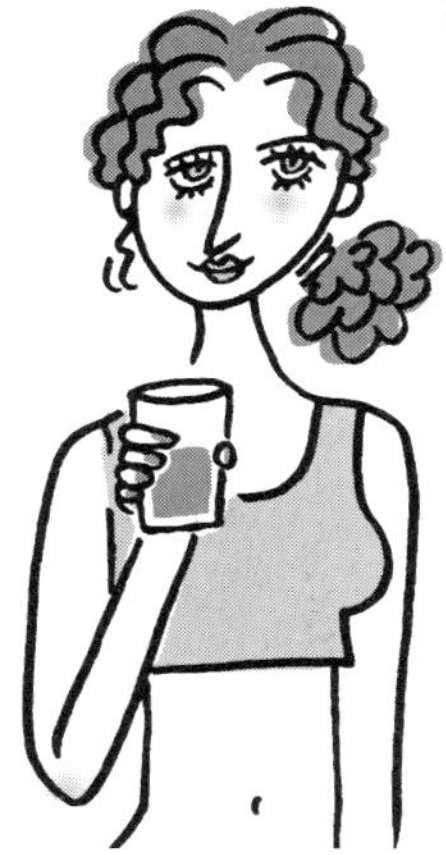

起きたら白湯を1杯飲み、就寝中に失った水分を補給する。

朝 3

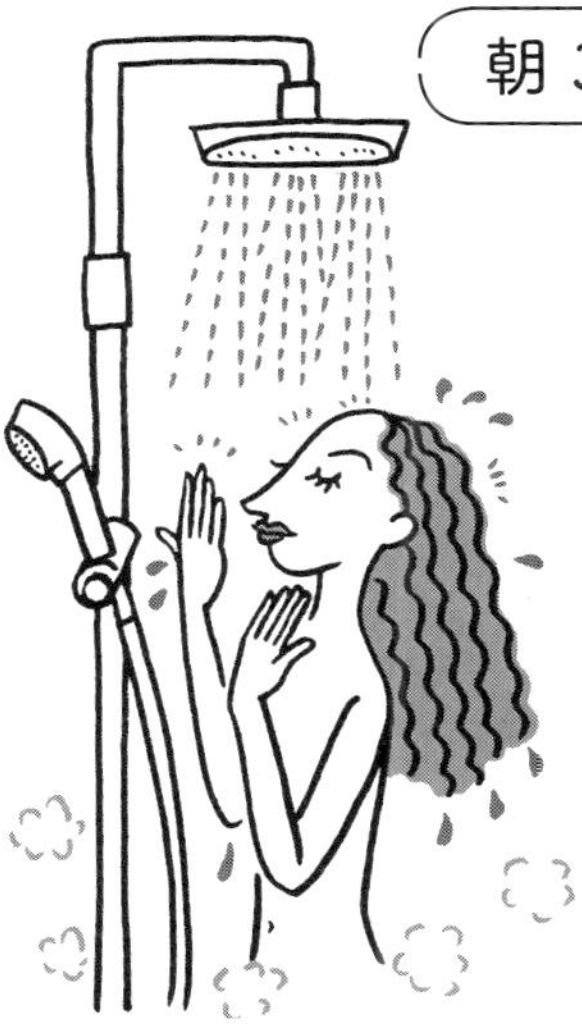

入浴またはシャワーで体を清めてからヨーガや瞑想をしよう。

朝 4

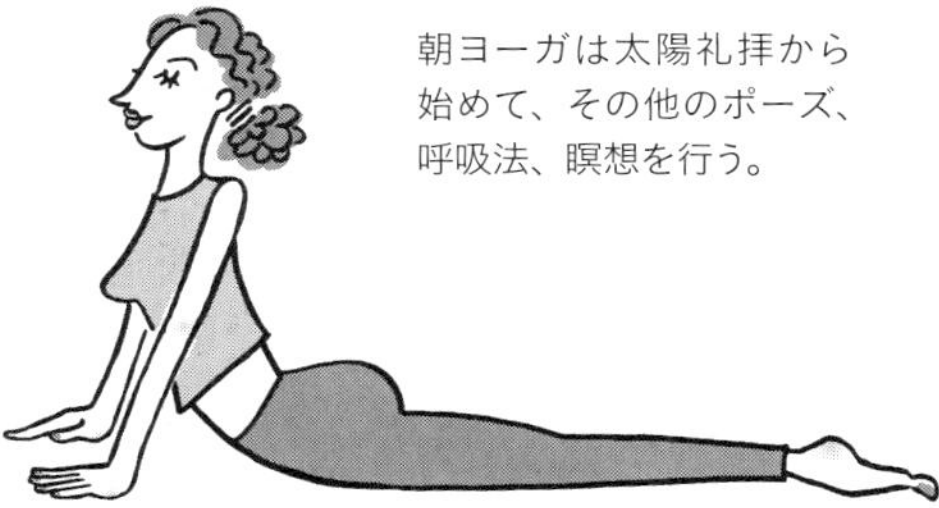

朝ヨーガは太陽礼拝から始めて、その他のポーズ、呼吸法、瞑想を行う。

昼の過ごし方

アグニが高まる時間帯
昼食はきちんと食べましょう

昼間はピッタが優勢な時間帯なので、消化力や代謝力となるアグニが一日のなかで最も強くなります。昼食は量を多くしてもよいのですが、腹八分は守りましょう。朝・昼・夕の食事の量の割合は、1対3対2がおすすめです。しかし、ついつい食べすぎてアーマ（未消化物）を作ったり、カパを増やしすぎてしまい、昼食後に眠くなることも。その場合は、昼食を軽くするか抜くことも必要です。あくまで、その人のアグニに応じた食事をしましょう。仕事の合間には、椅子ヨーガや呼吸法を行いましょう。

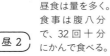

昼1

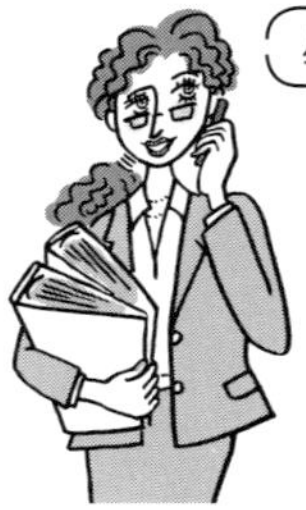

ピッタの時間帯。ピッタのバランスをとれば仕事がはかどる。

昼2

昼食は量を多く。食事は腹八分で、32回十分にかんで食べる。

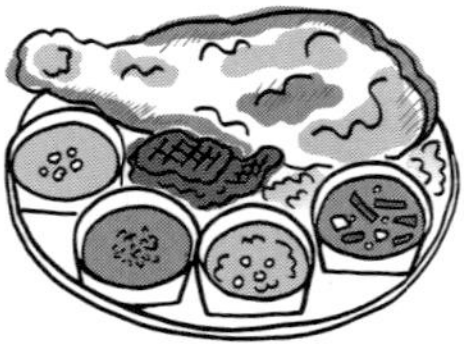

昼3

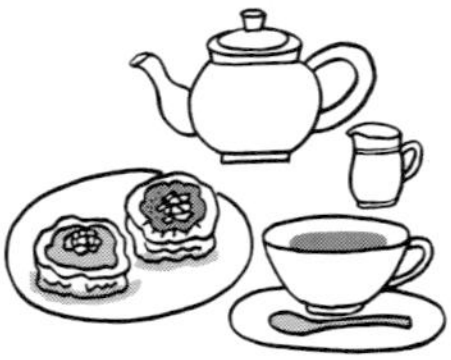

3時のティータイムを楽しむことで、高まったヴァータを調節する。

おすすめ昼時間

- 昼食前に、ストレッチと呼吸法で5分、瞑想5～20分程度をとりましょう。
- 昼食はアグニが高まっていますが、とりすぎると午後眠くなります。アグニが遅いカパ体質やカパ異常では、朝昼兼用の食事を早めにとるか、昼食を抜くこともよいでしょう。

夜の過ごし方

太陽とともに弱くなる消化力に応じた夕食を。寝る前には一日を振り返って

できるだけ早い夕食にして、遅くなればなるほど軽い食事にしておきましょう。夜に大食すると肥満しやすくなりますし、大食してアーマを蓄積すると翌朝の体調が悪くなります。また夕食後は、消化を進めるために20～30分程度の散歩をすすめています。ただ、入浴は、胃腸への血流を減らすので、夕食後1時間はおいてからにしましょう。夜は、好きな香りや静かな音楽とともに、ヨーガのポーズと呼吸法、瞑想法をしたり、その日の幸せな体験を思い出したりするなど一日を反省する時間です。自身への気づきを高めるために、日記をつけるのもよいでしょう。

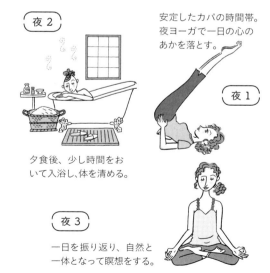

夜 1

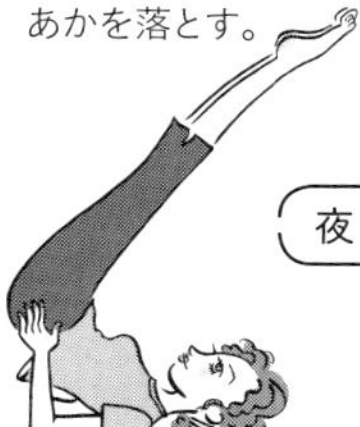

安定したカパの時間帯。夜ヨーガで一日の心のあかを落とす。

夜 2

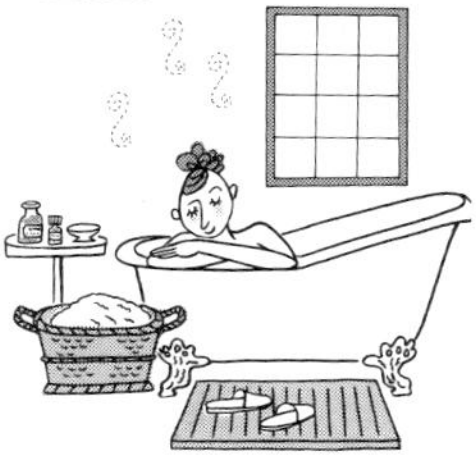

夕食後、少し時間をおいて入浴し、体を清める。

夜 3

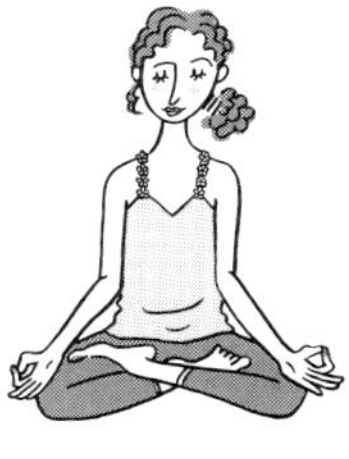

一日を振り返り、自然と一体となって瞑想をする。

おすすめ夜時間

●好きな香りをたき、好きな音楽を聴きましょう。体質・体調に合ったヨーガのポーズをゆっくり行い、呼吸法をした後、瞑想を楽しみましょう。

●入浴前に、体質に合った温かいオイルを使い、自分のつらい体の部分をオイルマッサージしましょう。入浴後は白湯を１杯。

古代インドの知恵で身も心もキレイに！

体を浄化するためのアーユルヴェーダの知恵を活用しましょう

アーユルヴェーダでは、浄化ということを意識的に行います。古代においては衛生状態を保つという意味で極めて大切な習慣であったと思われます。現代においても、体を浄化して特に味覚、嗅覚、視覚などの五感の機能を磨いておくことは必須なことです。五感が鈍ったり衰えてしまうと、勘やアイデアなどの第六感も働きませんし、若さも失われてしまいます。生活のなかでの浄化法は、同じアジアの伝統医学でも、中国医学や漢方などではほとんど行われない方法で、古代インド人のすばらしい知恵を感じさせる習慣です。

特に五感の働きに関係する目、耳、鼻、口腔の浄化ケアにオイルを使うのは、アーユルヴェーダの特徴ですが、現代医学的にも合理的な方法です。たとえば目にオイルを入れる浄化療法があります。涙は３層からなり、最外層の油膜は涙の放散を防ぎ角膜の乾燥から目を守っています。オイルを点眼することは、最外層を補強して目の乾燥を防ぐことになるのです。また皮膚や粘膜は、油に溶ける成分が作用したり吸収されやすい構造になっています。

ここで紹介している自分で行う浄化療法は、滞在型施設で行う本格的な浄化療法（パンチャカルマ）とは違い、地味ですが、確実に有効でお金もかかりません。ぜひ、古代インド人が残したこれらの知恵の数々を実践し、浄化を習慣にしてください。

知恵

1

舌苔掃除

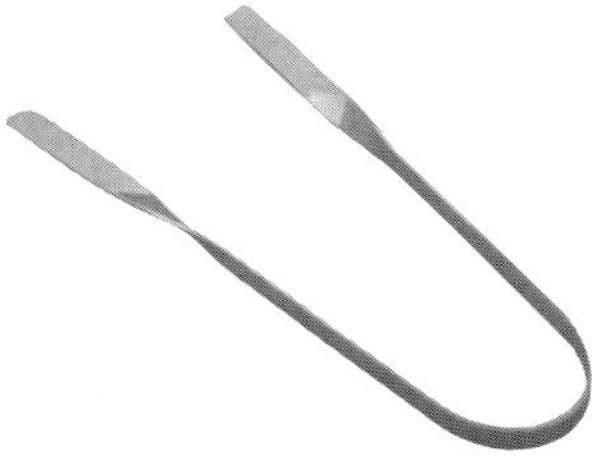

舌を掃除する器具「タングスレイパー」。両端を持ち、長く伸ばした舌の奥におき舌先へ向けてこする（西川眞知子ライフデザイン研究所）。問い合わせ先は202ページ参照。

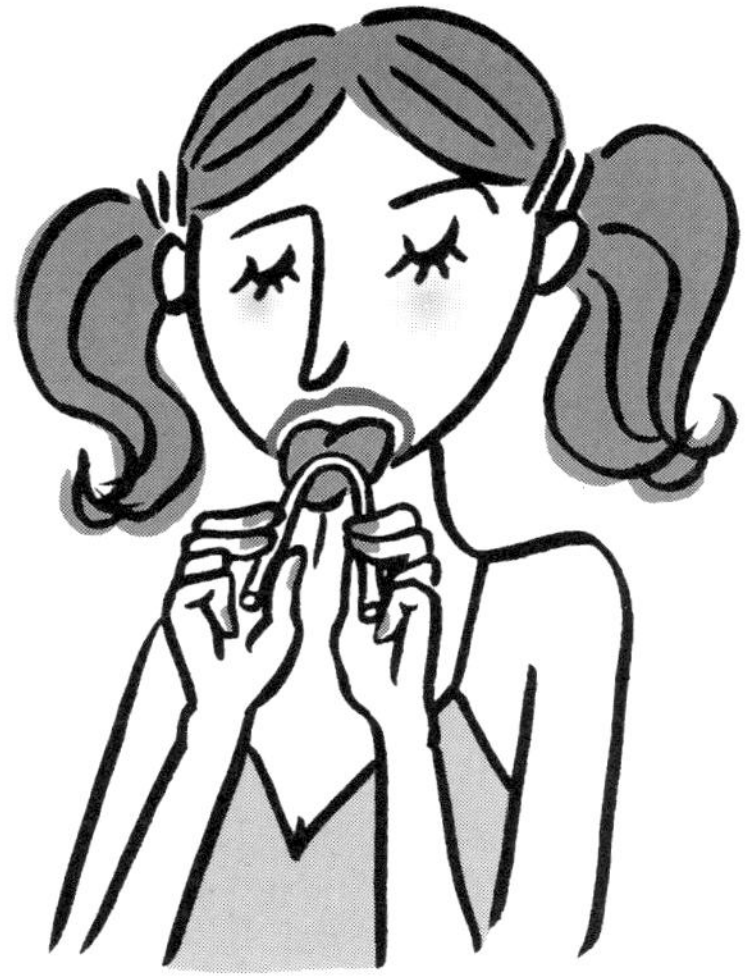

歯磨きとともに行いたい口腔のお掃除 ほどほどの強さでこすりましょう

アーユルヴェーダでは、夜寝ている間に皮膚や口腔内に体内の老廃物が出てくるとされ、朝は夜明けとともに起きて、念入りに体を浄化します。洗面時の口のお掃除としては、歯磨きに加えて、舌の掃除を行います。

舌苔は、舌の口腔粘膜の細胞や、白血球などのあか、あるいは細菌の代謝物、食物のかすなどが混ざったもので、これを放っておくと、口臭のもとや、虫歯菌や歯槽膿漏菌の増殖につながります。

舌苔除去は、口臭や虫歯を予防するとともに、味覚もよくし、食物がおいしく食べられるようになります。舌に出てくるアーマはアセトアルデヒドなどの発がん物質ですので、体内の浄化にもつながります。また大腸の細菌叢も変化します。

ただし、一生懸命やりすぎると、逆に粘膜を傷つけ味覚を鈍くしてしまうので、適切な強さと頻度で行いましょう。

知恵

2 ごま油のうがい

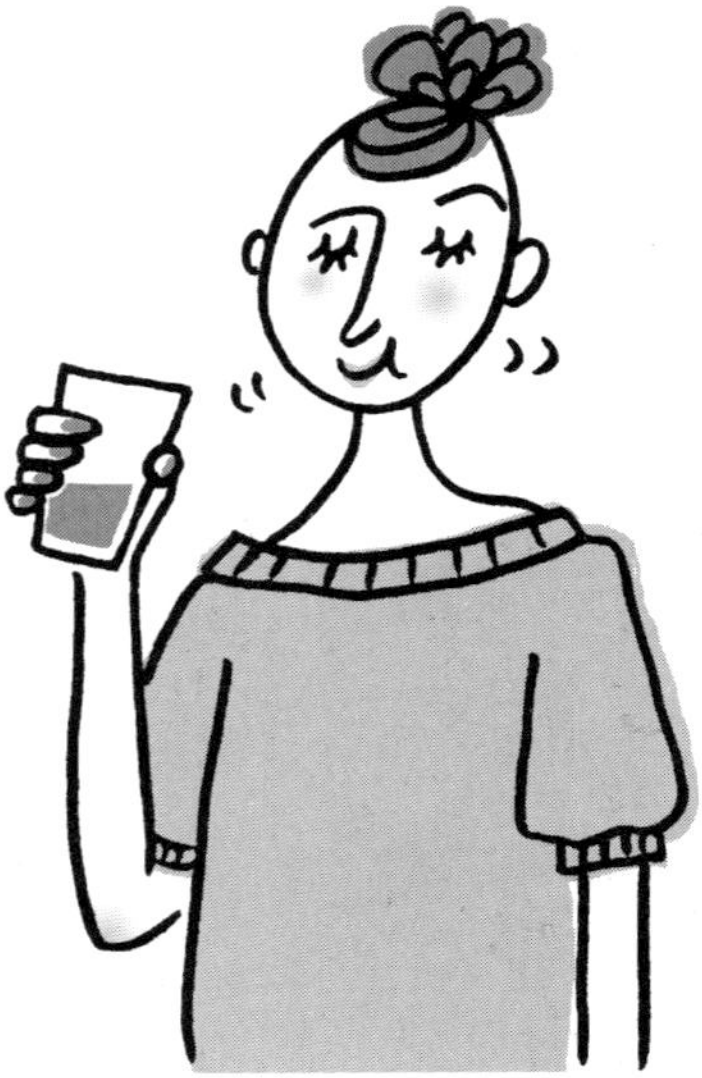

ごま油を数分間口に含み、油や唾液でいっぱいになったら吐き出す。

オイルを使って口腔を浄化 うがい後は、口の中がさっぱり

油には、そのなかに老廃物を溶かし込む性質があると思われています。確かに親油性の毒素であれば油に溶け込むはずです。そのような親油性毒素を、うがいか皮膚のオイルマッサージで排出するという発想はアーユルヴェーダの特徴です。

ごま油のうがいは、口内にごま油10〜30mℓ程度を含み、クチュクチュしながら3〜5分保持。その後、口の中が油や唾液でいっぱいになったらティッシュを入れた袋に吐き出して、お湯で口をすすいでください。オイルだからぬめっとして不快かと思いきや、さっぱりとした清涼感が満ちてきます。唾液腺を刺激することになり、味覚を高める効果が期待できますし、口内炎や咽頭痛の軽減にもつながります。さらには、声を美しくする、視力の回復、頭痛や鼻炎の解消、口腔内フローラの改善と大腸のフローラの改善など、うれしい効果がいっぱい。病みつきになる人も多いかもしれません。

column

ごま油で歯茎マッサージ

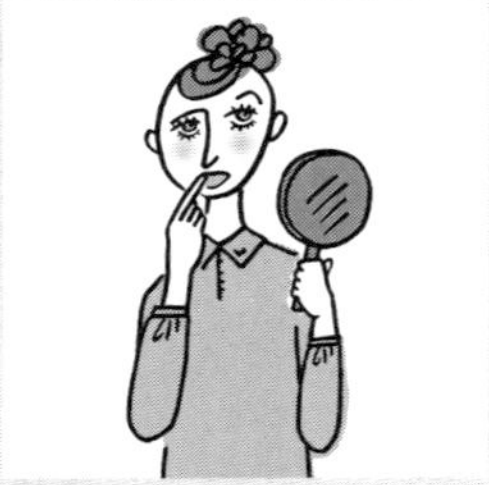

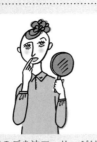

歯茎のごま油マッサージは、歯槽膿漏を予防する効果が期待できます。血行が促進され、ごま油中のセサミンやセサミノールなどの抗酸化作用が炎症を抑えてくれます。ごま油を人さし指につけ、1〜2分マッサージしましょう。

知恵

3 鼻洗浄（ジャラネーティ）

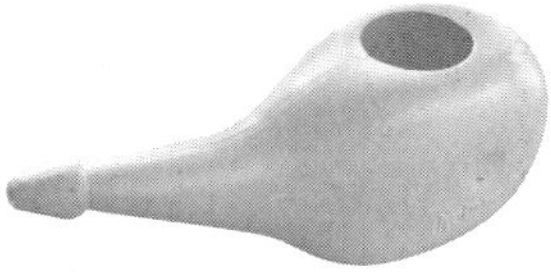

鼻の洗浄器「ネーティ・ロタ」は専門店で購入できる（西川眞知子ライフデザイン研究所）。問い合わせ先は202ページ参照。

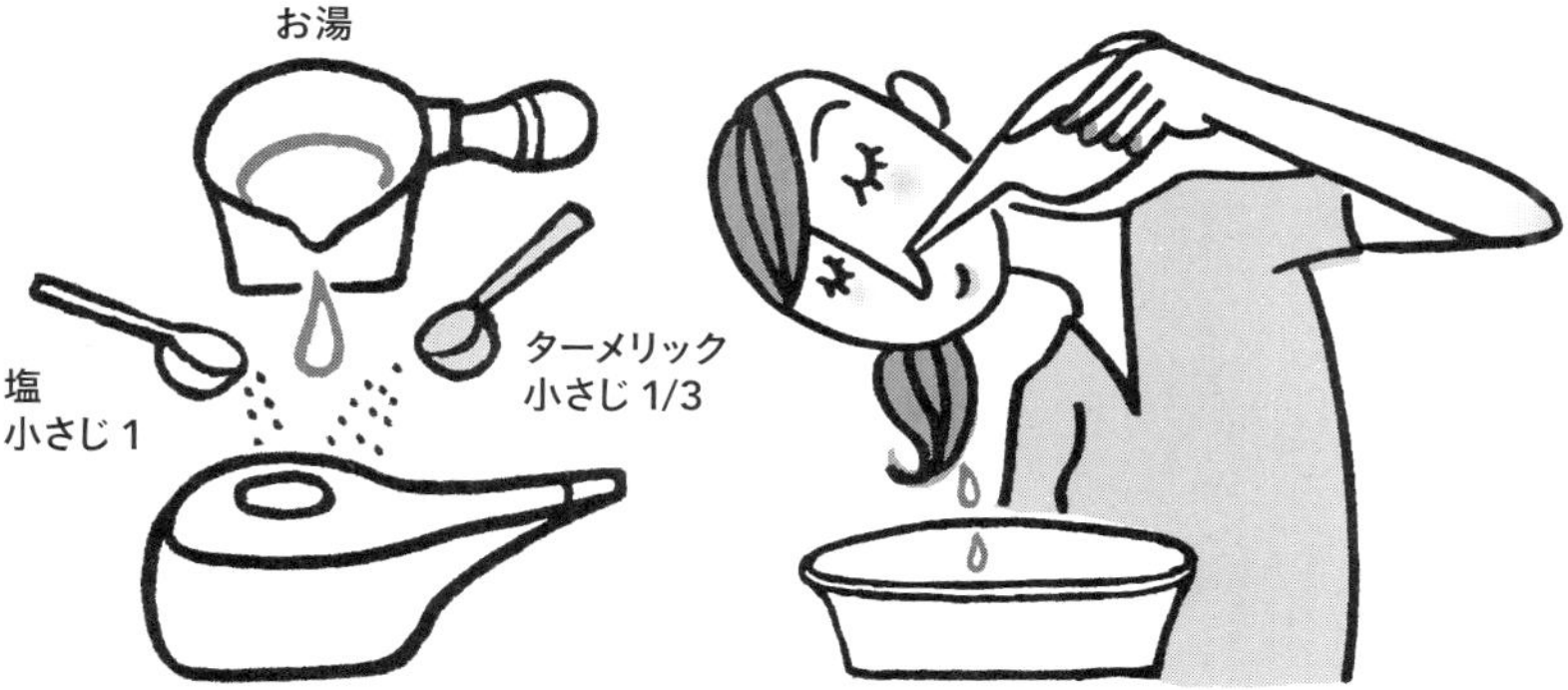

コップ 1/3 〜 1/4 杯のお湯、塩、あればターメリックを入れ 38 〜 40℃前後に調節。

鼻炎の場合は、ドライジンジャーひとつまみを入れるとより効果的。

毒素を体外に排出する
最も基本的な鼻の浄化法

水溶性の毒素を排出するヨーガの代表的な浄化法です。「鼻うがい」と呼ばれる場合もあります。真水で洗浄すると、浸透圧が低いため鼻を刺激してしまうので、生理食塩水のお湯（1ℓのお湯に9gの塩。38〜40℃前後）を使うのが基本。刺激がなく鼻もすっきりします。まず小さめの急須（またはネーティ・ロタなど）に適温のお湯を用意。前かがみの体勢になり、顔を横に向けてあごは引き気味に。急須を片方の鼻穴に差し込んでお湯を注ぎ、もう一方の鼻穴から自然にお湯を滴らせましょう。洗浄の間は鼻で呼吸せず、ゆっくりと口呼吸。最後に鼻に残ったお湯を、鼻をかむように吐き出して完了。反対側の鼻も同様に洗います。

アーユルヴェーダでは鼻は、脳の扉ともいわれていますので、鼻洗いをすると、頭の働きもよくなるでしょう。受験生で鼻が詰まっている方には、ぜひ毎日実践していただきたいものです。

知恵

4 ごま油の点鼻

点鼻のやり方

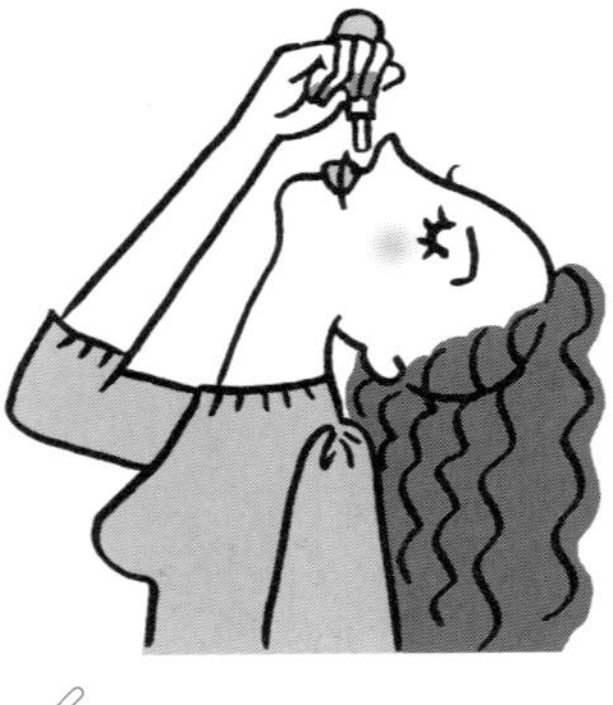

1
頭をそらし、スポイトにとったごま油を片方の鼻に2滴落とす。

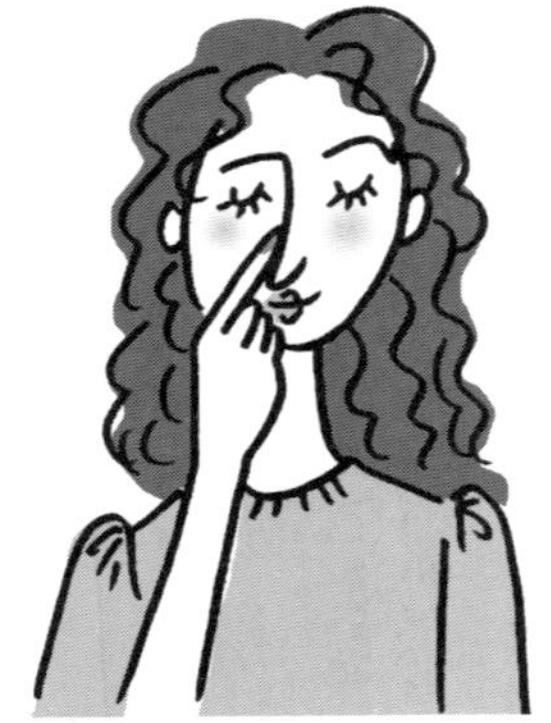

2
指で鼻をこすりオイルをなじませる。最後にお湯でうがいをする。

column

点鼻用ごま油 アヌ・タイラ

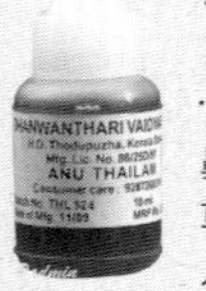

鼻のために作られた薬草入りごま油。個人輸入でのみ購入できる。

マッサージ用ごま油の点鼻で鼻の乾燥から起こる不調を予防

アーユルヴェーダの特徴は、体の穴という穴から、毒素を浄化する方法があることです。鼻がその代表ですが、耳穴、目、肛門、尿道、膣などの部位からも、オイルを入れて毒素を排出すれば、それぞれの穴の周囲を浄化できると考えています。どこまで真実かは現代医学的研究がいまだありませんが、自覚的には爽快感や気分のよさを体験できます。それぞれ入れる薬用オイルが異なりますが、安全性と入手のしやすさを考えるとごま油単体か、ごま油にウコンを溶かし込んだウコンオイル、鼻にはアヌ・タイラを使うのがよいでしょう。

鼻洗浄（173ページ参照）の後は、乾燥を防ぐために、ごま油の点鼻を習慣にしましょう。鼻が乾燥しているときは、鼻洗浄はせずに点鼻だけに。ごま油やワセリンを綿棒につけて、鼻腔に塗るだけでも花粉をトラップするため効果的。花粉症の予防や頭痛の改善などの効果も期待できます。

知恵

5 ギーの目薬

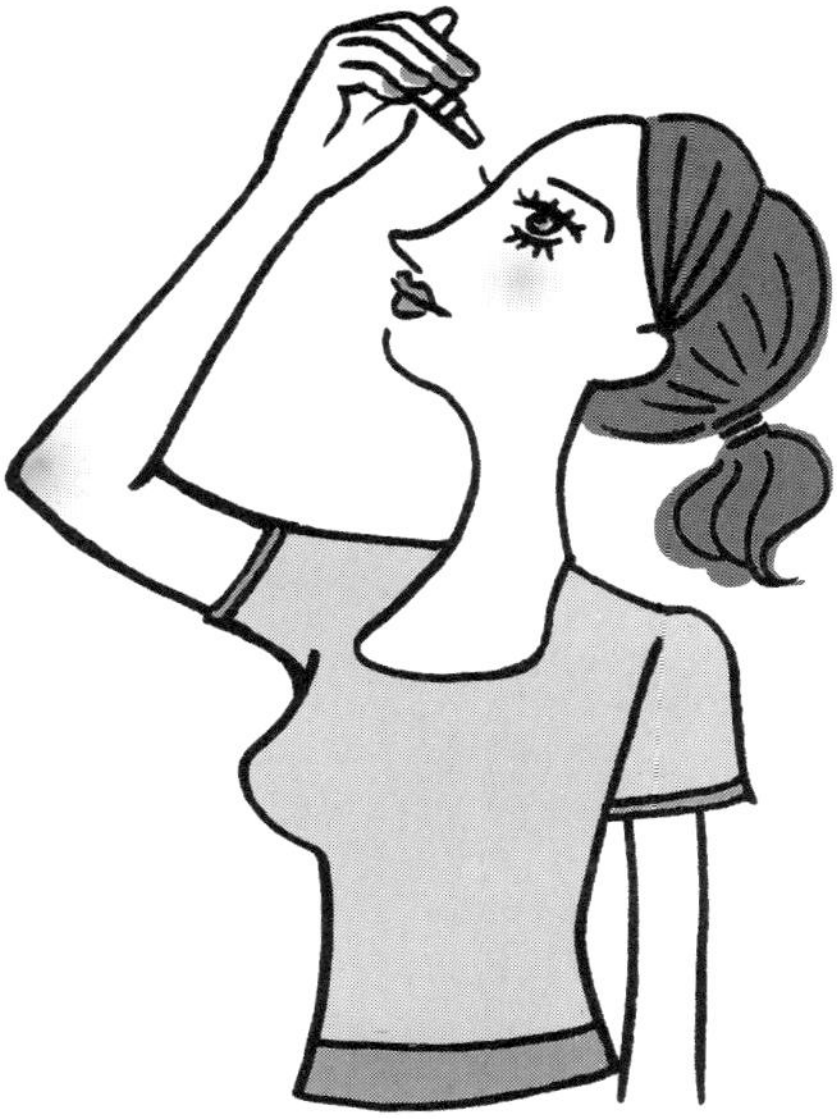

湯煎で約37℃に温めたギーをスポイトにとり、1～2滴ずつ点眼する。

column

浄化療法の目の治療 ネートラ・タルパナ

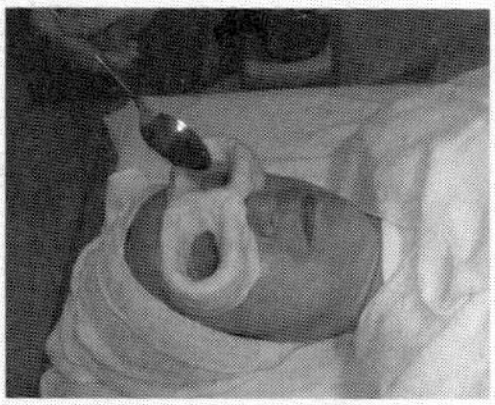

施術風景。ギーで眼球浴をすると、目も体もすっきり軽くなる。写真は、ハタイクリニック（西脇俊二院長）。問い合わせ先は203ページ参照。

ドライアイに即効！ 精製バターを点眼する家庭での簡易法

ギーは、すべての油脂類のなかで最も優れているとされています。ギーは消化の火・アグニを燃えたたせ、食物の味をよくする食欲増進剤として主に調理で使用されますが、外用薬としても活用します。

特にピッタとヴァータを鎮静化するので、ピッタが増悪した症状に効果をもちます。目はアーローチャカ・ピッタがある場所なので、ピッタの異常（充血、ドライアイ、紫外線による結膜炎）をきたしやすい場所です。

ドライアイには、アーユルヴェーダの施設では、ネートラ・タルパナという療法を行います。これはギーを37～39℃前後に湯煎し、目の周囲に強力粉をこねたもので土手を作り、そこにギーを注いで目を1～3分浸すというもの。専門施設でしか受けることができないので、家庭でギーを目に使用する場合は、数滴点眼するか、目尻につけるだけでもある程度効果があるでしょう。

知恵

6 インド的アロマテラピー

西洋とインドの植物セラピーが融合 体質・体調に合った精油選びを

アーユルヴェーダの浄化療法は、基本的に植物の力を活用する考え方があり薬草を多用します。アーユルヴェーダも西洋のアロマテラピーも自然界の植物のエキスを活用する点では同様です。現代のアーユルヴェーダでは、ドーシャ理論に従って、アロマテラピーの精油を積極的に利用しています。アーユルヴェーダの薬用オイルには、多種類のインドの薬草が含まれています。ただ、インドの薬用オイルはにおいもきついものが多いため、家庭で薬用マッサージを行う場合は、アロマテラピーの精油をごま油などのベースオイルに溶かして用いるとよいでしょう。

アーユルヴェーダのアロマテラピーでは、142ページで体質・体調に合ったベースオイルを選んで

いろいろなアロマテラピー

寝室

枕元に、ラベンダーやローズなど眠りを誘う香りをおく。

部屋

アロマポットやスプレーなどで部屋に香りを漂わせる。

外出先

ハンカチやマスクなどに精油を染み込ませて持ち歩く。

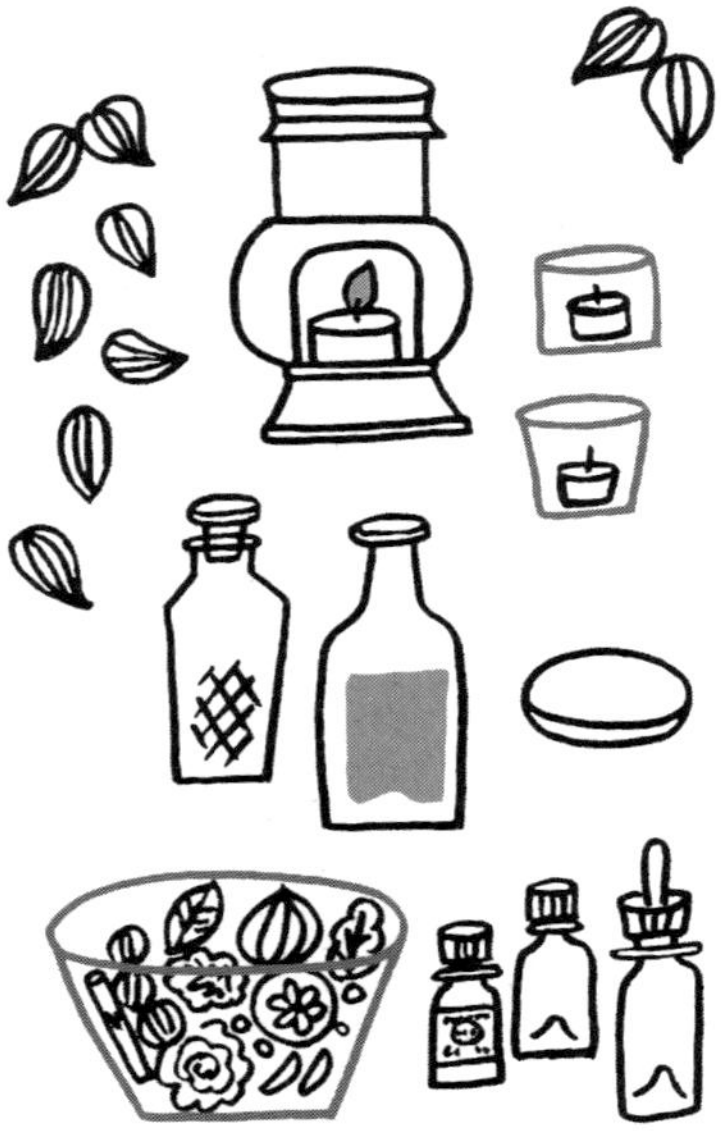

マッサージ

マッサージ用のベースオイルに精油を1～3%程度まで混ぜて香りの効果をプラス。

お風呂

バスタブに湯を張り、精油を1～2滴加えて芳香浴。

使うことを紹介しましたが、精油もドーシャ理論に従って選ぶことが基本です。

ヴァータが過剰な場合は、落ち着かなかったり、乾燥し体が冷えている状態です。精油は、それと反対の性質をもつ、温性、湿性のものを選びましょう。根や樹木から揮発度の遅いベースノートの精油や、甘く酸味のある香りやリラックス効果のある精油をブレンドするのもおすすめです。

ピッタが過剰な場合は、体が熱く、湿った状態なので、冷性、乾性の性質をもった精油を選びましょう。ペパーミントなどの茎や葉からとれたミドルノートの精油や、冷却、鎮静効果のあるカモミールなどがおすすめです。

カパが過剰な場合は、体が重く、むくみも出やすい状態なので、おすすめはユーカリ。また揮発度が早いトップノートのものや、利尿・発汗作用があるジュニパーなどもおすすめです。

体質・体調に合った精油を選び、さまざまなシーンでインド的アロマテラピーを活用してください。

体質別アロマテラピー

ヴァータを鎮める

温性、湿性の精油を選ぶ。安定感と重みのある根や木の精油や、甘く酸味のある香りが効果的。

おすすめの精油

・根からとれた重厚なベースノート（ベチバー、サンダルウッドなど）。

・甘く、酸味のある香り（ローズなどのフローラル系、レモンなどの柑橘系）。

・リラックス効果のある精油（ラベンダー、ベンゾイン、ローズマリーなど）。

※上記の精油をブレンドするのもよい。

お手軽アロマケア　寝る前の喉湿布

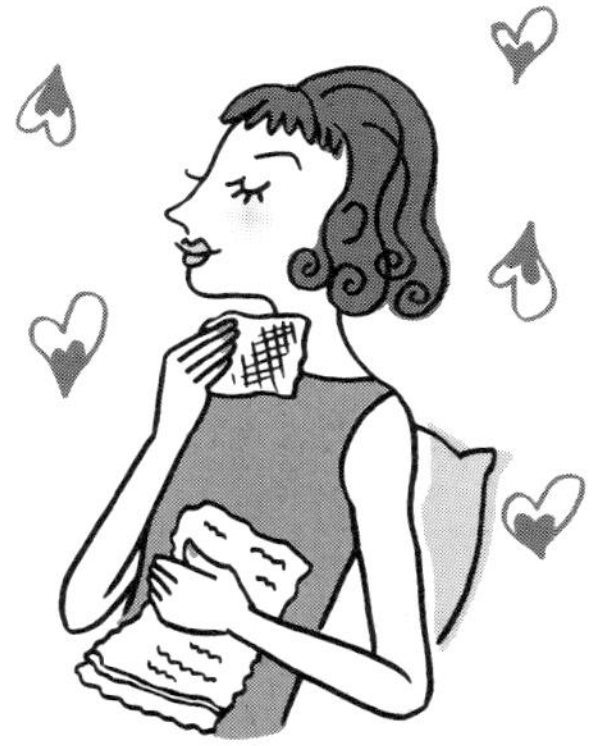

お湯200mℓに精油5～10滴、すりおろしたしょうが大さじ1を混ぜ、ガーゼを浸して軽く絞る。喉に当て、上にタオルを重ねて保温する。

体質別アロマテラピー

ピッタを鎮める

冷性、乾性の精油を選ぶ。ピッタの火を鎮めるには、クーリング作用がある爽やかな香りがおすすめ。

おすすめの精油

・茎や葉からとれた優しいミドルノート（ペパーミント、ラベンダーなど）。

・やや苦みのある、グリーンノートのもの（ハーブ系）。

・冷却、鎮静効果のある精油（カモミールローマン、ラベンダーなど）。

※上記の精油をブレンドするのもよい。

お手軽アロマケア　マグカップの蒸気吸入

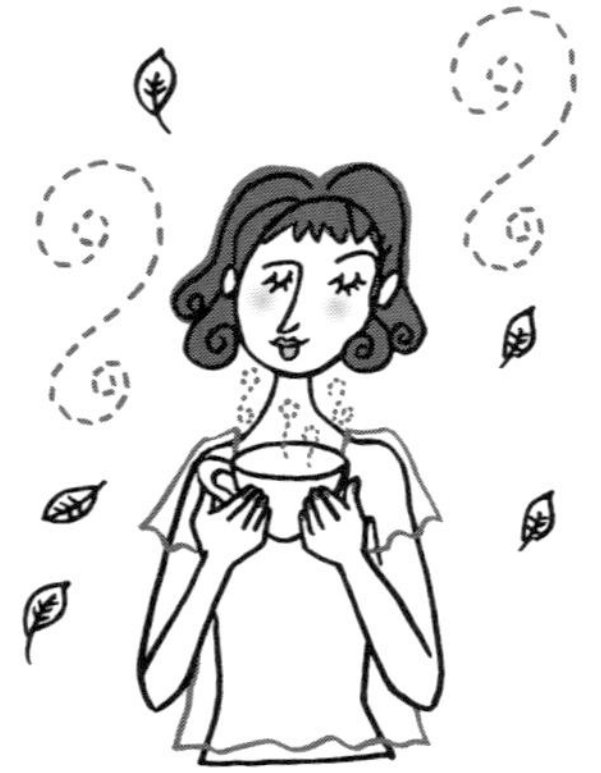

お湯を入れたマグカップに精油１滴を落とす。鼻からゆっくり蒸気を吸い込み、口から長く息を吐く。カップは丸みを帯びたものがおすすめ。

体質別アロマテラピー

カパを鎮める

温性、乾性の精油を選ぶ。体が重くむくんだカパには、刺激性のものや、デトックス効果があるものを。

おすすめの精油

・葉、樹木からとれた、トップノート（ティートリー、ユーカリなど）。

・渋く辛くスパイシーで、すっとする爽快なもの（スパイス系）。

・デトックス効果のある精油（ジュニパー、ブラックペッパーなど）。

※上記の精油をブレンドするのもよい。

お手軽アロマケア　レモンのスプレー

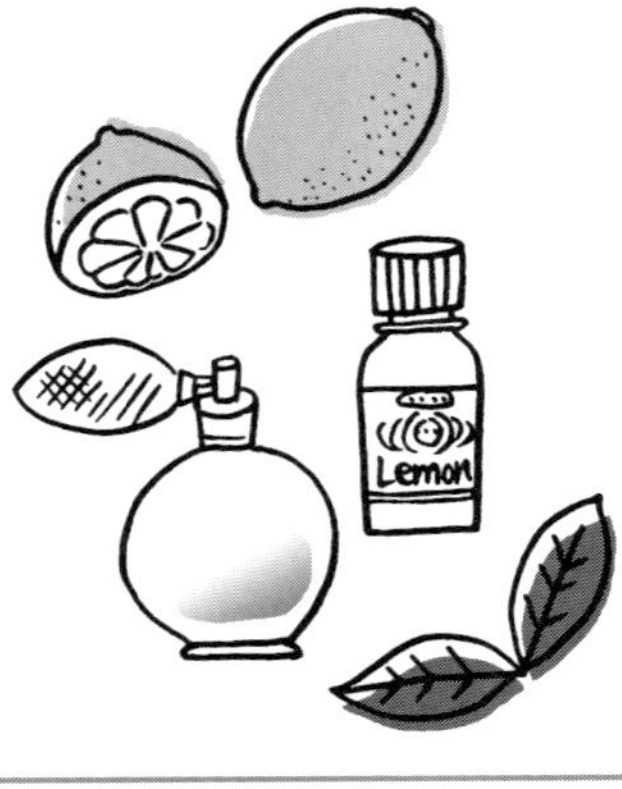

スプレー容器に精製水 95 mℓ、無水エタノール５mℓ、レモン精油20 滴を落として混ぜる。容器は遮光性のあるものを使用。

知恵

7 体質・体調別に色を使う

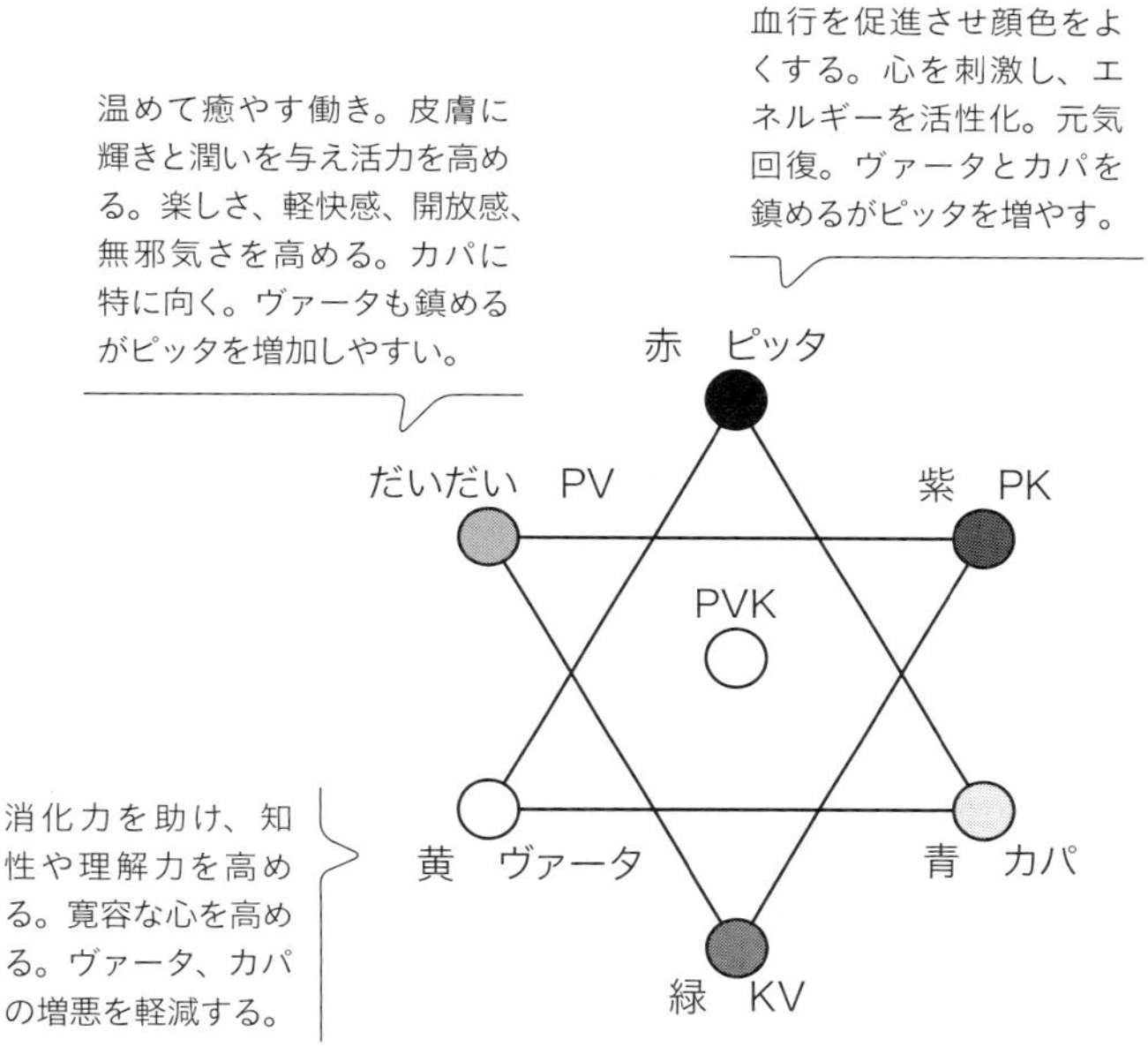
血行を促進させ顔色をよくする。心を刺激し、エネルギーを活性化。元気回復。ヴァータとカパを鎮めるがピッタを増やす。
温めて癒やす働き。皮膚に輝きと潤いを与え活力を高める。楽しさ、軽快感、開放感、無邪気さを高める。カパに特に向く。ヴァータも鎮めるがピッタを増加しやすい。
赤　ピッタ
だいだい　PV
紫　PK
PVK
黄　ヴァータ
青　カパ
緑　KV
消化力を助け、知性や理解力を高める。寛容な心を高める。ヴァータ、カパの増悪を軽減する。

色の特徴を知って使い分け ドーシャをバランスさせましょう

色や形を取り入れる器官である視覚は、アーユルヴェーダの説く五元素のなかで火と関係が深いものです。もともと太陽の光がプリズムを通ると七色の光に見えるように、火は色を認識するのに必要なのです。また色は、体や心、日常生活のさまざまな局面に役立つものです。たとえば、赤は感情を高ぶらせ鼓舞させます。一方青は鎮静的に働いて感情を鎮め安定させます。

ヴァータは軽く、冷たく、乾く性質のため、ピンク、オレンジ、黄色などの温かさを与える暖色系が効果的です。またピッタは熱や鋭さがあるためブルーなどの寒色はピッタの過剰からくるイライラを鎮めます。カパの重さと停滞感には温かさと変化を与えるオレンジ色は　最適な色です。

ドーシャのバランスする色を洋服やインテリア、小物などに使って、色からもドーシャのバランスを手伝っていきましょう。

知恵

8 体質・体調別に音を使う

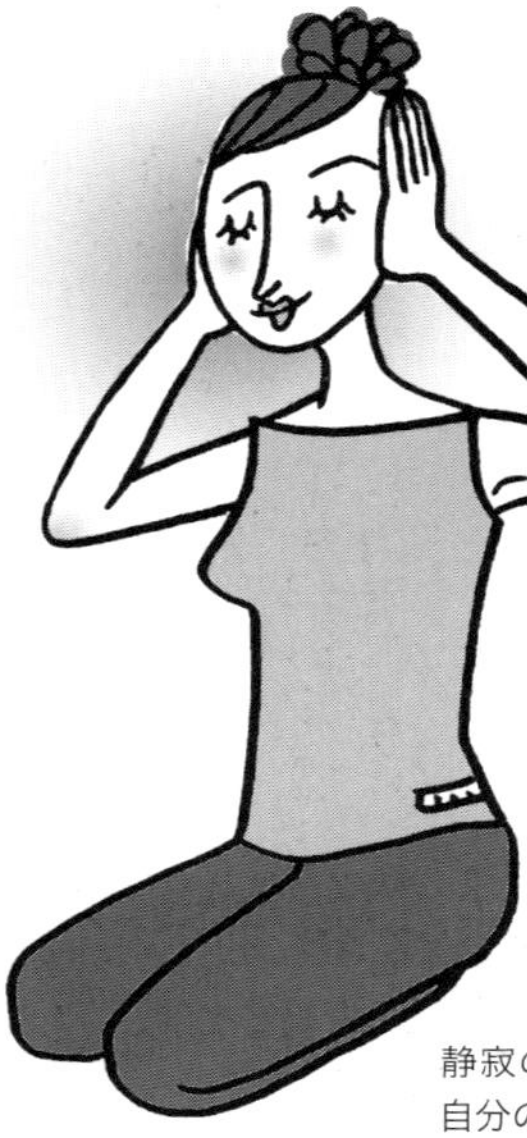

静寂の世界で内なる
自分の音に耳を傾け、
心と体を安定させる。

自分に合った音を見つけ 聴く音で一日のリズムを調節

心と体のドーシャは、音からも大きな影響を受けるため、アーユルヴェーダでは日常生活のなかでの波動を重視しています。よい波動は五感を満足させ心や体を安定させてくれるのです。

たとえばインドには、心身のバランスをとるように工夫されたガンダルヴァ・ヴェーダという伝統の音楽療法があります。これは音楽（波動）によって、一日の時間帯や季節のリズムのバランスを図るように作られているもので、体の日内リズムを正す働きがあるとされています。

楽器の音色にもドーシャへの作用があります。打楽器は地のエネルギー、カパ的な力をもち情緒を安定させ、弦楽器は水のエネルギー、カパやヴァータの感情の安定を図ります。金管楽器は火のエネルギー、ピッタ的な働きで意志を高め、木管楽器は風のエネルギー、ヴァータ的な働きで知性を刺激します。自分の好きな音を聴きましょう。

column

一日をバランスする音楽

目覚めの音楽：カパの時間。軽快な打楽器による音楽で朝の支度。

日中の音楽：ピッタの時間は、トランペットなど金管楽器の音で、仕事の能率アップ。疲れが出始める午後のヴァータの時間は、フルートなど木管楽器の音で、集中力をアップ。

夜の音楽：カパの時間。静かな弦楽器などでリラックスタイム。

深夜：音もない静かな静寂なひと時を。

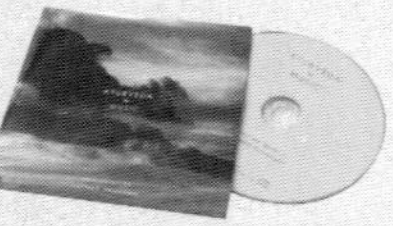

時間帯によって移りゆくドーシャに合わせて制作されたCD「AYURVEDA ∞ MUSIC」(作曲・演奏／松浦美佳、監修／西川眞知子)。

知恵

9 月のリズムで暮らす

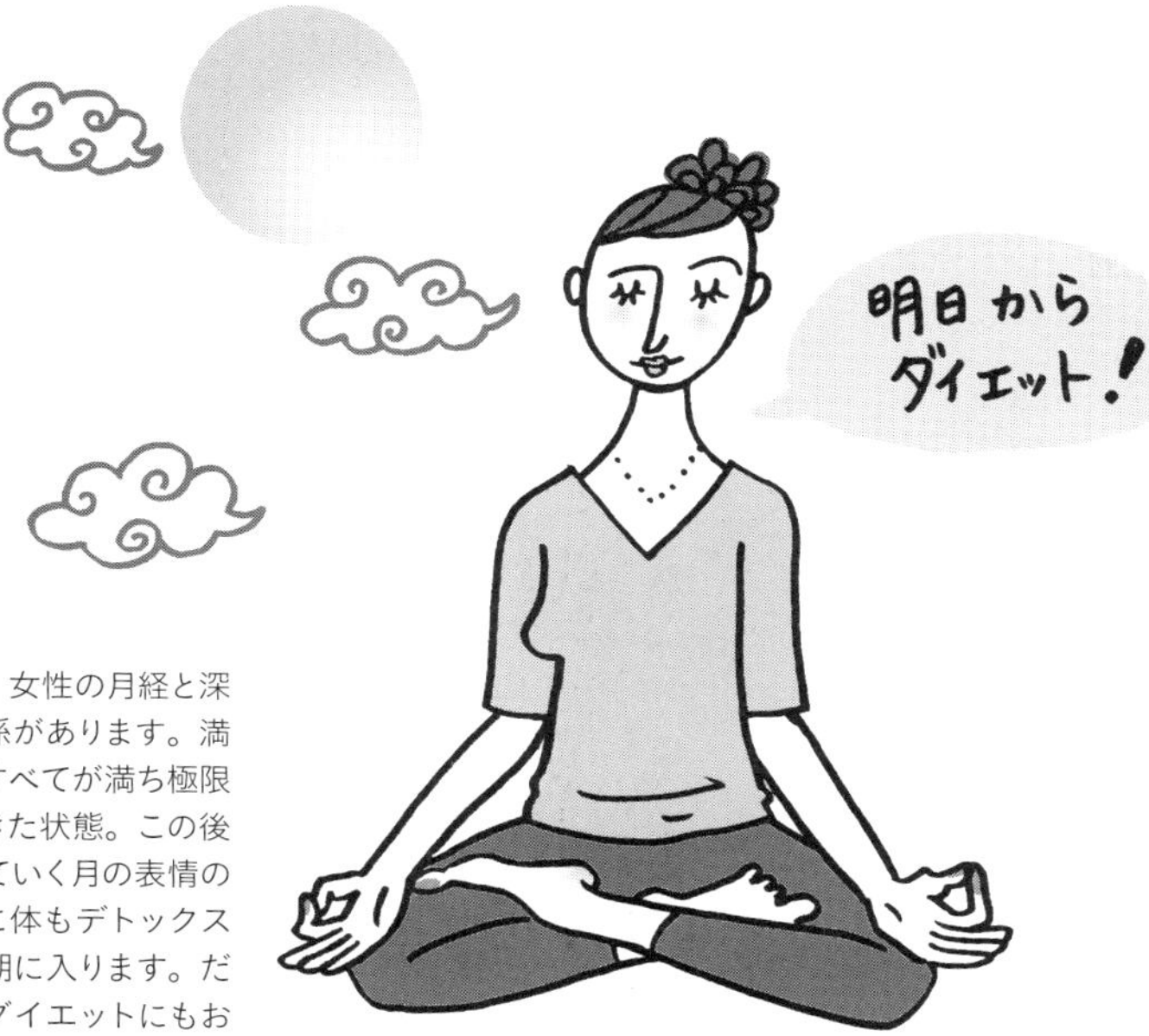

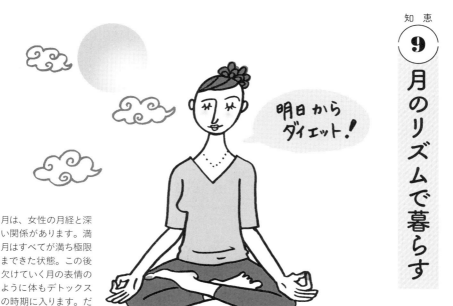

月は、女性の月経と深い関係があります。満月はすべてが満ち極限まできた状態。この後欠けていく月の表情のように体もデトックスの時期に入ります。だからダイエットにもおすすめの時期なのです。

ピッタを鎮める月の光
直観力を高め潜在力を引き出す力も

月は夜空にさまざまな形を呈しながら静けさ、安定、落ち着きを与えます。アーユルヴェーダには、ピッタが過剰な場合は、太陽の強い時間は外出も避け、そのかわりに夜の月で、火照った体や心、張り詰めた状態を癒やすという教えがあります。その昔、ピッタ過剰の人は、月の光を浴びたパール入りの水を飲むことがすすめられたそうです。

また月は、直観力を研ぎ澄まし、潜在力を引き出す働きがあるともされています。ヨーガの月の礼拝という月の満ち欠けを表現したポーズには、体の水の流れをスムーズにし潜在的な力を呼び覚まし、心や体を安定に導く効果があります。

最近は、月の力を暮らしに生かすムーンカレンダーなどが話題ですが、アーユルヴェーダでは太古の昔から月の声を聞いていました。中秋の名月を眺める習慣は、その穏やかさや潤いによって夏にたまったピッタを冷ましていたのです。

アーユルヴェーダのセラピーを受ける

インドやスリランカの滞在型専門施設で滞在受診

浄化療法は文字どおり心身をきれいにする治療です。アーユルヴェーダでは「汚れた布は一度洗濯しないとうまく染まらない」と考え、まずは体をきれいに〝洗濯〟する治療を行い、その後に種々の治療法を加えます。アーユルヴェーダ医師によるの浄化療法はパンチャカルマと呼ばれ、前処置（アーマパーチャナ、油剤法、発汗法）の後に、5種類の中心処置（経鼻法、催吐法、瀉下法、浣腸法、瀉血法）を行い、その後に後処置としてアンチエイジング効果をもつ薬草の摂取や、食事や生活様式に注意するという総合的なデトックスプログラムになっています。

前処置のアーマパーチャナなどから行うと本来は1カ月近くかかります。種々の薬草製剤を内服や薬用オイルを用いるので、地元のインドやスリランカの専門施設に滞在して受けることになります。ただ、日本でも唯一、ハタイクリニックで、日本人の正式なアーユルヴェーダ医師（BAMS）によるカウンセリングと日本人医師の診察などを受けて、1週間のパンチャカルマを受けることができます。ハタイクリニックでは、インドで6年半の教育を受けインド政府から認定されたアーユルヴェーダ専門医がカウンセリングしてくれるほか、日本の植物を取り入れた治療も行っています。

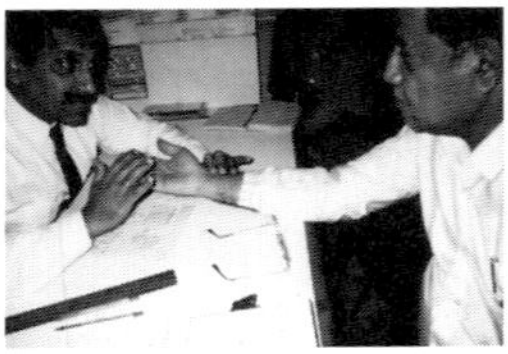
インド人アーユルヴェーダ医師による脈診。

セラピー 1

アビヤンガ

4本の手が交錯する1対2の施術

アーユルヴェーダではオイルマッサージは、アビヤンガと呼ばれ、浄化療法の前処置として行われます。アビヤンガは、患者とセラピストが1対1の場合もありますが、通常は1対2です。一度の施術に、患者の体質・体調に合った100～150㎖の大量のオイルが使われ、熟練した2人のセラピストが前後あるいは左右からのシンクロした流れるようなストロークで施術します。その最中には、患者とセラピストが一つになる境地が体験できます。左右がシンクロしていないと、むしろリラックス状態が壊れることがありますので、セラピストには十分なトレーニングが必要です。

私たちの研究では、薬草やアロマの成分は、5分ほどで皮膚から経皮吸収されることが明らかになりました。アーユルヴェーダの古典にもオイルの吸収は5分間で最深部に到達するという記述があり、古代インドの知恵には驚かされます。

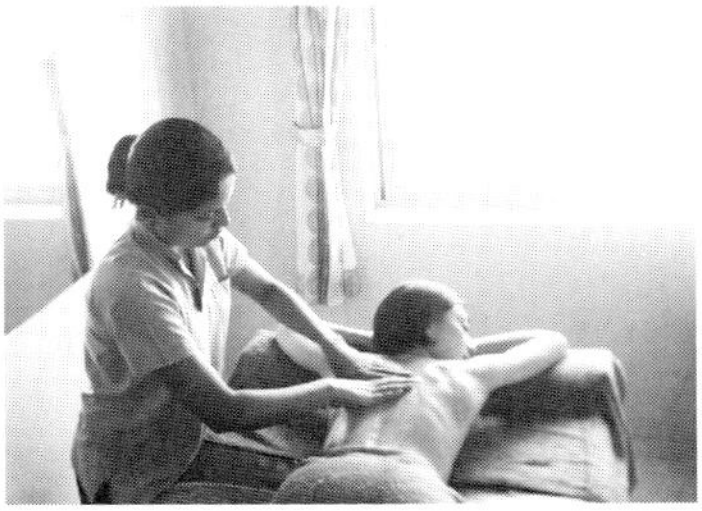

1対1で受けるアビヤンガ。

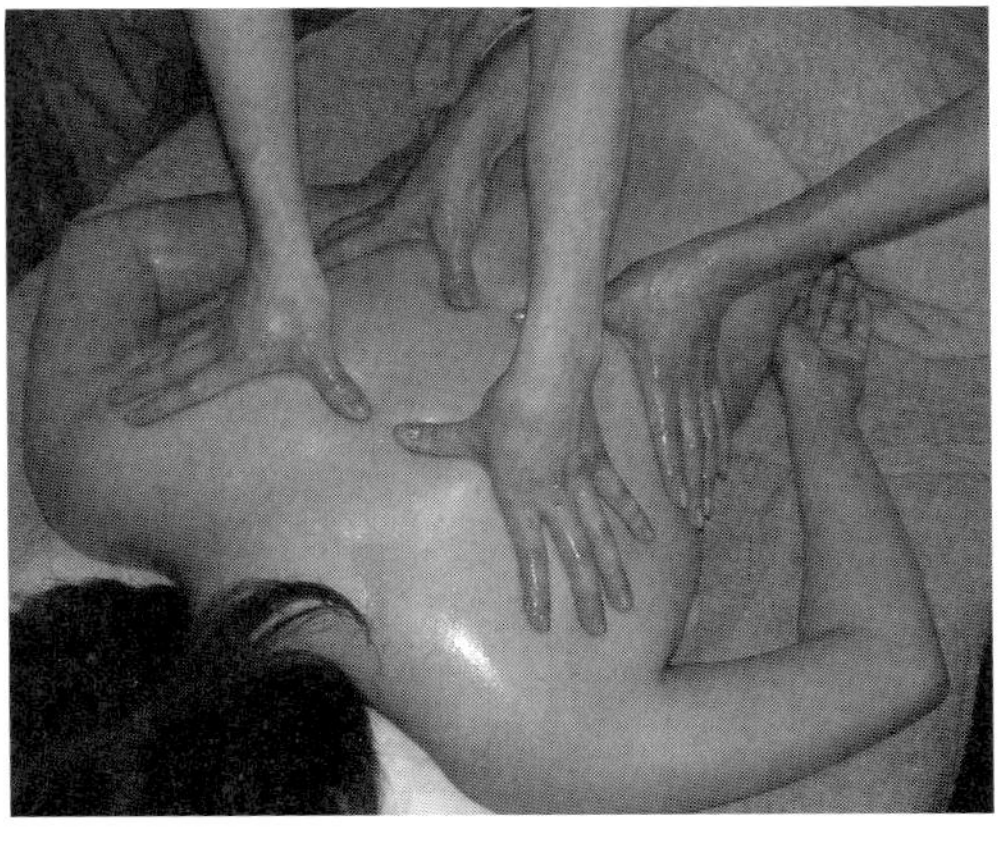

1対2で受けるアビヤンガ。4本の手による施術はまさに夢心地。

セラピー 2

シローダーラー

前額部を中心にオイルや煎液などを滴らす

オイルや煎液、ミルク、ヨーグルトなど、体質・体調に合った液体を頭部全体に滴下します。人に応じて、適当な温度（37〜40℃）と時間（20〜60分）、20㎝ほど上方から頭部のマルマなどを中心に全体的に。研究では頭髪の毛根にある神経線維を適度に引っ張ることが、意識の変容体験につながると推定されました。頭部の1点ではなく、前額部と頭部を全体的にケアします。

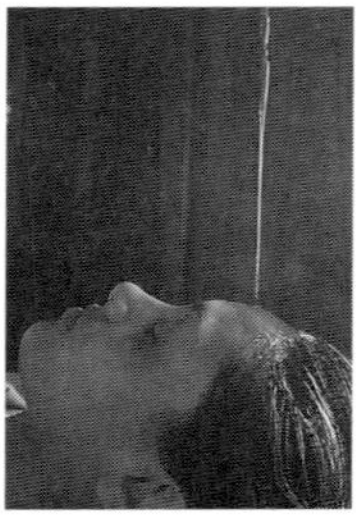

頭部の１点にのみ滴らすと誤解されがちだが、前額部と頭部を全体的にケアすると効果的。

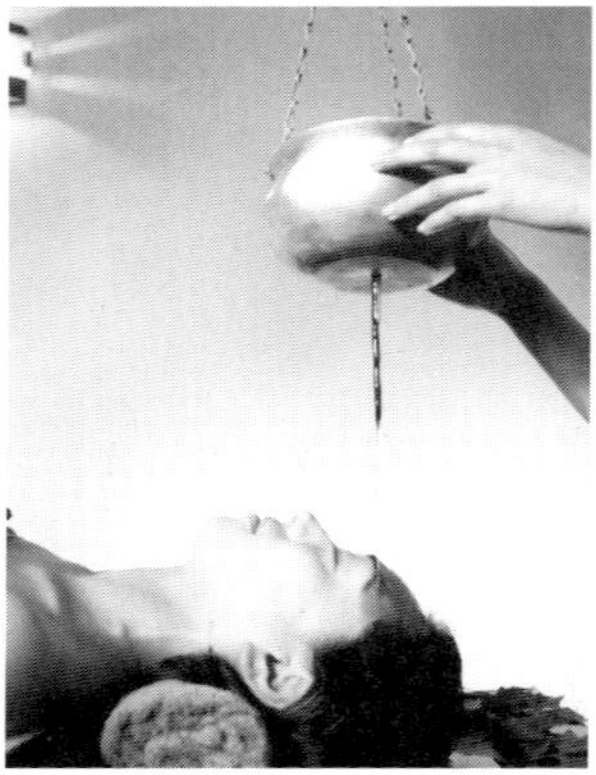

セラピー 3

全身発汗法

血管を若返らせる温熱療法

鹿児島大学の鄭氏らは、温熱療法（和温療法）により血管が若返ることを実証しています。その方法では深部温を1℃程度上昇させて、うっすら額に汗をかく状態を15分ほど続けることが必要です。アーユルヴェーダの発汗療法では、20分間の発汗法を行うので類似した変化が起きているのでしょう。ただし頭部は温めません。その方が体への危険性は少ないでしょう。

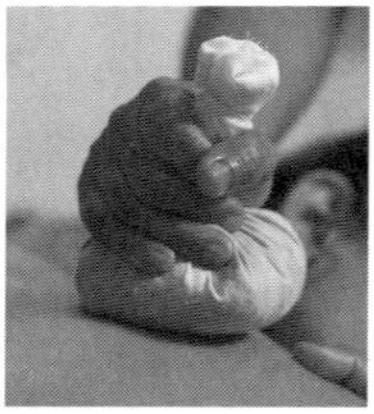

ピンダ（キリ）と呼ばれる発汗法のひとつ。薬草などを丸めたボールで皮膚を加温マッサージするもので、痛みによい。

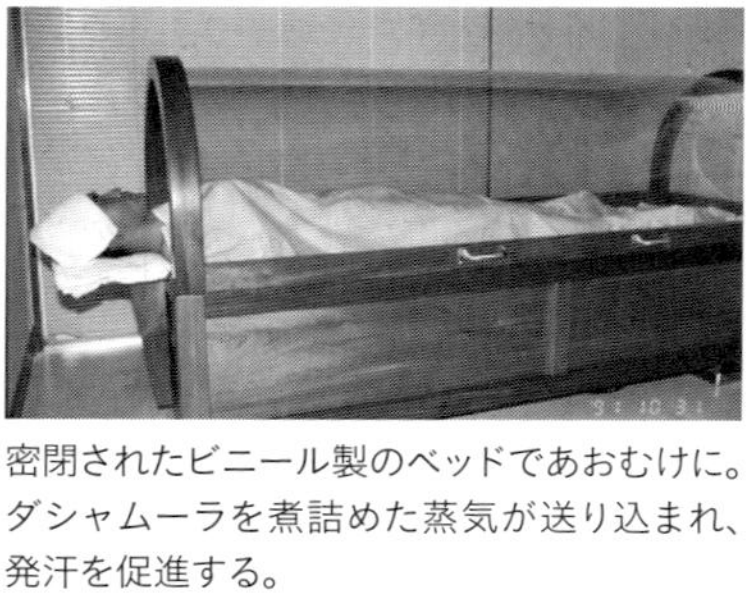

密閉されたビニール製のベッドであおむけに。ダシャムーラを煮詰めた蒸気が送り込まれ、発汗を促進する。

セラピー
4

浣腸法

毒素を排出して腸内細菌叢を整える

アーユルヴェーダの古典『チャラカ・サンヒター』には、浣腸法（バスティ）は、病気の根っこを取り除く方法としてパンチャカルマ（浄化療法）には必須の方法だと記されています。通常のオイルマッサージや発汗法は前処置であり、これだけでは本格的な浄化は起きていないのです。

浣腸法には、マトラ・バスティという少量のオイルだけの浣腸と、ニルーハ・バスティという、オイルに煎液、薬草の粉、はちみつ、岩塩を入れた５００～１０００mℓの浣腸をする方法があります。

研究では、浣腸法が腸内細菌叢を変化させることが示唆されています。最近、腸内細菌叢の異常が種々の難病の原因であることがわかり、４世紀の中国で行われたという糞便移植がオランダなどで再び行われるようになりました。バスティは、腸内細菌に直接アプローチしながら、有効成分を直腸粘膜から投与する方法なのです。

column

家でできる浣腸法

家庭で浣腸法を行うには、グリセリン浣腸セットのグリセリンを除去し、代わりに30～50mℓのごま油を入れる方法がよいでしょう。体調を崩さずに安全に行えます。腸内細菌叢の大きな変化は期待できませんが、ごま油中のセサミノール、セサミンなどを、肝臓をバイパスして直腸粘膜から直接体内に吸収できます。経口的にごま油を摂取すると、肝胆膵機能が低下して胃腸の調子が悪くなりがちですが、そのような人でも、この方法ならごま油の抗酸化成分を体内に取り入れられます。

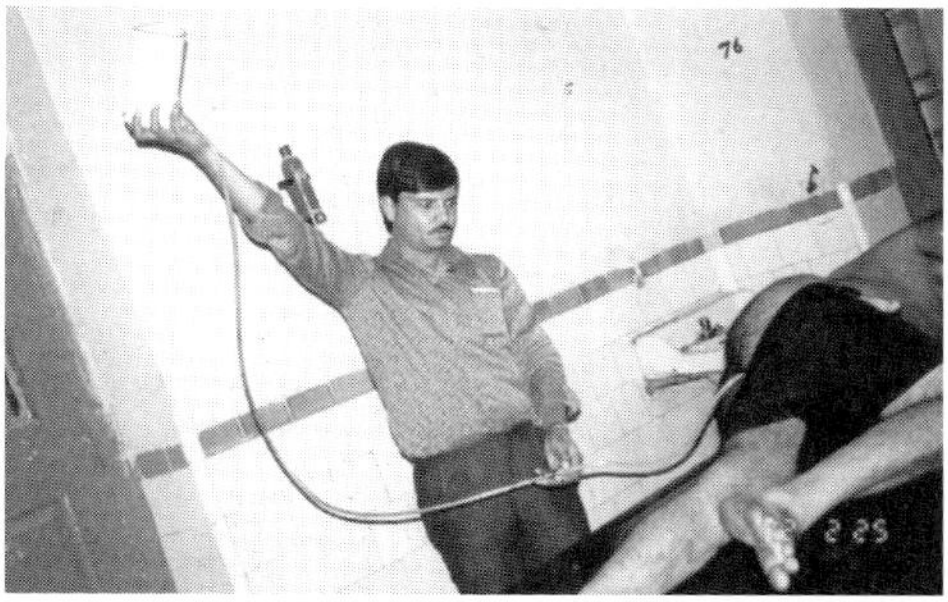

パンチャカルマのバスティ。現代医学的にも効果が期待されている。

セラピー
5

瀉血法

鬱滞した静脈血を除去するデトックス法

アーユルヴェーダの外科医、スシュルタは、瀉血《しゃけつ》法（ラクタモークシャナ）を、バスティ（浣腸法）に匹敵する効果があるとすすめています。瀉血法の処置には、直接血管を穿刺《せんし》する方法と、ヒルやヒョウタン、牛角、ガラスカップなどを使って皮膚を傷つける方法があります。皮膚から鬱滞した静脈血を除去することで、痛みを軽減させる効果を発揮すると考えられます。

前処置としてオイルマッサージの後、温罨法《おんあんぽう》をし、その後、使い捨ての三陵針で皮膚に小さい傷をつけて、カッピング（吸角法）します。５～10分程度で十分で、長くカッピングすると色素沈着や水疱ができて瘢痕を残すのでご注意を。終了後に、ウコンオイルなどで当該部をマッサージすると、かゆみが軽減したり、シミがとれます。

家庭では、出血させずに、５～10分のカッピングだけを行っても十分効果があります。

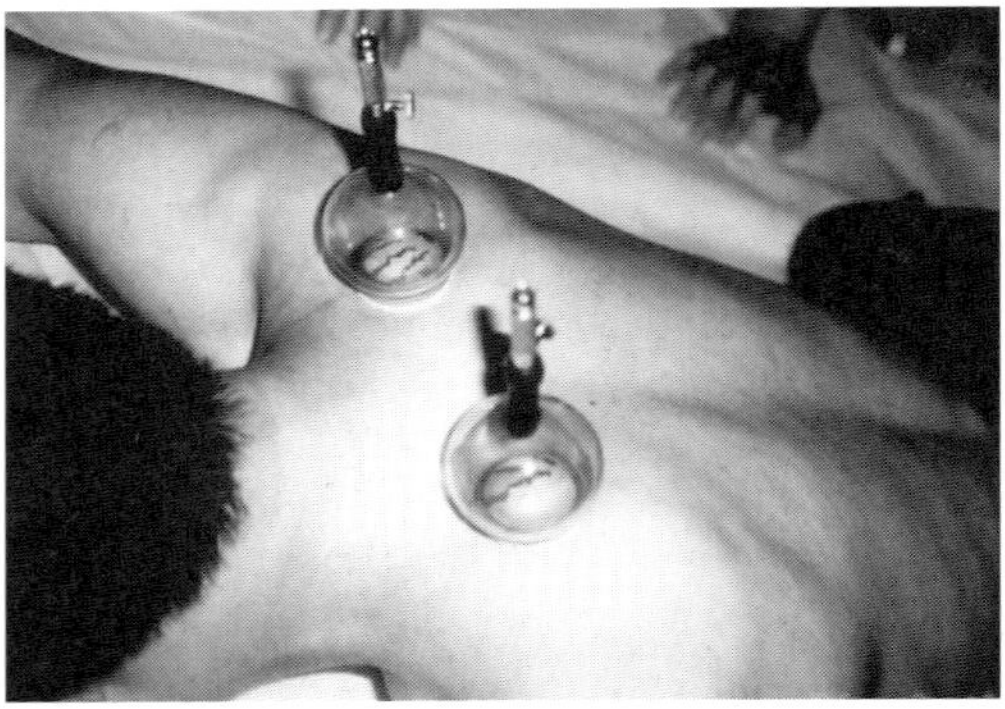

オイルマッサージをした後にカッピングを、5～10分ぐらい行う。

三陵針で皮膚に小さな傷をつけて瀉血するカッピング。

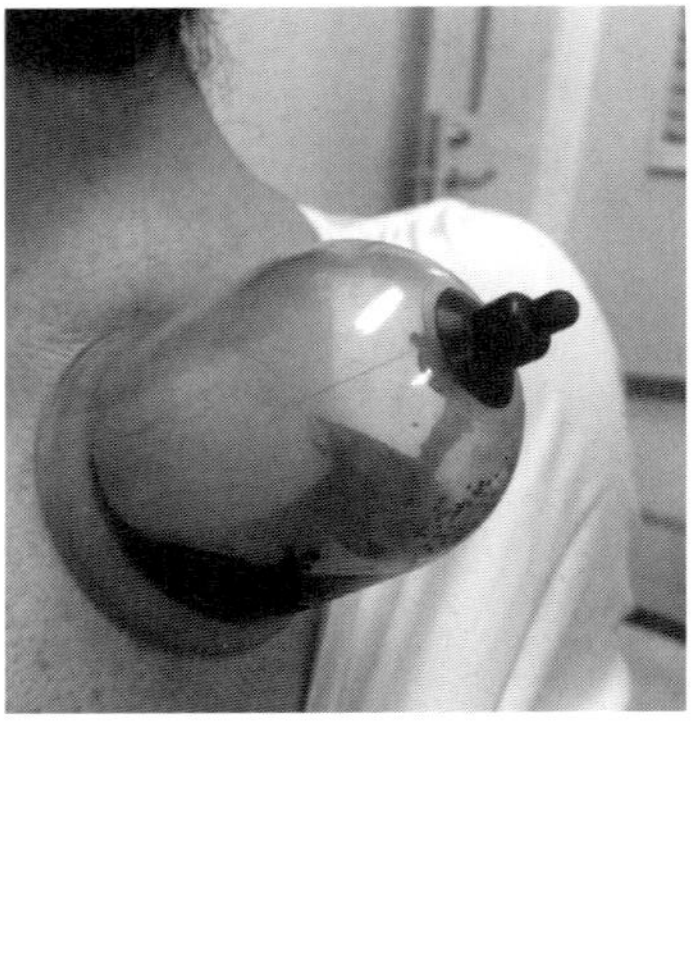

いろいろなラサーヤナ薬

組織・体質	ラサーヤナ薬（滋養強壮の薬草製剤）
血液	アーマラキー、ブリンガラージュ
筋肉	アシュワガンダー、バラー
呼吸器系	チャヴァナ・プラーシュ、長こしょう、黒こしょう
消化器系	長こしょう、ハリータキー
排泄系	ヴィダンガ、トリファラー
汗腺系	バジル、ナックス・ボニカ
目	トリファラー、甘草、シャタヴァリー
鼻	アヌ・タイラ
脳	ブラーミー、ショウブ
心臓	金のバスマ、グッグルー
神経・筋肉系	バラー、ニンニク、グッグルー
ヴァータ体質	バラー、アシュワガンダー
ピッタ体質	アーマラキー、シャタヴァリー、グッディッティ
カパ体質	バラタカ、グッグルー、長こしょう、ニンニク

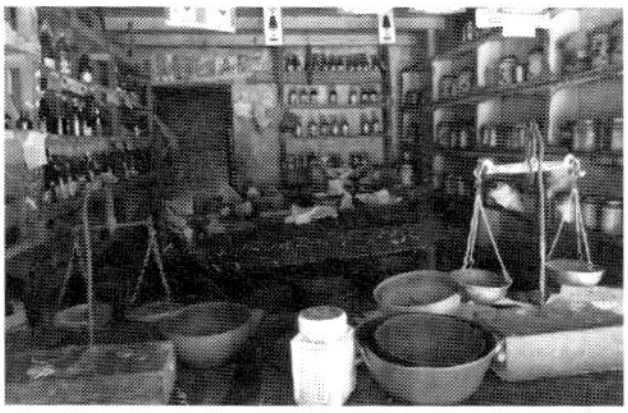

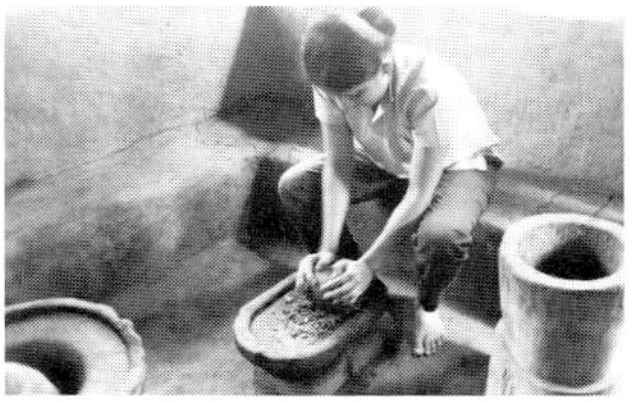

脳のラサーヤナ薬には、左表の薬草以外に、バコパ、ゴトゥコラ、アシュワガンダー、シャタヴァリー、グッグルーなどがある。

セラピー 6

強壮長寿薬

古来からある若返りのための薬草

アーユルヴェーダのすばらしい点のひとつは、病気の治療だけでなく、健康の維持増進を目的としていることです。若返りなどを目的としたラサーヤナといわれる強壮法科もそのひとつです。和訳では、ラサーヤナ＝老人科とされることが多いのですが、老人だけでなくもちろん若い人にもさらなる若返りをもたらすための理論と方法です。

ラサーヤナの薬草（ハーブ）は、パンチャカルマで体内の老廃物を掃除した後、体内の組織を再構築させる後処置として使われます。特に注目すべきは、古代から脳のラサーヤナ薬があることで、子どもから老人まで投与されていました。

アーユルヴェーダでは、生活の仕方自体でも、若返りを目指すことができると考えられています。それがアーチャーラ・ラサーヤナです。古代インド人は、生き方までが寿命に関連するということをすでに知っていたのです。

Ayur Memo

アーユルヴェーダの薬草で不老長寿！

アーユルヴェーダの薬草（ラサーヤナ薬）は、日本では薬品に分類されるものもあります。サプリメントとして入手するには、個人輸入が一般的です。すでに他の薬を内服されている方は医師や薬剤師に相談してから服用してください。

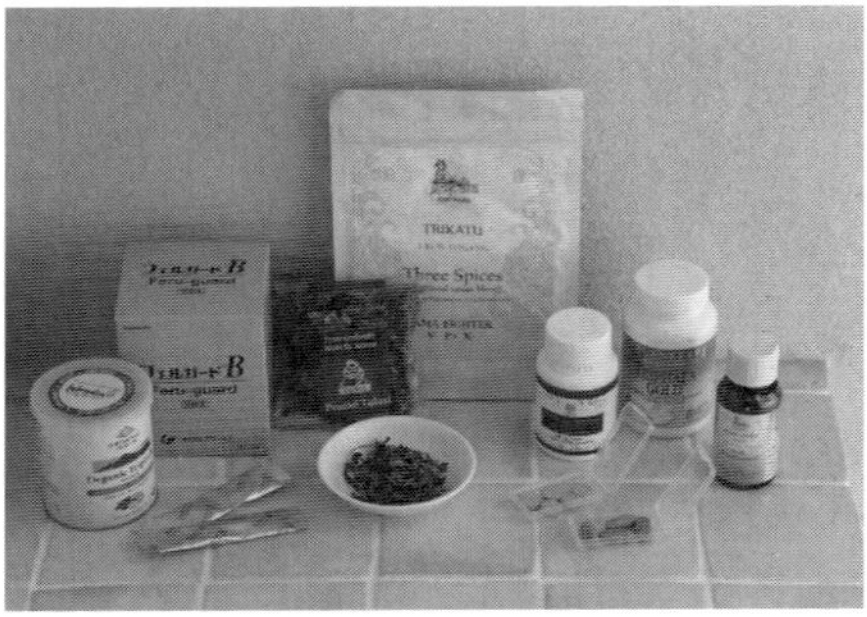

オーガニックインディア製のものが安心。

最近注目の薬草

薬草名	薬草の説明	購入サイト
トリファラー	3つの果実のミックス。浄血作用が強い製剤。妊婦には下痢を催すことがあるので禁忌。	A、B、C
アシュワガンダー	食品であったものが、平成23年に医薬品認定。脳機能や全身の滋養強壮作用をもつ優秀な製剤。	A、B、C
グッグルー	甲状腺ホルモンの作用を高め、脂質異常症や肥満、更年期障害によい効果をもつといわれる。	B
トゥルシー	風邪やインフルエンザに効果。肺や鼻腔から余分なカパを除去し、感覚を鋭敏にする。	B
バコパモニエラ（ブラフミー）	味は辛味、熱性でヴァータとカパを鎮静化。認知症のための機能性食品が、医療機関を介して販売。	E
ゴトゥコラ（ブラフミー）	味は辛味、冷性なのでカパとピッタを鎮静化。精神安定作用が強い。石垣島産は安心。	A、B、C、D
シャタヴァリー	女性の妙薬とも呼ばれるアスパラガスの仲間。植物性エストロゲンのシャタバリンを含む。	A、B、C
ラサーヤナライフ	血糖値や体重を減少させる。	F

薬草サプリメント購入サイト

A　アイハーブ（インド）http://jp.iherb.com/（日本語サイト）
B　マハラジャロード（インド）http://maharajaroad.com/ayurveda/（日本語サイト）
C　サフランロード（インド）　http://saffronroad.net/（日本語サイト）
D　アムリット（日本）　http://www.amrit.jp/
E　グロービア（日本）　http://www.glovia.co.jp/
F　創薬研究所（日本）　https://souyaku.tokyo/rasayana-life/

付録

完全
体質・体調チェック

あなたの本質（プラクリティ）に気づきましょう。
ただし、体質には先天的なもの（ジャンマ・プラクリティ）と、
後天的に変化しうる体質（デハ・プラクリティ）があります。

体質傾向がわかる

「プラクリティ」チェック30

先天的な体質（ジャンマ・プラクリティ）とは、必ずしも記憶に思い出すことができる子ども時代とも限りませんが、幼少時期からの状況に当てはまる項目をチェックしてみましょう。次に、最近数年間の状況に合う後天的な体質（デハ・プラクリティ）をチェックしてみます。いずれもあなたの体質ですが、理想的には両方が一致することが健康の証しです（プラクリティ・スタパン）。ジャンマ・プラクリティは占星術によってもわかります。

6 関節	5 筋肉	4 骨格	3 体重	2 身長	1 出生時の大きさ	項目
突出していてポキポキ音がして、筋張っている □	靭帯が目立ち、発達が悪い □	肩やお尻が小さく、軽くてきゃしゃ □	太りにくく、痩せている □	背が低いか、高くてほっそり □	痩せて小さい方 □	ヴァータ V
柔軟で手指が反り返りやすい □	発達がよく、しっかりしている □	中ぐらい □	平均的。体重の増減がある □	平均的な身長 □	平均的な大きさ □	ピッタ P
健康的でスムーズに動き、大きい □	強く、がっしりして発達している □	肩ががっしりしていて、お尻が大きい □	肥満しやすく、重い □	背が高く頑丈、または低くて太い □	大きい方 □	カパ K

12 唇	11 口	10 目	9 鼻	8 首	7 顔	項目
引き締まり、小さく、薄い。乾燥気味。左右非対称 □	大きいか、もしくは小さい。歯肉が薄い □	小さく細い。奥目 □	わし鼻、小さくて細い。左右非対称 □	長いか、短い。筋張っている □	のっぺりした卵形。顎は小さい □	ヴァータ V
柔らかく、赤い。均整がとれ、中ぐらいの大きさ □	普通の大きさ □	瞳は輝き、普通の大きさ □	普通の大きさ。鼻筋がとおり高い □	均整がとれて、普通 □	とがった顎で、ひし形な顔 □	ピッタ P
しっとりして滑らか。厚く、大きい □	大きい □	薄い褐色で魅力的で、大きくまつげも長い □	丸鼻。幅広く、大きい。脂性 □	がっしりしている。安定感がある □	丸顔で大きく、顎も大きい □	カパ K

18 大便	17 体温	16 汗	15 皮膚	14 毛髪	13 歯	項目
硬く乾燥している。不規則で便秘しやすい □	高い □	汗をほとんどかかなく、体臭が少ない □	薄く乾燥気味で、冷たい □	乾燥し、薄く黒い。表面がざらついた縮れ毛 □	歯並びが悪く、弱い。大小ふぞろい □	ヴァータ V
規則的で快便。軟らかい □	寒さに強い □	暑さに弱く、汗っかき。体臭が強い □	柔らかく温かい。黄色みがかり、日焼けしやすい □	赤みがかり、柔らかく細い □	普通。黄色みがあり、歯肉が柔らかい □	ピッタ P
量が多い。間隔は長いが規則的 □	低い □	普通。ほんの少しかく程度。体臭も強くない □	色白で冷たく湿っているが滑らか □	しっとりした艶のある黒髪。白髪があまりない □	強く白い。健康的な歯肉 □	カパ K

24 思考	23 話し方	22 生殖能力	21 性行動	20 睡眠	19 活動性	項目
口先ばかりで行動が伴わなく、表面的 □	語彙が豊富で、早口 □	弱い □	情熱的で強く、想像力豊か □	熟睡しにくく、途中で目が覚める □	活発でいつも忙しく落ち着きがない。熱中しやすい □	ヴァータ V
計画的で、完璧主義。集中力がある □	鋭く、はっきり話す。無駄がない □	普通 □	官能的でうまく、むらがない □	普通。健康的な眠り □	情熱的で知的。機転が利く □	ピッタ P
おっとりして穏やか □	ゆっくり落ち着いて話す □	強い □	情熱を持続するが、刺激されにくい □	熟睡しやすい。眠ることが好き □	慈愛深く献身的。動作はゆっくりで遅い □	カパ K

30 金銭感覚	29 ライフスタイル	28 仕事の好み	27 情緒	26 信念	25 記憶力	項目
お金を浪費し、困ることが多い □	計画性がなく仕事を変えることが多い □	デザイナーや写真家など創造力を使う仕事 □	不安になりやすく、すぐ緊張する □	信念が変わりやすく、長続きしない □	昔のことは覚えていないが、記憶は速い □	ヴァータ V
普通。派手なものを好む □	計画的で、無駄がなく、チャレンジ精神旺盛 □	法律家、外科医など知的な仕事 □	批判的で攻撃的 □	勇敢で強い信念をもっている □	すぐ思い出し、物覚えがよい □	ピッタ P
お金をためるのが上手。倹約家 □	変化を嫌い、規則的で着実 □	看護師やスポーツ選手など □	物事にこだわり、執着する □	保守的、執念深い。心変わりが少なく、独善的 □	物覚えは遅いが、いったん覚えると忘れない □	カパ K

チェック結果

1 各ドーシャのチェック個数は？

ヴァータ（V）＝［　　］個

ピッタ（P）＝［　　］個

カパ（K）＝［　　］個

総合個数＝［　　］個

2 計算してみましょう。

ヴァータ度 ＝ V個数 ／ （V個数＋P個数＋K個数） ＝［　　］

ピッタ度 ＝ P個数 ／ （V個数＋P個数＋K個数） ＝［　　］

カパ度 ＝ K個数 ／ （V個数＋P個数＋K個数） ＝［　　］

0.35 以上になったドーシャがあなたの体質傾向です

チェック判定

判定は、各ドーシャのチェック個数で計算します。幼少時期と最近の体質が異なる場合、今現在自分らしいと思う方を優先してください。ヴァータ度のチェック個数、ピッタ度のチェック個数、カパ度チェック個数を足した合計個数を、それぞれのドーシャのチェック個数で割った数値が、各ドーシャの相対度数です。相対ヴァータ度、相対ピッタ度、相対カパ度の数値が0・35以上であるものが、あなたの体質と判定します。

すべての度数が0・35以下であれば、ヴァータ・ピッタ・カパ体質（すべてがバランスした体質）とみなします。ただし、これらはあくまでも目安ですから断定することはしないでください。

現在の生活を調整する場合は、このプラクリティ（体質）よりも、ヴィクリティ（体調異常）の方が指標になりますので、次の体調チェックを行ってください。

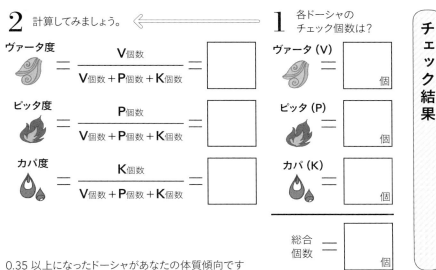

過剰なドーシャがわかる

「ヴィクリティ」チェック54

体調異常のことをヴィクリティ（過剰の意）といいます。つまりドーシャが体内で過剰となって、アンバランスな症状を呈している状態です。それぞれの体質のドーシャが、体調異常のドーシャとなる場合が多いのですが、時には異なる場合もあります。体調異常を推定するために、脈診も参考にしながらドーシャをバランスする生活をしましょう。

ヴィクリティ1　ボディリ・ドーシャ編

まずは体の３つのドーシャ（ボディリ・ドーシャ）の異常のチェックをしましょう。現在、体のドーシャのどれがアンバランスになっているかに気づくことが重要です。それぞれのドーシャごとに、乱れた所見の程度をチェックしましょう。乱れた所見がないときは、０点とします。

チェック判定

ヴァータが 20点以上	ヴァータが異常に増悪しています。ヴァータを鎮静する生活をしましょう
ピッタが 20点以上	ピッタが異常に増悪しています。ピッタを鎮静する生活をしましょう
カパが 20点以上	カパが異常に増悪しています。カパを鎮静する生活をしましょう

ヴァータの過剰度

0 ＝あてはまらない　1 ＝ややあてはまらない　2 ＝どちらともいえない
3 ＝ややあてはまる　4 ＝あてはまる

1	肌がかさついて、乾燥している	4	3	2	1	0
2	ふけが多い	4	3	2	1	0
3	眠りが浅く、睡眠不足ぎみである	4	3	2	1	0
4	腸の調子が悪く、下痢と便秘が交代する	4	3	2	1	0
5	ガスがたまって、おならが多い	4	3	2	1	0
6	便秘がちである	4	3	2	1	0
7	手足が冷たく寒がり	4	3	2	1	0
8	頭痛、腹痛、筋肉痛などの痛みやけいれんが起こる	4	3	2	1	0
9	何でもないときに、心臓がどきどきする	4	3	2	1	0
10	午後になると疲労感が強くなり気がめいってくる	4	3	2	1	0

合計点数（ヴァータの過剰度：　　　　　）

ピッタの過剰度

0 ＝あてはまらない　1 ＝ややあてはまらない　2 ＝どちらともいえない
3 ＝ややあてはまる　4 ＝あてはまる

1	やたらに汗が出る	4	3	2	1	0
2	肌に赤いブツブツ（発疹）ができる	4	3	2	1	0
3	顔面や鼻が赤い	4	3	2	1	0
4	目の白いところが赤く充血する	4	3	2	1	0
5	おなかがいっぱいになるまで大食する	4	3	2	1	0
6	冷たい飲み物や食べ物を食べずにいられない	4	3	2	1	0
7	口内炎ができている。あるいは口臭が強い	4	3	2	1	0
8	口が渇きやすい。あるいは口内が塩辛い味がする	4	3	2	1	0
9	胸やけがしたり、肛門の灼熱感がある	4	3	2	1	0
10	軟便ぎみで下痢しやすい	4	3	2	1	0

合計点数（ピッタの過剰度：　　　　　）

カパの過剰度

0 ＝あてはまらない　1 ＝ややあてはまらない　2 ＝どちらともいえない
3 ＝ややあてはまる　4 ＝あてはまる

1	体が重く、何事もおっくうである	4	3	2	1	0
2	湿気が多くて冷たい気候になると体調が悪い	4	3	2	1	0
3	手足がだるかったり、関節の痛みがある	4	3	2	1	0
4	口内が甘い。あるいは口中がねばねばする	4	3	2	1	0
5	食事を抜いても苦にならない	4	3	2	1	0
6	風邪気味で鼻みずや鼻づまりが抜けない	4	3	2	1	0
7	痰が出る。痰のからむ咳が出る	4	3	2	1	0
8	すぐに居眠りや、うつらうつらしてしまう	4	3	2	1	0
9	少なくとも８時間はぐっすり眠ってしまう	4	3	2	1	0
10	みみずばれ様の発疹ができやすい	4	3	2	1	0

合計点数（カパの過剰度：　　　　　）

ヴィクリティ2　メンタル・ドーシャ編

精神のドーシャの異常のチェック。トリグナといわれる心の性質のうち、純粋性のサットヴァを除く２つのトリグナ（ラジャス：動性、タマス：惰性）のことです。乱れた所見の程度をチェックし、増大した症状がなければ０点をつけます。

チェック判定

ラジャスが24点以上	ラジャスが異常に増悪しています。ラジャスを鎮静する生活をしましょう
タマスが24点以上	タマスが異常に増悪しています。タマスを鎮静する生活をしましょう

ラジャスの過剰度

0＝あてはまらない　1＝ややあてはまらない　2＝どちらともいえない
3＝ややあてはまる　4＝あてはまる

1	優柔不断で、気持ちが常に変化する	4	3	2	1	0
2	休みなく動いたり、おしゃべりしすぎたりする	4	3	2	1	0
3	神経質で不安感が強い	4	3	2	1	0
4	分裂的で、判断や行動が正反対のことがある	4	3	2	1	0
5	野心的で、攻撃的、批判的である	4	3	2	1	0
6	権威主義で、権威に弱い	4	3	2	1	0
7	怒りっぽくて激怒することが多い	4	3	2	1	0
8	自尊心が強く見えっ張りである	4	3	2	1	0
9	新しいことをすぐ取り入れる	4	3	2	1	0
10	物事によくこだわり気にする	4	3	2	1	0
11	よく感傷的になる	4	3	2	1	0
12	快適やぜいたくを求める傾向が強い	4	3	2	1	0

合計点数（ラジャスの過剰度：　　　　）

タマスの過剰度

0＝あてはまらない　1＝ややあてはまらない　2＝どちらともいえない
3＝ややあてはまる　4＝あてはまる

1	恐怖感が強い	4	3	2	1	0
2	うそをよくついたり、よく秘密にする	4	3	2	1	0
3	抑うつ的になり自殺を考えることがある	4	3	2	1	0
4	自己破壊的（自虐的）になる	4	3	2	1	0
5	人をすぐに憎んでしまう	4	3	2	1	0
6	執念深い	4	3	2	1	0
7	破壊的である	4	3	2	1	0
8	人がいないところで不正なことをよくする	4	3	2	1	0
9	何事もおおざっぱである	4	3	2	1	0
10	怠惰である	4	3	2	1	0
11	鈍感で無感情である	4	3	2	1	0
12	人のものや意見などをよく盗む	4	3	2	1	0

合計点数（タマスの過剰度：　　　　）

現在の不調度がわかる

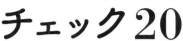

「アーマ蓄積度」チェック20

未消化物アーマは、体のアーマと心のアーマに分類できます。ドーシャが乱れ増悪すると、自然にアーマが生成され蓄積します。体と心についてアーマの蓄積度を、チェックすることで、不調の程度を知り、体と心のドーシャの増悪にも気づくことができます。

チェック判定

体のアーマ蓄積度が20点以上	体のアーマがかなり蓄積しています。鎮静療法や浄化療法を実践しましょう
心のアーマ蓄積度が20点以上	心のアーマがかなり蓄積しています。特に心の浄化療法となるヨーガを実践しましょう

体のアーマ蓄積度

0＝あてはまらない　1＝ややあてはまらない　2＝どちらともいえない
3＝ややあてはまる　4＝あてはまる

1	食べ物への興味がわかず、食事時でもおなかがすかない	4	3	2	1	0
2	食べても味がしない	4	3	2	1	0
3	胸やけがしたり、酸っぱいものがこみ上げてくる	4	3	2	1	0
4	舌苔がある、あるいは口内がねばねばする	4	3	2	1	0
5	発疹やにきび、化膿病変、歯槽膿漏ができて治りにくい	4	3	2	1	0
6	尿の濁りが強い	4	3	2	1	0
7	慢性の便秘や下痢がある	4	3	2	1	0
8	おならの臭いや体臭、口臭が強い	4	3	2	1	0
9	関節や足の裏、かかとなどが理由もなく痛む	4	3	2	1	0
10	寝て起きたとき、体がだるくこわばっている	4	3	2	1	0

合計点数（体の不健康度：　　　　　）

心のアーマ蓄積度

0＝あてはまらない　1＝ややあてはまらない　2＝どちらともいえない
3＝ややあてはまる　4＝あてはまる

1	いろいろ思い浮かぶけれども、集中力や注意力がない	4	3	2	1	0
2	怖い夢や不安な夢を見て、疲れてしまう	4	3	2	1	0
3	心配で気持ちが落ち着かないことが多い	4	3	2	1	0
4	理由もなく腹が立ち、人の欠点が目につく	4	3	2	1	0
5	何事をするにも気が進まなく、尻込みしてしまう	4	3	2	1	0
6	物に興味が向かず、投げやりな気持ちになる	4	3	2	1	0
7	不安や焦りなど否定的な気持ちばかりが浮かぶ	4	3	2	1	0
8	過去を思い出したりしては、いつまでも後悔する	4	3	2	1	0
9	目がさえて眠れないことが多い	4	3	2	1	0
10	何かと死にたい気持ちになる	4	3	2	1	0

合計点数（心の不健康度：　　　　　）

8領域の健康状態がわかる

「トータル健康度」チェック36

アーユルヴェーダの、組織要素の12個のダートゥがバランスしている状態が最重要だとされます。このほど、そのダートゥの健康状態の特徴を、8領域に分けて評価するチェック表が日本人のアーユルヴェーダ医師を中心に作成されました。まずは、各質問の所属領域のことは考えずに、36の質問に対してチェックをしてください。チェックが終わったら、得点算出方法（200ページ参照）に従って、8つの領域の得点を出してみてください。

トータル健康度

得点欄に「－　　点」とある場合はマイナス得点で、「＋　　点」とある場合はプラス得点で計算します。

0＝まったくない　1＝まれにある　2＝ときどきある 3＝よくある　4＝いつもある						得点 （＋、－）	領域名
① 体の痛みで生活に差し障りがありますか	0	1	2	3	4	－　点	痛み
② 声がかすれることがありますか	0	1	2	3	4	－　点	声と肌
③ 毎朝、よく眠ったという感じがありますか	0	1	2	3	4	＋　点	睡眠
④ 夜間、2回以上おしっこに行くことがありますか	0	1	2	3	4	－　点	排泄
⑤ おなかが張ることがありますか	0	1	2	3	4	－　点	排泄
⑥ 起床時に、幸せだなと思うことがありますか	0	1	2	3	4	＋　点	幸福感
⑦ においがわからないことがありますか	0	1	2	3	4	－　点	精神・知恵・感覚器官
⑧ 目が疲れやすいですか	0	1	2	3	4	－　点	精神・知恵・感覚器官
⑨ 体力が充実していると感じますか	0	1	2	3	4	＋　点	体力（バラー）
⑩ 食事の前はおなかがすいていますか	0	1	2	3	4	＋　点	消化力（アグニ）
⑪ 体の痛みで憂鬱なことがありますか	0	1	2	3	4	－　点	痛み

0＝まったくない　1＝まれにある　2＝ときどきある 3＝よくある　4＝いつもある						得点 (+、−)		領域名
⑫ 肌が潤っている感じがしますか	0	1	2	3	4	+	点	声と肌
⑬ 目覚めが朝早すぎることがありますか	0	1	2	3	4	−	点	睡眠
⑭ 排尿が近くて苦痛ですか	0	1	2	3	4	−	点	排泄
⑮ おなかが痛むことがありますか	0	1	2	3	4	−	点	排泄
⑯ 耳鳴りがしますか	0	1	2	3	4	−	点	精神・知恵・感覚器官
⑰ 排便後は、おなかがすっきりしますか	0	1	2	3	4	+	点	排泄
⑱ 自分は恵まれているなと思いますか	0	1	2	3	4	+	点	幸福感
⑲ 尿がさーっと気持ちよくでますか	0	1	2	3	4	+	点	排泄
⑳ 体が軽いという感じがしますか	0	1	2	3	4	+	点	体力（バラー）
㉑ 寝つきが悪いときがありますか	0	1	2	3	4	−	点	睡眠
㉒ 普段、爽快だと感じることがありますか	0	1	2	3	4	+	点	精神・知恵・感覚器官
㉓ 朝起きたとき、だるいことがありますか	0	1	2	3	4	−	点	体力（バラー）
㉔ 夜に目覚めることがありますか	0	1	2	3	4	−	点	睡眠
㉕ 食べ物はおいしいですか	0	1	2	3	4	+	点	消化力（アグニ）
㉖ 肌のシミが気になりますか	0	1	2	3	4	−	点	声と肌
㉗ 体の痛みで眠れないことがありますか	0	1	2	3	4	−	点	痛み
㉘ 口内が粘つきますか	0	1	2	3	4	−	点	消化力（アグニ）
㉙ おなかがごろごろ鳴ることがありますか	0	1	2	3	4	−	点	排泄
㉚ 忘れっぽいことがありますか	0	1	2	3	4	−	点	精神・知恵・感覚器官
㉛ 仕事や勉強をするのにワクワクしますか	0	1	2	3	4	+	点	幸福感
㉜ 毎日ほぼ同じ時間帯に排便がありますか	0	1	2	3	4	+	点	排泄
㉝ 嫌な夢や追われる夢を見ることがありますか	0	1	2	3	4	−	点	睡眠
㉞ 目がしょぼしょぼしますか	0	1	2	3	4	−	点	精神・知恵・感覚器官
㉟ 朝目覚めたとき、食欲がありますか	0	1	2	3	4	+	点	消化力（アグニ）
㊱ 肌がかさかさしていますか	0	1	2	3	4	−	点	声と肌

得点算出方法

各領域の得点を、下記の各領域ごとの計算式で採点し、
各領域の 100%からの割合として算出します。

1「幸福感」領域の割合（%）

$$\text{総合得点}\ \square\ \text{点} \times \frac{100}{12} = \square\ \%$$

2「声と肌」領域の割合（%）

$$\left(\text{総合得点}\ \square\ \text{点} + 12\right) \times \frac{100}{16} = \square\ \%$$

3「消化力（アグニ）」領域の割合（%）

$$\left(\text{総合得点}\ \square\ \text{点} + 4\right) \times \frac{100}{16} = \square\ \%$$

4「睡眠」領域の割合（%）

$$\left(\text{総合得点}\ \square\ \text{点} + 16\right) \times \frac{100}{20} = \square\ \%$$

5「体力（バラー）」領域の割合（%）

$$\left(\text{総合得点}\ \square\ \text{点} + 4\right) \times \frac{100}{12} = \square\ \%$$

6「排泄」領域の割合（%）

$$\left(\text{総合得点}\ \square\ \text{点} + 20\right) \times \frac{100}{32} = \square\ \%$$

7「精神・知恵・感覚器官」領域の割合（%）

$$\left(\text{総合得点}\ \square\ \text{点} + 20\right) \times \frac{100}{24} = \square\ \%$$

8「痛み」領域の割合（%）

$$\left(\text{総合得点}\ \square\ \text{点} + 12\right) \times \frac{100}{12} = \square\ \%$$

↓

レーダーチャートによるトータル健康度判定

各領域の割合を下のチャートに記入してみましょう。
各領域における自分の健康状態がわかります。

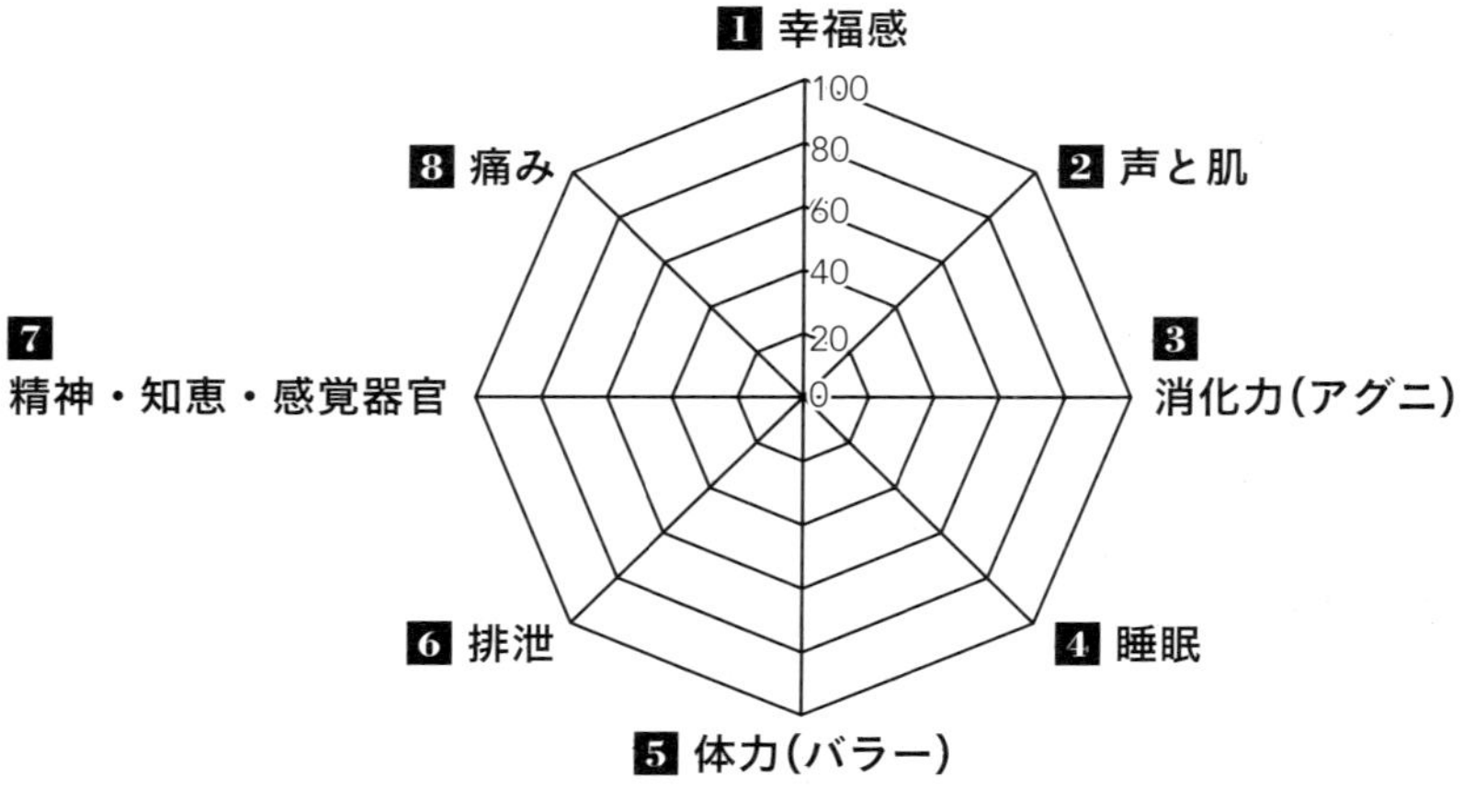

INFORMATION

アーユルヴェーダ施術のサロン

生活の木 アーユルヴェーダサロン アーユシャ 原宿表参道店
東京都渋谷区神宮前 6-3-8 Tree of life 4F
☎ 03-3409-1807　http://treeoflife.co.jp
＊本場スリランカと同様の本格的なトリートメントや肩・背中、頭などのコースが受けられる。

サトヴィック
東京都渋谷区神宮前 5-15-4
☎ 080-4476-4976　http://satvik.jp/
＊アビヤンガ、シローダーラー、カティバスティを受けられる。完全予約制。

アーユルヴェーダサロン プラヴァー PRAVA
東京都渋谷区神宮前 6-25
☎ 03-6427-7666　http://www.prava.jp/
＊スタッフは全員、英国アーユルヴェーダカレッジ卒業生のサロン。

新横浜ラントラクト アーユルヴェーダサロン
神奈川県横浜市港北区新横浜 2-15-4 新横浜ラントラクト 3F
☎ 045-474-3826 http://www.lentracte.jp/ayurveda/
＊日本アーユルヴェーダ・スクール認定。贅沢な空間で本格的なアーユルヴェーダを体験。

アーユルヴェーダのスクール

英国アーユルヴェーダカレッジ
東京都渋谷区神宮前 6-25-2
☎ 0120-556-186　http://www.ayurvedacollege.jp/
＊マッサージからセラピスト資格取得まで。本格的アーユルヴェーダが学べる。

西川眞知子ライフデザイン研究所（ゼロサイト）
東京都中央区銀座 1-20-5 清和ビル 7F
☎ 03-6228-6778　http://www.jnhc.co.jp
＊著者、西川眞知子が主宰するスクール。アーユルヴェーダとヨガを融合した独自の内容と日本で実践できる自然療法が学べる。

一般社団法人 国際ホリスティック・ヘッドケア協会（LCICI JAPAN）
東京都中央区銀座 5-6-12 みゆきビル 7F
☎ 03-6337-9105　http://www.lcici.com
＊英国ロンドンに本部がある、インディアンヘッドマッサージ（チャンピサージ）の世界的リーディングスクール L.C.I.C.I の日本校。著者・上馬場医師も理事を務める。

内閣府認証NPO法人日本アーユルヴェーダ研究所付属日本アーユルヴェーダ・スクール
東京都中央区日本橋堀留町 2-6-6 ライフサイエンスビル 11F
☎ 03-3662-1384　http://www.ayv-school.com/
＊インド国立グジャラート・アーユルヴェーダ大学および米国補完医療大学と提携。優秀な講師陣から、正統な理論、実践を学ぶことができる。

アーユルヴェーダ関連商品の購入先

店名 購入できるもの	住所 電話番号　ホームページアドレス
西川眞知子ライフデザイン研究所（ゼロサイト） ガルシャナ用手袋（P.8）、タングスレイパー（P.171）、ネーティ・ロタ（P.173）	東京都中央区銀座 1-20-5 清和ビル 7 F ☎ 03-6228-6778　http://www.jnhc.co.jp
アムリット スパイス全般（P.106-107）、手作りギー（P.109）、生はちみつ（P.110）	三重県四日市市野田 1-2-23 ☎ 059-340-5139　http://www.amrit.jp/
瑞健 Sesame Oil 肌油（P.141）、ウコンオイル	島根県出雲市中町 372-1 ☎ 0853-23-1742　http://zuiken-oil.sn.shopserve.jp/
仲善 フィファチ（P.116）	沖縄県南城市知念字知念 1190 ☎ 098-949-1188　http://www.nakazen.co.jp/
銀座わしたショップ ヒバーチ（P.116）	東京都中央区銀座 1-3-9 マルイト銀座ビル 1 F ☎ 03-3535-6991　http://www.washita.co.jp/
tejas（テジャス） ヨガウエア（P.47 ～ 98）	東京都中野区本町 6-27-12 豊国ビル 803 ☎ 03-3384-3520　http://tejasyogawear.com/
竹本油脂 太白胡麻油（P.141）	愛知県蒲郡市港町 2-5 ☎ 0533-68-2111　http://www.takemoto.co.jp/
かどや製油 純白ごま油（P.141）	東京都品川区南五反田 8-2-8 ☎ 0120-11-5072　http://www.kadoya.com/
TAC21 アムラ酢・大人のパン（P.6）	神奈川県逗子市小坪 3-19-2　☎ 046-872-4811 http://www.tac21naturalfood.co.jp/
マルサンアイ 有機豆乳無調整（P.111）	愛知県岡崎市仁木町字荒下 1 ☎0120-92-2503　http://www.marusanai.co.jp/
乾牧場 しれとこやぎミルク（P.111）	北海道標津郡中標津町俵橋 1456-2 ☎ 0153-73-3925　http://www.inuifarm.com
アスパック企業 生はちみつ（P.110）	東京都中央区明石町 11-15 ミキジ明石町ビル 3F ☎ 03-6278-8490　http://www.truenatural.jp/
ホリスティック・ケア財団 体質・体調、症状別オイルの紹介（P.138）	東京都杉並区上荻 2-7-1 ☎ 03-6454-7138　http://holistic.gr.jp/

INFORMATION

アーユルヴェーダを取り入れているクリニック

ハタイクリニック

東京都目黒区中町 2-47-22 統合医療ビル
☎ 03-3719-8598　http://www.hatai-clinic.com/
＊日本のアーユルヴェーダ治療の先駆者、幡井勉氏が設立。本格的なアーユルヴェーダを、日本人のアーユルヴェーダ医師と日本人医師から受けられる。現院長は西脇俊二氏。

大牟田共立病院

福岡県大牟田市明治町 3-7-5
☎ 0944-53-5461　http://www.omutakyoritsu.com/
＊アーユルヴェーダ医師と日本人医師がコラボ。アーユルヴェーダの指導、アビヤンガ、ナスヤ、ラクタモークシャなどの施術やヨーガの指導をしている。著者、上馬場医師の診察日もある。

ライフサイエンスクリニック

東京都中央区日本橋堀留町 2-6-6 ライフサイエンスビル 5F
☎ 03-5652-0725　https://www.lscl.jp/
＊漢方薬処方だけでなく、アーユルヴェーダ的ライフスタイルや浄化療法の指導を行い、さらに刺絡療法（ラクタモークシャナ）も取り入れている。漢方内科外来は、上馬場和夫医師が担当する。

浦田クリニック

石川県金沢市広岡 3-3-70
☎ 076-233-6020　http://urataclinic-sqolk.jp/clinic/
＊西洋医学をベースに補完的に東洋医療・アーユルヴェーダなど伝統医療を実践。東洋医学外来（予約制：上馬場和夫医師）では、東洋医学を主とする伝統医療を駆使した治療を行う。富山県魚津市に、浦田クリニック分院がある。

アーユルヴェーダの関係機関

内閣府認証 NPO 法人日本アーユルヴェーダ研究所

東京都中央区日本橋堀留町 2-6-6 ライフサイエンスビル 11 F
☎ 03-3662-1384　http://www.ayv-school.com/
＊アーユルヴェーダの研究、普及、ライフスタイルカウンセラーの育成。

内閣府認証 NPO 法人日本アーユルヴェーダ協会

東京都中央区八重洲 2-7-7 八重洲旭ビル 3F ウインセンス内
☎ 03-6665-6352　http://npo-ayurveda.com/
＊日本国内でのアーユルヴェーダ商品の認証。生命の科学アーユルヴェーダのアドバイザー認定（寺子屋シャーラで活動）。

海外のアーユルヴェーダ施設

アーユピヤサ　アーユルヴェーダオーガニックリゾート
☎ +94-66-2225486（スリランカ）　☎ 03-6278-8561（日本連絡先）
http://www.ayupiyasa.com/index_j.html
＊スリランカの豊かな高原にある施設。心身ともにストレスのない環境で、瞑想やヨガをしながらリフレッシュできる。

バーベリン・ビーチ・アーユルヴェーダ・リゾート
☎＋ 94-41-2252994-5（スリランカ）
http://www.barberynresorts.com/japan/beach/
＊心身と精神の調和を図るため、綿密に組まれたプロセスに従い診療と処方を行う。

ヘリタンス・アーユルヴェーダ・マハゲダラ
☎＋ 94-34-5555-000（スリランカ）
http://www.heritancehotels.com/ayurvedamahagedara/
＊アーユルヴェーダ医師とセラピストが多数常駐するリゾート施設。

IVAC（アイバック）
☎＋ 91-821-2473437（インド）
http://www.ayurindus.com/
＊パンチャカルマが体験できる施設。多くの日本人が治療に訪れている。

ソマティーラム アーユルヴェーダビーチリゾート
☎＋ 91-471-2268101（インド）
http://www.somatheeram.in/japanese/
＊南インドの海沿いにある、世界初のアーユルヴェーダリゾート。

ホテル ツリー オブ ライフ
☎ +94-81-2499777（スリランカ）　☎ 03-3409-1900（日本連絡先）
www.hoteltreeoflife.jp/
＊スリランカ・キャンディ郊外のヤハラテナにあるリゾートホテルで本格的なトリートメントを体験できる。

Message

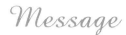

「内なるアーユルヴェーダの知恵」に気づき、「健幸寿命」を伸ばしましょう

私は、東西医学の融合をライフワークとして40年間、研究と実践を試みてきて、アーユルヴェーダが、種々の医療を統合する統合医療を超えた生死の知恵となることを発見しました。アーユルヴェーダは、ＱＯＬだけでなくＱＯＤ（Quality of Death）をも重視しており、宗教的概念も含んだ「生死の知恵」なのです。アーユルヴェーダが最終的に目指すものは、死を受容しながらの人々の「健幸寿命」の延伸なのです。そのようなアーユルヴェーダの概念を普及することは、人類の未来に必ずや役立つことだと思います。

私が最初に翻訳した『現代に生きるアーユルヴェーダ』（ヴァサント・ラッド著／平河出版）には「最もよく書かれたアーユルヴェーダの教科書は、私たちの体である」と書かれています。アーユルヴェーダの生命科学は、今現在の私たちの内にも息づいているのです。ヨーガは、まさに「内なるアーユルヴェーダの知恵」に気づくための具体的な方法なのです。また脈診や現代医学的な種々の検査も、実は自分自身を知るものなのです。たとえば体重や血圧などを測定し記録するだけで、やせて血圧も下がることが実際にあります。

この本では、アーユルヴェーダを学ぶ方法を、できるだけわかりやすく実践的に記載しました。まずアーユルヴェーダ理論や現代医学の方法も用いて、総合的に自身の体質・体調を知ること。なかでも表層の脈診によって、自分の体調が簡単に推定できることをお伝えしました。自身に気づいた後に、食事による体の内側からの内治、マッサージなどによる体の外側からの外治、ヨーガなどの内でも外でもない方法を使って、アーユルヴェーダ的生活を実践する術をご紹介しました。患者は、医師との上下関係を捨て、自身に気づき、医師と協力しながら「健幸寿命」を伸ばしていく。来るべきそんな時代に向けて、この本を上梓いたしました。

ハリウッド大学院大学教授／上馬場和夫

INDEX-1 総合索引

INDEX-2 レシピ索引

INDEX-3 ポーズ（アーサナ）索引

スタッフ
撮影／末松正義、加藤タケ美、竹田正道
モデル／松尾友美
スタイリング／櫻田志満
イラスト／戸塚恵子
表紙デザイン／ナラエイコデザイン
デザイン／フリッパーズ
校正／安倍健一
企画・編集／エディトルーム・カノン、山本和歌子
編集担当／池上利宗（主婦の友社）

取材・撮影協力
以下の方々のご協力に、謹んで深謝いたします。
tejas（モデル着用ヨーガウエア協力）／ハタイクリニック（P.175 ネートラ・タルパナの写真提供）／生活の木（P.43アビヤンガ、P.184シローダーラーと発汗法の写真提供）／アーユピアサ（P.183アビヤンガ、P.184シローダーラーの写真提供）／ UTUWA（料理撮影器等協力）／伊藤留美（P.153 静脈図作成）

参考文献
『アーユルヴェーダ入門』（上馬場和夫・西川眞知子著、地球丸）、
『アーユルヴェーダ・カフェ』（上馬場和夫著・香取 薫料理、地球丸）、
『アーユルヴェーダとマルマ療法』（上馬場和夫・西川眞知子監訳、ガイアブックス）ほか

今日《きょう》からはじめるアーユルヴェーダ実践《じっせん》BOOK

2020年2月29日　第1刷発行

著　者　上《うえ》馬《ば》場《ば》和《かず》夫《お》　西《にし》川《かわ》眞《ま》知《ち》子《こ》
発行者　矢﨑謙三
発行所　株式会社主婦の友社
〒112-8675　東京都文京区関口1-44-10
電話　03-5280-7537（編集）03-5280-7551（販売）
印刷所　大日本印刷株式会社

ISBN978-4-07-440621-0

本書は『アーユルヴェーダ実践BOOK』（2014年刊・地球丸）に加筆・修正を加えて再編集したものです。

著者
上馬場和夫（うえばば・かずお）

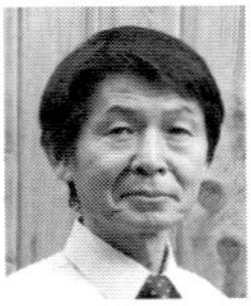

医師・医学博士。広島大学医学部卒業。虎の門病院内科、北里研究所、富山県国際伝統医学センター、富山大学和漢医薬学総合研究所未病解析応用研究部門客員教授、帝京平成大学ヒューマンケア学部＆東洋医学研究所教授を経て、ハリウッド大学院大学教授、浦田クリニック統合医療研究所所長。内閣府認証 NPO 法人日本アーユルヴェーダ協会理事長、日本アーユルヴェーダ学会理事。1994年アーユルヴェーダの脈診の研究に対して、グジャラート・アーユルヴェーダ大学から、ゴールドメダルを授与された。合気道弐段、ヨーガ ＆ 瞑想歴 31 年。

著者
西川眞知子（にしかわ・まちこ）

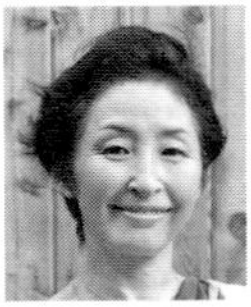

ヨーガ・マスター。神奈川県生まれ。24代「ミス横浜」。幼少時より精神世界に興味を示し、大学時代にインド、アメリカでヨーガ修行。アメリカのサッチダーナンダ・アシュラムにてインテグラル・ヨーガのインストラクターとして認定される。アーユルヴェーダ理論を取り入れたヨーガを提唱し、セミナーや講演などを通して普及に努めている。現在、西川眞知子ライフデザイン研究所（ゼロサイト）代表。日本アーユルヴェーダ学会評議員。

料理
辻畠ゆり（つじはた・ゆ り）
管理栄養士。金沢大学大学院自然科学研究科卒業。スリランカ、インド、中国などの食や薬膳に関する科学的研究を行っている。